感染科诊疗常规

（2019 年版）

王贵强　主　编

北京医师协会　组织编写

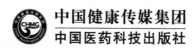

中国健康传媒集团

中国医药科技出版社

内 容 提 要

　　本书是一本关于临床感染专科医师日常工作的指导用书，根据原卫生部《医师定期考核管理办法》的要求，由北京医师协会组织全市感染科专家、学科带头人及中青年业务骨干共同编写而成，介绍了感染专科医师日常工作的基本知识和技能。体例清晰、明确，内容具有基础性、专业性、指导性及可操作等特点，既是感染专科医师应知应会的基本知识和技能的指导用书，也是北京市感染专科领域执业医师"定期考核"业务水平的唯一指定用书。本书适合广大执业医师、在校师生参考学习。

图书在版编目（CIP）数据

感染科诊疗常规 / 王贵强主编. —2 版. —北京：中国医药科技出版社，2020.5

（临床医疗护理常规：2019 年版）

ISBN 978-7-5214-1757-9

Ⅰ．①感…　　Ⅱ．①王…　　Ⅲ．①感染–疾病–诊疗　　Ⅳ．①R4

中国版本图书馆 CIP 数据核字（2020）第 062919 号

美术编辑　　陈君杞
版式设计　　易维鑫

出版　　**中国健康传媒集团**｜中国医药科技出版社
地址　　北京市海淀区文慧园北路甲 22 号
邮编　　100082
电话　　发行：010-62227427　　邮购：010-62236938
网址　　www.cmstp.com
规格　　787×1092mm　$\frac{1}{16}$
印张　　13
字数　　285 千字
初版　　2012 年 11 月第 1 版
版次　　2020 年 5 月第 2 版
印次　　2020 年 5 月第 1 次印刷
印刷　　三河市航远印刷有限公司
经销　　全国各地新华书店
书号　　ISBN 978-7-5214-1757-9
定价　　**65.00 元**

获取新书信息、投稿、为图书纠错，请扫码联系我们。

《临床医疗护理常规（2019年版）》
编委会

《感染科诊疗常规（2019年版）》
编 委 会

主 编 王贵强（北京大学第一医院）

副 主 编 李太生（北京协和医院）

李兴旺（北京地坛医院）

孟庆华（北京佑安医院）

编 委 （以姓氏汉语拼音为序）

Foreword

序 言

　　为适应现代医疗卫生事业的发展需要，及时更新医学知识，北京医师协会 2018 年 10 月决定对北京市《临床医疗护理常规（2012 年版）》的内容进行补充修订。北京医师协会与北京地区 52 个专科医师分会组织医学专家和业务骨干，以现代医学理论为指导，致力于促进北京地区医疗质量与患者安全的持续改进和提高。经过有关专科医师分会和专家的共同努力，修编后的《临床医疗护理常规（2019 年版）》内容更加丰富，相关知识、技能更加先进，更能满足北京地区临床一线医师的需求。作为北京市各级各类医疗机构医务人员日常医疗护理工作规范，各类专科医师应知应会的基本知识与技能，北京市执业医师定期考核唯一指定用书，《临床医疗护理常规（2019 年版）》必将有效地帮助医疗机构提高工作质量，规范医疗行为，维护医务人员合法权益，推动北京地区临床医疗护理工作的持续改进和提高，为实现健康中国的宏伟目标作出积极的贡献。

　　在此，也向积极参与《临床医疗护理常规（2019 年版）》修编工作的各位专家和业务骨干表示衷心的感谢。

郭积勇

2019 年 12 月

《临床医疗护理常规（2019 年版）》
修编说明

　　2012 年 3 月北京医师协会受北京市原卫生局委托，组织北京地区 35 个专科医师分会的医学专家和业务骨干，以现代医学理论为指导，结合北京地区临床实践经验，对《临床医疗护理常规（2002 年版）》进行了认真修编，推出了《临床医疗护理常规（2012 年版）》。

　　《临床医疗护理常规（2012 年版）》是按照北京医师协会已经成立的各专科医师分会所涉及的医疗专业类别进行编写的。推出 7 年来，对提高各级各类医疗机构医疗质量，规范医护人员医疗行为，保障医务人员及患者安全方面发挥了重要作用。

　　随着我国医疗卫生事业的快速发展，涌现出许多新的医疗技术手段，北京医师协会的专科医师分会也由 2012 年的 35 个发展到目前的 59 个。为了更好地规范医疗服务行为，适应现代医疗卫生工作的需要，借鉴、吸收国内外先进经验，紧跟医学发展步伐，自 2018 年 10 月开始，北京医师协会组织专科医师分会对《临床医疗护理常规（2012 年版）》有关内容进行补充修编，现共计推出 33 个专科的《临床医疗护理常规（2019 年版）》。《临床医疗护理常规（2019 年版）》凝聚着有关专家和业务骨干的心血，是北京地区临床医疗护理工作的一份宝贵财富。

　　尚需说明：

　　1. 关于《临床医疗护理常规（2019 年版）》的修编，内科医师分会、康复医学科医师分会、泌尿外科医师分会、烧伤科医师分会、耳鼻咽喉科医师分会认为本专科技术变化不大，未进行修编。原《儿科诊疗常规》分为《儿内科诊疗常规》和《儿外科诊疗常规》两册。由于北京医师协会近期成立了重症专科医师分会和疼痛专科医师分会，故本次修订增加了《重症医学科诊疗常规》和《疼痛科诊疗常规》，还增加了《男科诊疗常规》。全科医学医师分会提前对《全科医学科诊疗常规》进行了修订，已于 2018 年 7 月出版。老年专科医师分会于 2017 年成立后即出版了本专科的《老年医学诊疗常规》。

　　2. 为进一步完善北京市医师定期考核工作，保证医师定期考核工作取得实效，修编后的《临床医疗护理常规（2019 年版）》旨在积极配合专科医师制度的建设，各专科分册独立程度高、专业性强，为各专科医师提供了应知应会的基本知识和技能。《临床医疗护理常规（2019 年版）》将成为各专科执业临床医师定期考核业务水平测试的重要内容。

　　3.《临床医疗护理常规（2019 年版）》的修编仍然是一项基础性工作，目的在于为各级医护人员在临床医疗护理工作中提供应参照的基本程序和方法，以利于临床路径工作的开展，促进医学进展的学术探讨和技术改进。

　　4. 本次修编仍不含中医专业。

北京医师协会
2019 年 10 月

Preface 前 言

时光荏苒，岁月不居。距第一版《感染科诊疗常规》编写、审稿、出版已经 7 年有余了。7 年间，天下白衣苍狗，而感染病学作为近年来迅速发展的学科，已从传统的传染病学科逐渐发展壮大，成为真正意义上的感染科，囊括传染性疾病和其他非传染性感染性疾病；随着新药研发、诊断方法和治疗方案的优化，包括慢性乙型肝炎、丙型肝炎、脓毒症等很多疾病的诊疗都发生了十分巨大的变化。基于此医学科学的飞速发展，为了体现医学知识的时效性，北京医师协会牵头再次组织感染专科医师分会和感染医师专家委员会对《感染科诊疗常规》进行更新和修订。

感谢所有参加第一版编写工作、本次再版再次加入本项艰巨任务的感染病领域专家；同时也要感谢本次再版工作阶段接受更新、修订以及审稿任务的众多感染医师分会理事们，感谢你们的付出，感谢你们为本学科在北京地区乃至更大范围内的诊疗常规的规范化普及和继续教育做出的卓越贡献！

"未来我们将一如既往地迎接感染病的挑战，包括老的感染病引起的老问题，老的感染病引起的新问题，新的感染病引起的新的亦或是老的问题"。这句话应是感染病学目前和未来真实的写照。从古至今，与感染疾病的斗争一直如火如荼，未曾停歇。随着历史滚滚向前，时代不停发展，社会以及感染病学界都在自省、规范、严密监控、全力诊疗；国际、国内不同层面和角度对感染性疾病进行着全方位、立体式的监测、管理。但是，某一种感染性疾病的消灭必须要求全球范围内的统一行动、有效管理。因此，受多种客观和主观条件所限，在相当长的时间内，人类与感染性疾病的斗争还会持续进行，我们还需努力当下，坚持不懈。相信在北京医师协会的带领下，通过全体感染界同仁的努力，感染病学科会越走越好。我们会清晰认识，规范诊疗，紧跟学术进展，不断更新理念。

不断求索，未来可期。

编者
2019 年 10 月

Contents

目 录

第六部分　巴尔通体病　/ 148

第七部分　临床病症或综合征的诊断分析及治疗　/ 152

第一部分
病毒性疾病

第一章　病毒性肝炎

病毒性肝炎是由多种肝炎病毒引起的以肝脏损害为主的全身性疾病，根据病原不同分为甲型、乙型、丙型、丁型及戊型。临床上以疲乏、食欲减退、肝肿大、肝生化检查异常为主要表现，部分病例可出现黄疸，无症状感染常见。除肝炎病毒外，很多其他病毒，如巨细胞病毒、EB病毒、黄热病毒、风疹病毒、单纯疱疹病毒、柯萨奇病毒、出血热病毒、艾柯（ECHO）病毒等，也可引起肝脏损害，但同时有多脏器损害，且各有特点，不包括在病毒性肝炎中。

五型病毒性肝炎的特点见表1-1。

表1-1　五型病毒性肝炎的特点

	甲型	乙型	丙型	丁型	戊型
病毒核酸及直径	27nm，RNA	42nm，DNA	30～60nm，RNA	36nm，RNA	27～38nm，RNA
主要传播途径	粪－口	血液，母婴，性接触	血液，母婴，性接触	血液	粪－口
流行性	散发或流行	散发	散发	散发	散发或流行
季节性	秋冬	无	无	无	雨季或洪水后
潜伏期(天)	30(15～45)	70～80(28～160)	52(30～83)	4～20周	36(15～75)
发病	急性较多	多缓慢	多缓慢	多缓慢	急性较多
黄疸	有黄疸者较多	多无黄疸	多无黄疸	多无黄疸	黄疸常较重
慢性化	无	有	有	有	有(极少见)
预防要点	水、粪管理，饮食卫生，个人卫生，疫苗接种	疫苗为主，阻断母婴及医源性传播	控制医源性(主要血液)传播	控制医源性(主要血液)传播	水、粪管理，饮食卫生，个人卫生

【诊断标准】

一、临床诊断、临床分型

（一）急性肝炎

1. 急性无黄疸型肝炎

（1）流行病学资料：有与确诊的病毒性肝炎患者密切接触史；或接受输血、血液制品及消毒不严格的注射和针刺史；或接受血液透析、脏器移植史。

（2）症状：近期内出现持续数天以上无其他原因可解释的乏力、食欲减退、恶心、厌油、腹胀、肝区痛等；小儿尚可出现呕吐、腹痛、腹泻、精神不振及发热。

（3）体征：肝肿大并有压痛、肝区叩击痛，部分患者可有轻度脾肿大。

（4）实验室检查：主要为血清肝酶ALT和AST增高。

（5）病原学检测阳性。

凡病原学检测阳性并且流行病学资料、症状、体征三项中有两项阳性或化验及体征（或化验及症状)均明显阳性，并已排除其他疾病者可诊断为急性无黄疸型肝炎。

凡单项血清肝酶增高，或仅有症状、体征，或仅有流行病学史及(2)～(4)三项中之一项阳性同时肝酶异常增高，为疑似病例。对疑似病例应进行动态观察或结合其他检查(包括肝活体组织检查)做出诊断。疑似病例如病原学诊断为阳性，且能除外其他疾病者可以确诊。

2. 急性黄疸型肝炎

凡符合急性无黄疸型诊断条件，且血清总胆红素大于 17.1μmol/L，或尿胆红素阳性，并能排除其他原因引起的黄疸，可诊断为急性黄疸型肝炎。

(二) 慢性肝炎

既往有乙型、乙型+丁型、丙型肝炎、HBsAg 携带、HBV 携带或急性肝炎病程超过半年，而目前仍有肝炎症状、体征及肝功异常者可诊断为慢性肝炎。发病日期不明或虽无肝炎病史，但影像学、腹腔镜或肝活体组织病理检查符合慢性肝炎改变，或根据症状、体征、化验综合分析亦可做出相应诊断。

(三) 重型肝炎(肝衰竭)

1. 急性重型肝炎(急性肝衰竭)

急性黄疸型肝炎患者如有严重的消化道症状、极度乏力，同时出现昏迷前驱症状者，即应考虑本病；若肝浊音界进行性缩小，黄疸急剧加深(每天上升超过 17.1μmol/L)，肝功能明显异常［特别是血清总胆红素大于 171μmol/L 或正常值上限的 10 倍(10×ULN)］，且起病后 2 周内迅速出现精神神经症状(肝性脑病Ⅱ度以上)、凝血酶原活动度低于 40%并可排除其他原因者，即可诊断为急性重型肝炎，又可称为急性肝衰竭。

2. 亚急性重型肝炎(亚急性肝衰竭)

急性黄疸型肝炎患者凝血酶原活动度低于 40%，起病 2～26 周，具备以下指征之一者，可诊断为亚急性重型肝炎：①出现Ⅱ度以上肝性脑病症状；②数日内血清胆红素升至 171μmol/L 或 10×ULN 以上，酶胆分离，白蛋白/球蛋白比例倒置；③高度乏力及明显食欲减退或恶心、呕吐，重度腹胀或腹水，可有明显出血现象。

3. 慢性重型肝炎(慢性肝衰竭或慢加急肝衰竭)

临床表现同亚急性重型肝炎但有慢性肝炎、肝硬化或乙肝表面抗原携带史，或虽无上述病史，但影像检查、腹腔镜检查或肝穿刺活体组织检查术支持慢性重型肝炎者，可诊断为慢性重型肝炎。

(四) 淤胆型肝炎

起病类似急性黄疸型肝炎，但自觉症状常较轻，常有肝肿大，皮肤瘙痒，大便呈白陶土样；实验室检查为梗阻性黄疸，且黄疸持续 3 周以上并能除外其他肝内外梗阻性黄疸者，可诊断为急性淤胆型肝炎。在慢性肝炎基础上发生上述临床表现者可诊断为慢性淤胆型肝炎。

(五) 肝炎肝硬化

凡慢性肝炎患者具有肯定的门脉高压证据，且可除外其他能引起门脉高压的原因，或影像学证实，或肝穿证实者，可诊断为肝硬化。

1. 活动性肝硬化

慢性肝炎的表现依然存在，特别是 ALT 或 AST 升高、黄疸、白蛋白减低，肝脏质地变硬，脾进行性增大，且伴有门脉高压症。

2. 静止性肝硬化

ALT 和 AST 正常，无黄疸，肝质硬，脾大，伴门脉高压症，血清白蛋白降低。

二、病原学诊断

（一）甲型肝炎

急性肝炎患者血清抗-HAV-IgM 阳性，可确诊为 HAV 近期感染。

（二）乙型肝炎

有以下任何一项阳性，可诊断为现症 HBV 感染：①血清 HBsAg 阳性；②血清 HBV DNA 阳性；③血清抗-HBcAg-IgM 阳性；④肝内 HBcAg 和（或）HBsAg 阳性，或 HBV DNA 阳性。

1. 急性乙型肝炎诊断

须与慢性乙型肝炎急性发作鉴别，可参考下列动态指标：①HBsAg 滴度逐渐下降，消失后抗-HBs 阳转；②急性期抗-HBc-IgM 滴度大于 1:1000。

2. 慢性乙型肝炎诊断

临床符合慢性肝炎，并有一种以上现症 HBV 感染标志阳性。

3. 非活动性 HBsAg 携带者诊断

无任何临床症状和体征，肝生化正常，HBsAg 持续阳性 6 个月以上，HBV DNA 低于检测下限者。慢性 HBV 携带者诊断：无任何临床症状和体征，肝生化正常，HBsAg 持续阳性 6 个月以上，HBV DNA 阳性（病毒载量很高）者。

（三）丙型肝炎

1. 急性丙型肝炎诊断

急性肝炎患者，血清或肝内 HCV RNA 阳性；或抗 HCV 阳性，但无其他型肝炎病毒的急性感染标志。

2. 慢性丙型肝炎诊断

临床符合慢性肝炎，血清抗-HCV 阳性，或血清和（或）肝内 HCV RNA 阳性。

（四）丁型肝炎

1. 急性 HDV、HBV 同时感染

急性肝炎患者，除急性 HBV 感染标志阳性外，血清抗-HDV-IgM 阳性，抗-HDV-IgG 低滴度阳性；或血清和（或）肝内 HDAg、HDV RNA 阳性。

2. HDV-HBV 重叠感染

慢性乙型肝炎患者或慢性 HBsAg 携带者，血清 HDV RNA 和（或）HDAg 阳性，或抗-HD-IgM 和抗-HD-IgG 高滴度阳性，肝内 HDV RNA 和（或）HDAg 阳性。

3. 慢性丁型肝炎诊断

临床符合慢性肝炎，血清抗-HD-IgG 持续高滴度，HDV RNA 持续阳性，肝内 HDV RNA 和（或）HDAg 阳性，且 HBV 血清标志物阳性。

（五）戊型肝炎

急性肝炎患者血清抗-HEV 阳转或滴度由低到高，或抗-HEV 阳性大于 1:20 或斑点杂交法或聚合酶链反应（PCR）检测血清和（或）粪便 HEV RNA 阳性。

【治疗原则】

一、急性病毒性肝炎治疗

由于急性甲型肝炎是自愈性疾病，预后良好，不转慢性，发生重型肝炎者亦较少，一般均能顺利恢复，故治疗主要是对症及支持治疗。充分休息防止发生重型肝炎，清淡饮食、补充足够热量和维生素，及抗炎、保肝、抗氧化治疗药物。对有黄疸和明显消化道症状者，可给予甘草酸制剂等药物治疗。另外，应禁酒、禁用可能损伤肝脏的药物。

急性戊型肝炎常较甲型肝炎重，尤其是妊娠妇女患戊肝时易发生重型肝炎，病死率可达 10%~20%，必要时可按重型肝炎处理。戊型肝炎常常表现为急性淤胆型肝炎，黄疸持续时间长，必要时可以使用熊去氧胆酸(UDCA)，S-腺苷蛋氨酸(S-adenosyl-L-metionine，简称 SAMe)，或肾上腺皮质激素。个别严重黄疸可行血浆置换、胆红素吸附或白蛋白吸附再循环 MARS 等人工肝治疗。

急性乙型肝炎的预后大都良好，95%的患者可自愈，其治疗同甲型肝炎。

急性丙型肝炎若 HCV RNA 阳性，需要抗病毒治疗。建议选用泛基因型小分子化合物(DAAs)方案，或根据基因亚型选用特定基因型方案治疗。多数 DAAs 不需要联合利巴韦林。DAAs 时代很少联合聚乙二醇干扰素α治疗。需要注意药物相互作用，并监测药物不良反应。

二、慢性乙型肝炎治疗

包括抗病毒、免疫调节、抗炎和抗氧化、抗纤维化和对症治疗，其中抗病毒治疗是关键，只要有适应证，且条件允许，就应进行规范的抗病毒治疗。

(一) 支持对症治疗

应强调高蛋白饮食，包括动物蛋白及植物蛋白；新鲜蔬菜、水果也很重要。热量以能维持标准体重为度，勿过胖以防发生脂肪肝，勿食糖太多以防诱发糖尿病。适当休息、生活规律，肝炎明显活动时应卧床休息，相对稳定时可适当活动和轻微锻炼。保持精神愉快。忌酒、忌用损害肝脏的药物和疗法。

(二) 减轻肝脏炎症、保护肝细胞、防止肝纤维化

(1) 甘草酸制剂：具有较明确的抗炎作用，一般剂量无诱发继发感染的副作用。临床上有缓解症状、降酶、退黄的作用。应用半年对肝脏炎症有减轻作用(可先静脉滴注，后改口服)。

(2) 水飞蓟制剂：具有较明确的抗氧化作用。

(3) 双环醇：具有抗氧化、保肝等作用。

(4) 多种中药复方制剂：具有抗炎、保肝等作用，但需要进一步临床实验证实其安全性和有效性。

(三) 抗病毒治疗建议

目前主要有两类抗病毒药物，一是干扰素，具有抗病毒和免疫增强双重作用。包括普通干扰素α(2a，2b 和 1b)和聚乙二醇化干扰素α(2a 和 2b)。二是核苷(酸)类药物，包括①L-核苷类：拉米夫定、替比夫定等，属于胞嘧啶核苷类似物；②无环磷酸盐类：阿德福韦酯，替诺福韦酯；③环戊烷类：恩替卡韦，属于鸟嘌呤核苷类似物。目前一线推荐药物为恩替卡韦和替诺福韦酯、丙酚替诺福韦以及聚乙二醇干扰素。

慢性乙型肝炎治疗的总体目标是：最大限度地长期抑制 HBV 复制，减轻肝细胞炎症坏死及肝纤维化，延缓和减少肝衰竭、肝硬化、HCC 及其他并发症的发生，从而改善生活质量和延长存活时间。对部分有条件的合适患者应追求功能性治愈(临床治愈)。

功能性治愈：停止治疗 24 周后仍保持 HBsAg 阴转，伴或不伴抗 HBs 出现，且 HBV DNA 检测不到，同时肝生化指标正常，肝脏组织学病变改善。但因 cccDNA 未能清除，仍存在病毒再激活和癌变风险。

抗病毒治疗的一般适应证包括：①HBV DNA≥10^3 拷贝/ml(相当于 2000IU/ml)；②ALT 持续异常(>1×ULN)；排除其他原因导致的 ALT 升高。

对持续 HBV DNA 阳性但达不到上述治疗标准、但有以下情形之一者，亦应考虑给予抗病毒治疗：①对 ALT 大于正常上限且年龄>30 岁者，也应考虑抗病毒治疗。②对 ALT 持续正常，年龄>30 岁，有肝硬化/肝癌家族史患者，应考虑抗病毒治疗。③对 ALT 持续正常，年龄>30 岁，进行肝活检组织学显示 Knodell HAI≥4，或炎症坏死≥G2，或纤维化≥S2，应积极给予抗病毒治疗。④动态观察发现有疾病进展的证据(如脾脏增大)或存在肝硬化的依据，无论代偿或失代偿，均建议给予抗病毒治疗。

在开始治疗前应排除由药物、酒精或其他因素所致的 ALT 升高，也应排除应用降酶药物后 ALT 暂时性正常。在一些特殊病例如肝硬化或服用联苯结构衍生物类药物者，其 AST 水平可高于 ALT，此时可将 AST 水平作为主要指标。

1. 慢性 HBV 携带者和非活动性 HBsAg 携带者

慢性 HBV 携带者暂时不需抗病毒治疗。但应每 3～6 个月进行生化学、病毒学、甲胎蛋白、PIVKA 和影像学检查，若符合抗病毒治疗适应证，可用 IFN-α 或核苷(酸)类似物治疗(Ⅱ-2)。

非活动性 HBsAg 携带者一般不需抗病毒治疗，但应每 6 个月进行一次生化、HBV DNA、AFP、PIVKA 及肝脏超声显像检查。

2. HBeAg 阳性慢性乙型肝炎患者

聚乙二醇 IFN-α2a180 μg，或聚乙二醇 IFN-α2b 1.0～1.5μg/kg，每周 1 次，皮下注射，疗程 1 年。应注意剂量及疗程的个体化。

恩替卡 0.5mg，或替诺福韦 300mg，丙酚替诺福韦 25mg，每日 1 次口服。HBV DNA 检测不到(PCR 法)或低于检测下限、ALT 复常、HBeAg 转阴但未出现抗-HBe，建议继续用药直至 HBsAg 阴转，再经至少连续 2 次监测(每次间隔 3 个月)仍保持不变者可考虑停药。

3. HBeAg 阴性慢性乙型肝炎患者

此类患者复发率高，疗程宜长。最好选用干扰素或耐药发生率低的核苷(酸)类似物治疗。当连续监测至少 3 次(每次间隔 6 个月以上)HBV DNA 均检测不到(PCR 法)或低于检测下限、ALT 正常且 HBsAg 阴转，可考虑停药。

4. 代偿期乙型肝炎肝硬化患者

HBeAg 阳性者的治疗指征为 HBV DNA≥2000IU/ml(10^4拷贝/ml)，HBeAg 阴性者为 HBV DNA≥200IU/ml(10^3 拷贝/ml)，ALT 正常或升高。治疗目标是延缓和降低肝功能失代偿和 HCC 的发生。因需要较长期治疗，最好选用耐药发生率低的核苷(酸)类似物治疗，其停药标准尚不清楚。干扰素因其有导致肝功能失代偿等并发症的可能，应十分慎重。如认为有必要，宜从小剂量开始，根据患者的耐受情况逐渐增加到预定的治疗剂量。

5. 失代偿期乙型肝炎肝硬化患者

对于失代偿期肝硬化患者，只要能检出 HBV DNA，不论 ALT 或 AST 是否升高，建议在知情同意的基础上，长期应用核苷(酸)类似物抗病毒治疗，以改善肝功能并延缓或减少肝移植的需求。因需要长期治疗，选用耐药发生率低的核苷(酸)类似物治疗，不能随意停药，一旦发生耐药变异，应及时加用其他已批准的能治疗耐药变异的核苷(酸)类似物。

6. 核苷(酸)类似物耐药的预防和治疗

(1) 严格掌握治疗适应证：对于没有乙肝家族史、年龄＜30 岁免疫耐受期患者，应当尽量避免使用核苷(酸)类似物治疗。

(2) 谨慎选择核苷(酸)类药物：开始治疗时最好选用抗病毒作用强和耐药发生率低的药物。

(3) 治疗过程中密切监测：定期检测 HBV DNA，以及时发现原发性无应答或病毒学突破。

(4) 一旦发现耐药，尽早给予救援治疗：对于既往接受拉米夫定治疗的患者，一旦检出基因型耐药或 HBV DNA 开始升高时就加用阿德福韦酯或替诺福韦酯联合治疗。对于替比夫定、恩替卡韦发生耐药者，亦可加用阿德福韦酯或替诺福韦酯。对于阿德福韦耐药者，可加拉米夫定或恩替卡韦。对于核苷(酸)类发生耐药者，亦可考虑加用干扰素类治疗。

(5) 尽量避免单药序贯治疗。

(6) 加强患者依从性。

7. 其他特殊情况抗病毒治疗

应用化疗和免疫抑制剂治疗的患者，应常规筛查 HBsAg；若为阳性，即使 HBV DNA 阴性和 ALT 正常，也应在治疗前 1 周开始服用恩替卡韦或替诺福韦酯预防乙肝发作。对于 HBsAg 阴性、抗 HBc 阳性患者，在给予长期或大剂量免疫抑制剂或细胞毒药物(特别是针对 B 或 T 淋巴细胞单克隆抗体)治疗时，应密切监测 HBV DNA 和 HBsAg，若出现阳转则应及时加用抗病毒治疗。乙型肝炎导致的肝衰竭及原发性肝细胞癌，若 HBV DNA 阳性，建议尽快应用核苷(酸)类似物抗病毒治疗。

(四) 免疫调节药物的治疗

免疫调节治疗是慢性乙型肝炎治疗的重要手段之一，但目前尚缺乏乙型肝炎特异性免疫治疗方法。胸腺肽α_1增强非特异性免疫功能，不良反应小，使用安全，对于有抗病毒适应证，但不能耐受或不愿接受干扰素和核苷(酸)类似物治疗的患者，有条件可用胸腺肽α_1 1.6mg，每周 2 次，皮下注射，疗程 6 个月。

三、慢性丙型肝炎治疗

血清 HCV RNA 阳性的慢性丙型肝炎患者需要抗病毒治疗。代偿期丙肝肝硬化患者，若 HCV RNA 阳性则应积极抗病毒治疗。建议选用泛基因型小分子化合物(DAAs)方案，或根据基因亚型选用特定基因型方案治疗。多数 DAAs 不需要联合利巴韦林。DAAs 时代很少联合聚乙二醇干扰素α(PEG-IFN-α)治疗。需要注意药物相互作用，并监测药物不良反应。表 1-2 和表 1-3 都没有提到失代偿期肝硬化的治疗，表 1-4 则提到了代偿期肝硬化的治疗。

表1-2　泛基因型 DAAs

类别	药品	规格	使用剂量
NS5B 聚合酶核苷类似物抑制剂/NS5A 抑制剂	索磷布韦-维帕他韦	400mg 索磷布韦和 100mg 维帕他韦，片剂	1 片，1 次/天
NS3/4A 蛋白酶抑制剂/NS5A 抑制剂	格卡瑞韦-哌仑他韦	100mg 格卡瑞韦和 40mg 哌仑他韦，片剂	3 片，1 次/天，随食物同服
NS5B 聚合酶核苷类似物抑制剂	索磷布韦	400mg，片剂	1 片，1 次/天(晨服)
NS5B 聚合酶核苷类似物抑制剂/NS5A 抑制剂/NS3/4A 蛋白酶抑制剂	索磷布韦-维帕他韦-伏西瑞韦	400mg 索磷布韦和 100mg 维帕他韦及 100mg 伏西瑞韦，片剂	1 片，1 次/天
NS5A 抑制剂	达拉他韦	30 或 60mg，片剂	1 片，1 次/天(晨服)
NS5A 抑制剂	可洛派韦	60mg，胶囊	1 粒，1 次/天(晨服)
NS5A 抑制剂	拉维达韦	200mg，片剂	1 片，2 次/天(早晚各一次)

表1-3　初治或 PR(聚乙二醇干扰素联合利巴韦林方案)经治的
无肝硬化 HCV 感染者治疗方案

基因亚型	既往治疗	索磷布韦/维帕他韦	格卡瑞韦/哌仑他韦	索磷布韦/维帕他韦/伏西瑞韦	索磷布韦/来迪帕韦	格拉瑞韦/艾尔巴韦	奥比他韦/帕立瑞韦/利托那韦 + 达塞布韦
1a	初治	12 周	8 周	—	12 周	12 周	—
	经治	12 周	8 周	—	—	16 周 + 利巴韦林	—
1b	初治	12 周	8 周	—	8/12 周	12 周	8 周(F0-F2)；12 周(F3)
	经治	12 周	8 周	—	12 周	12 周	12 周
2	初治	12 周	8 周	—	—	—	—
	经治	12 周	8 周	—	—	—	—
3	初治	12 周	8 周	—	—	—	—
	经治	12 周	16 周	—	—	—	—
4	初治	12 周	8 周	—	12 周	12 周	—
	经治	12 周	8 周	—	—	16 周 + 利巴韦林	—
5	初治	12 周	8 周	—	12 周	—	—
	经治	12 周	8 周	—	—	—	—
6	初治	12 周	8 周	—	12 周	—	—
	经治	12 周	8 周	—	—	—	—

－：不推荐使用

表1-4　初治或 PR(聚乙二醇干扰素联合利巴韦林方案)经治的
代偿期肝硬化 HCV 感染者治疗方案

基因亚型	既往治疗	索磷布韦/维帕他韦	格卡瑞韦/哌仑他韦	索磷布韦/维帕他韦/伏西瑞韦	索磷布韦/来迪帕韦	格拉瑞韦/艾尔巴韦	奥比他韦/帕立瑞韦/利托那韦 + 达塞布韦
1a	初治	12 周	12 周	—	12 周 + 利巴韦林或 24 周单药	12 周	—
	经治	12 周	12 周	—	—	16 周 + 利巴韦林	—

基因亚型	既往治疗	索磷布韦/维帕他韦	格卡瑞韦/哌仑他韦	索磷布韦/维帕他韦/伏西瑞韦	索磷布韦/来迪帕韦	格拉瑞韦/艾尔巴韦	奥比他韦/帕立瑞韦/利托那韦+达塞布韦
1b	初治	12 周	12 周	—	12 周＋利巴韦林或 24 周单药	12 周	12 周
	经治	12 周	12 周	—	12 周＋利巴韦林或 24 周单药	12 周	12 周
2	初治	12 周	12 周	—	—	—	—
	经治	12 周	12 周	—	—	—	—
3	初治	12 周＋利巴韦林	12 周	12 周	—	—	—
	经治	–	16 周	12 周	—	—	—
4	初治	12 周	12 周	—	12 周＋利巴韦林或 24 周单药	12 周	—
	经治	12 周	12 周	—	—	16 周＋利巴韦林	—
5	初治	12 周	12 周	—	12 周＋利巴韦林或 24 周单药	—	—
	经治	12 周	8 周	—	—	—	—
6	初治	12 周	8 周	—	12 周＋利巴韦林或 24 周单药	—	—
	经治	12 周	8 周	—	—	—	—

－：不推荐使用

四、重型肝炎(肝衰竭)的治疗

各型病毒导致的重型肝炎缺乏特效疗法，应采取综合治疗。强调早期诊断、早期治疗。原则是减少肝细胞坏死，促进肝细胞再生，人工肝支持治疗，预防和治疗各种并发症，加强监护，维持患者生命以待肝细胞再生修复，有条件尽早肝移植。乙型肝炎病毒引起者及时应用抗病毒治疗。

(一) 一般支持治疗

卧床休息，保证充足的热量和液体量，维持电解质及酸碱平衡，密切观察病情变化，加强护理，防止压疮及继发感染。积极纠正低蛋白血症，补充白蛋白或新鲜血浆，并酌情补充凝血因子。

(二) 减少肝细胞坏死，促进肝细胞再生

肝细胞生长刺激因子，前列腺素 E1(PGE1)，甘草酸等。

(三) 免疫调节治疗

病情发展迅速且无严重感染、出血等并发症者，可酌情使用肾上腺皮质激素治疗；也可以应用胸腺素α1 等免疫调节剂。

(四) 其他治疗

可应用肠道微生态调节剂、乳果糖等，减少肠道细菌易位或内毒素血症；酌情选用改善微循环药物及抗氧化剂，如 NAC 和还原型谷胱甘肽等治疗。

（五）预防和治疗并发症

1. 肝性脑病

积极治疗感染、出血及电解质紊乱等；乳果糖或拉克替醇口服，清洁和食醋保留灌肠；支链氨基酸以及门冬氨酸鸟氨酸的应用；利福昔明口服；必要时限制蛋白质摄入。

2. 脑水肿

密切监测，及时应用脱水剂，如20%甘露醇或甘油果糖，以及利尿剂等。

3. 肝肾综合征

保证液体量，肾灌注压不足者可应用白蛋白扩容或加用特利加压素、去甲肾上腺素、米多君、奥曲肽等，但需要注意有加重脑水肿的风险，积极处理难治性腹水，预防肝肾综合征的发生。

4. 感染

及时发现可能的感染，细菌培养，并应用强效抗生素，同时注意二重感染。

5. 出血

可应用抑酸药如法莫替丁或质子泵抑制剂。若合并门脉高压性出血，则应用生长抑素治疗，可用三腔管压迫止血，或行内窥镜下硬化剂注射或套扎治疗止血。在评估CHILD评分低于B级以下，并控制分流量(覆膜支架内径不超过0.8cm)情况下，可予经颈静脉肝内门体分流术(TIPS)。

6. 人工肝支持治疗

有条件尽早进行血浆置换、MARS等治疗。

7. 肝移植

肝移植是治疗晚期肝衰竭最有效的手段。

【预防】

1. 管理传染源

(1) 隔离和治疗急性甲型及戊型肝炎，自发病日算起隔离3周。

(2) 对患者的分泌物、排泄物、血液以及污染的医疗器械及物品均应进行消毒处理。

(3) 献血员管理：筛查HBsAg和抗-HCV测定，阳性者不得献血。

2. 切断传播途径

(1) 加强饮食卫生、水源、环境卫生管理以及粪便无害化处理，提高个人卫生意识，防止"病从口入"。

(2) 加强各种医疗器械的消毒处理，使用一次性注射器，对牙科器械、内镜等医疗器具应严格消毒。注意个人卫生，不共用剃须刀和牙具等用品。

3. 保护易感人群

(1) 甲型肝炎接种：主要适用于易感儿童和成人。

(2) 乙型肝炎疫苗接种是预防HBV感染最有效的方法。对HBsAg阳性母亲的新生儿，应在出生后12小时内注射乙型肝炎免疫球蛋白(HBIg)，同时在不同部位接种10μg重组酵母或20μg中国仓鼠卵母细胞(CHO)乙型肝炎疫苗，间隔1和6个月分别接种第2和第3针乙型肝炎疫苗。

第二章 艾滋病

艾滋病，全称为获得性免疫缺陷综合征（AIDS）是由人类免疫缺陷病毒（HIV）感染引起的一种传染病。其特征是 HIV 病毒特异性地侵犯 CD4$^+$T 淋巴细胞，造成 CD4$^+$T 淋巴细胞数量和功能的进行性破坏以及易发生感染和少见癌瘤，导致 AIDS。临床初始表现为无症状病毒感染期，仅血清 HIV 抗体检测阳性；继之出现发热、消瘦、腹泻、鹅口疮和全身淋巴结肿大，最后并发各种严重的机会性感染和机会性肿瘤，进入艾滋病期。艾滋病死亡率极高，如不予特殊治疗，几乎 100% 的艾滋病患者在发病后的两年内死亡。

从 1981 年美国发现首例艾滋病，截至 2017 年底，全球现存活 HIV/AIDS 患者 3690 万例，当年新发 HIV 感染者 180 万例。我国自 1985 年发现第一例患者，截至 2017 年底，报告的现存活 HIV/AIDS 患者 758610 例，当年新发现 HIV/AIDS 患者 134512 例（其中 95% 以上均是通过性途径感染），当年报告死亡 30718 例。

【诊断标准】

1. 流行病学

（1）艾滋病的传染源：是被 HIV 感染的人，包括 HIV 感染者和艾滋病患者。HIV 主要存在于传染源的血液、精液、阴道分泌物、胸腹水、脑脊液、羊水和乳汁等体液中。

（2）传播途径：经性接触（包括不安全的同性、异性和双性性接触）；经血液及血制品（包括共用针具静脉注射毒品，不安全、不规范的介入性医疗操作，文身等）；经母婴传播（包括宫内感染、分娩时和哺乳传播）。

2. 临床表现和分期

（1）急性期：通常发生在初次感染 HIV 后 2～4 周。部分感染者出现 HIV 病毒血症和免疫系统急性损伤而产生临床症状。大多数患者症状轻微，持续 1～3 周后缓解。临床表现以发热最为常见，可伴有咽痛、盗汗、恶心、呕吐、腹泻、皮疹、关节痛、淋巴结肿大及神经系统症状。

此期血液中可检出 HIV-RNA 和 P24 抗原，而 HIV 抗体则在感染后数周才出现。CD4$^+$T 淋巴细胞计数呈一过性减少，同时 CD4/CD8 比值亦可倒置。部分患者可有轻度白细胞和血小板减少或肝功能异常。快速进展者在此期可能出现严重感染或者中枢神经系统症状体征及疾病。

（2）无症状期：可从急性期进入此期，或无明显的急性期症状而直接进入本期。无症状期持续时间一般为 6～8 年。其时间长短与感染病毒的数量、型别、感染途径、机体免疫状况的个体差异、营养条件及生活习惯等因素有关。在无症状期，由于 HIV 病毒在感染者体内不断复制，免疫系统受损，CD4$^+$T 淋巴细胞计数逐渐下降。可出现淋巴结肿大等症状或体征，但一般不易引起重视。

（3）艾滋病期：为感染 HIV 后的最终阶段。患者 CD4$^+$T 淋巴细胞计数多低于 200 个/mm^3，HIV 血浆病毒载量明显升高。此期主要临床表现为 HIV 相关症状、体征及各种机会性感染和肿瘤。

HIV 感染后相关症状及体征：主要表现为持续一个月以上的发热、盗汗、腹泻；体重减轻 10%以上。部分患者表现为神经精神症状，如记忆力减退、精神淡漠、性格改变、头痛、癫痫及痴呆等。另外，还可出现持续性全身性淋巴结肿大，其特点为：①除腹股沟以外有两个或两个以上部位的淋巴结肿大；②淋巴结直径≥1cm，无压痛，无粘连；③持续时间 3 个月以上。

3. 实验室检查

(1) HIV-1/2 抗体检测：包括筛查试验和补充试验。HIV-1/2 抗体筛查方法包括酶联免疫吸附试验(ELISA)、化学发光或免疫荧光试验、快速试验(斑点 ELISA 和斑点免疫胶体金或胶体硒、免疫层析等)、简单试验(明胶颗粒凝集试验)等。补充试验方法包括抗体确证试验(免疫印迹法，条带/线性免疫试验和快速试验)和核酸试验(定性和定量)。

(2) CD4$^+$ T 淋巴细胞检测：CD4$^+$ T 淋巴细胞是 HIV 感染最主要的靶细胞，HIV 感染人体后，出现 CD4$^+$ T 淋巴细胞进行性减少，CD4$^+$/CD8$^+$ T 淋巴细胞比值倒置，细胞免疫功能受损。CD4$^+$ T 淋巴细胞计数的临床意义：了解机体免疫状态和病程进展、确定疾病分期、判断治疗效果和 HIV 感染者的临床并发症。目前常用的 CD4$^+$ T 淋巴细胞亚群检测方法为流式细胞术，可以直接获得 CD4$^+$ T 淋巴细胞数绝对值，或通过白细胞分类计数后换算为 CD4$^+$ T 淋巴细胞绝对数。

(3) HIV 核酸检测：感染 HIV 以后，病毒在体内快速复制，血浆中可检测出病毒 RNA(病毒载量)。测定病毒载量的常用方法有逆转录 PCR、核酸序列依赖性扩增技术和实时荧光定量 PCR 扩增技术。病毒载量测定的临床意义为预测疾病进程、评估治疗效果、指导治疗方案调整，也可作为 HIV 感染诊断的补充试验，用于急性期/窗口期诊断、晚期患者诊断、HIV 感染诊断和小于 18 月龄的婴幼儿 HIV 感染诊断。

(4) HIV 基因型耐药检测：耐药检测方法包括基因型和表型检测，目前国内外多以基因型检测为主。HIV 耐药检测结果可为艾滋病治疗方案的制订和调整提供重要参考。在以下情况进行 HIV 基因型耐药检测：HAART 后病毒载量下降不理想或抗病毒治疗失败需要改变治疗方案时；进行 HAART 前(如条件允许)。对于抗病毒治疗失败者，耐药检测在病毒载量>400 拷贝/ml 且未停用抗病毒药物时进行，如已停药需在停药 4 周内进行基因型耐药检测。

4. 诊断

诊断原则：HIV/AIDS 的诊断需结合流行病学史(包括不安全性生活史、静脉注射毒品史、输入未经抗 HIV 抗体检测的血液或血液制品、HIV 抗体阳性者所生子女或职业暴露史等)、临床表现和实验室检查等进行综合分析，慎重作出诊断。

根据中国艾滋病诊疗指南(2018 版)，诊断原则如下所示。

成人、青少年及 18 月龄以上儿童，符合下列一项者即可诊断：①HIV 抗体筛查试验阳性和 HIV 补充试验阳性(抗体补充试验阳性或核酸定性检测阳性或核酸定量大于 5000 拷贝/ml)；②HIV 分离试验阳性。

18 月龄及以下儿童，符合下列一项者即可诊断：①为 HIV 感染母亲所生和 HIV 分离试验结果阳性；②为 HIV 感染母亲所生和两次 HIV 核酸检测均为阳性(第二次检测需在出生 6 周后进行)；③有医源性暴露史，HIV 分离试验结果阳性或两次 HIV 核酸检测均为阳性。

中华医学会感染病分会制订的我国艾滋病诊断标准如下所示。

（1）急性期诊断标准：患者半年内有流行病学史或急性 HIV 感染综合征，HIV 抗体筛查试验阳性和 HIV 补充试验阳性。

（2）无症状期诊断标准：有流行病学史，结合 HIV 抗体阳性即可诊断，或仅实验室检查 HIV 抗体阳性即可诊断。

（3）艾滋病期成人及 15 岁（含 15 岁）以上青少年，HIV 感染加下述各项中的任何一项，即可诊断为艾滋病或者 HIV 感染，而 CD4$^+$T 淋巴细胞数＜200 个/mm³，也可诊断为艾滋病。

①原因不明的持续不规则发热 38℃以上，＞1 个月；②腹泻（大便次数多于 3 次/日），＞1 个月；③6 个月之内体重下降 10%以上；④反复发作的口腔真菌感染；⑤反复发作的单纯疱疹病毒感染或带状疱疹病毒感染；⑥肺孢子菌肺炎（PCP）；⑦反复发生的细菌性肺炎；⑧活动性结核或非结核分枝杆菌病；⑨深部真菌感染；⑩中枢神经系统占位性病变；⑪中青年人出现痴呆；⑫活动性巨细胞病毒感染；⑬弓形虫脑病；⑭马尔尼菲篮状菌病；⑮反复发生的败血症；⑯皮肤黏膜或内脏的卡波西肉瘤、淋巴瘤。

5. 如何早期发现艾滋病感染者和患者

早期发现 HIV 感染者及患者，能争取治疗的机会，减少传播 HIV 的可能。因此，对于下列人群，建议进行 HIV 抗体检查。

（1）高危人群：主要有男男同性性行为者、静脉注射毒品者、与 HIV/AIDS 患者有性接触者、多性伴人群、性传播感染群体。

（2）原因未明的长期发热。

（3）原因不明的消瘦。

（4）原因不明的腹泻。

（5）原因不明的淋巴结肿大。

（6）原因不明的皮疹。

（7）无明显原因出现各种神经系统病变。

（8）无明显原因出现各种机会性感染。

【治疗原则】

目前仍缺乏根治 HIV 感染的药物，多采用综合治疗：抗 HIV 病毒治疗、预防和治疗机会性感染、增加机体免疫功能、支持疗法以及心理方面的关怀，其中以抗病毒治疗最为关键。

1. 抗 HIV 治疗

目前采用联合抗病毒治疗（HAART，俗称"鸡尾酒疗法"）。

（1）治疗目标：①减少 HIV 相关的发病率和死亡率、减少非艾滋病相关疾病的发病率和死亡率，使患者获得正常的期望寿命，改善生活质量；②最大程度地抑制病毒复制使病毒载量降低至检测下限并减少病毒变异；③重建或者改善免疫功能；④减少异常的免疫激活；⑤减少 HIV 的传播、预防母婴传播。

（2）成人及青少年抗病毒治疗时机与方案：开始 HAART 的时机：一旦确诊 HIV 感染，无论 CD4$^+$T 淋巴细胞水平高低，均建议立即开始治疗。在开始 HAART 前，一定要取得患者的配合和同意，教育患者保持良好的服药依从性；如患者存在严重的机会性感染和既往慢性疾病急性发作期，应参考前述机会性感染控制病情稳定后开始治疗。启动 HAART 后，需终身治疗。

初始 HAART 方案：初治患者推荐方案为两种 NRTIs 类骨干药物联合第三类药物治疗。第三类药物可以为 NNRTIs 或者增强型 PIs（含利托那韦或考比司他）或者 INSTIs；有条件的患者可以选用复方单片制剂。

2. 机会性感染的治疗

(1) 肺孢子菌肺炎（见 PCP）。

(2) 结核病：如果结核分枝杆菌对一线抗结核药物敏感，则使用异烟肼＋利福平（或利福布汀）＋乙胺丁醇＋吡嗪酰胺进行 2 个月的强化期治疗，然后使用异烟肼＋利福平（或利福布汀）进行 4 个月的巩固期治疗。对抗结核治疗的反应延迟（即在抗结核治疗 2 个月后仍有结核病相关临床表现或者结核分枝杆菌培养仍为阳性）、骨和关节结核病患者，抗结核治疗疗程应延长至 9 个月。中枢神经系统结核患者，疗程应延长到 9～12 个月。

(3) 弓形虫脑病病原治疗：首选乙胺嘧啶（负荷量 100mg，口服，2 次/d，此后 50～75mg/d 维持）＋磺胺嘧啶（1.0～1.5g，口服，4 次/d）。替代治疗：SMZ-TMP（3 片，口服，3 次/d）联合克林霉素（600mg/次，静脉给药，每 6 小时给药 1 次）或阿奇霉素（0.5g/d）。疗程至少 6 周。对症治疗：降颅压、抗惊厥、抗癫痫等。

(4) 巨细胞病毒（CMV）感染：CMV 可侵犯患者多个器官系统，包括眼睛、肺、消化系统、中枢神经系统等，其中 CMV 视网膜脉络膜炎是艾滋病患者最常见的 CMV 感染。在抗 CMV 治疗开始 2 周内尽快启动 HAART。

CMV 视网膜脉络膜炎：更昔洛韦 5.0～7.5mg/kg，静脉滴注，每 12 小时 1 次，14～21d；然后 5mg/（kg•d）序贯维持治疗。也可使用膦甲酸钠 180mg/（kg•d），分 2～3 次用（静脉应用需水化），2～3 周后改为 90mg/（kg•d），静脉滴注，1 次/d。病情危重或单一药物治疗无效时可二者联用。CMV 视网膜脉络膜炎可球后注射更昔洛韦。

CMV 肺炎：治疗建议静脉使用更昔洛韦、膦甲酸钠或联合治疗，疗程尚不明确。

CMV 食管炎或者肠炎：治疗药物同 CMV 视网膜脉络膜炎，疗程 3～4 周或症状体征消失后维持用药。

CMV 脑炎：更昔洛韦联合膦甲酸钠治疗 3～6 周，剂量同 CMV 视网膜脉络膜炎的治疗剂量，维持治疗直至脑脊液 CMV 定量转阴，具体应个体化治疗。

【预防】

由于缺乏根除 HIV 感染的药物和预防性疫苗，HIV/AIDS 的预防在防止艾滋病传播中就显得尤其重要。目前 HIV/AIDS 的预防主要是采取以切断传染途径为主的综合性预防措施；关键是洁身自爱，提倡安全的性生活，远离毒品，加强血制品管理，切断母婴传播。

临床工作者在救治艾滋病患者时应注意：采血和输液时应戴手套；艾滋病患者用过的空针、针头、输液器等物品应单独存放在密闭、不易被刺破的容器内，一次性处理。不慎被污染针头刺破的应急处理：①立即将受伤局部血液挤出，并以消毒酒精进行局部消毒；②在伤后的 48 小时内（最好在 1～2 小时内）进行三联预防用药；③在伤后的 6 周、12 周、6 个月时分别进行有关血清学检查。

第三章　流行性感冒和人高致病性禽流感

第一节　流行性感冒

流行性感冒，简称流感，是由流感病毒引起的急性呼吸道传染病。流感病毒分为甲、乙、丙三型。依据其外膜血凝素(H)和神经氨酸酶(N)蛋白抗原性的不同，目前可分为 16 个 H 亚型(H1～H16)和 9 个 N 亚型(N1～N9)。甲型流感病毒为人与鸡、鸭、猪、马等共患，人和动物流感病毒之间的这种抗原性转换，更促发了甲型流感病毒的变异。20 世纪人类曾发生过 4 次流感大流行，几乎都与这种抗原性转换有关。乙型常引起流感局部暴发，丙型主要以散发形式出现。2009 年全球范围内暴发的甲型 H1N1 流感是人–猪–禽 3 种流感病毒基因片段的重配病毒引发的，这次大流行的 H1N1 病毒仍在不断传播。流感大流行具有发病率和病死率高、传播迅速和波及范围广的特点。季节性、时程性明显，南北半球均在冬季发生流行，其他季节很少发生和流行；甲型流感的暴发通常突然开始，在 2～3 周内达到高峰，持续 2～3 个月。流感相关并发症的高危人群包括：年龄＞65 岁的老人及＜5 岁(尤其是＜2 岁)的儿童、孕妇或产妇(产后 2 周内)、有慢性心、肺、肾等基础疾病；有神经系统疾病、糖尿病、免疫功能低下、肥胖(体重指数＞40kg/m²)、正在服用阿司匹林治疗，有流感病毒感染后 Reye 综合征风险的 18 岁以下儿童和青少年；久居医疗护理机构的人群。

【诊断标准】

1. 临床表现

根据临床表现，流感可分为单纯型、肺炎型、中毒型和胃肠型。

(1)单纯型：该型最常见。轻者类似普通感冒，症状有畏寒、高热、乏力、头痛、全身酸痛、咽部疼痛，开始时呼吸道症状不明显。高热持续 2～3 天后逐渐下降，各种症状约 1 周左右消失。

(2)肺炎型：主要发生于老幼体弱者。出现典型流感症状 1～2 天后病情加重，主要表现高热不退、剧烈咳嗽、咯黏痰或血痰，气急发绀，可伴发心力衰竭。体征可有双肺满布湿啰音，X 线检查双肺散在絮状或结节状阴影。

(3)中毒型：极少见，病毒侵入神经系统和心血管系统引起的中毒症状。主要表现为脑炎、脑膜炎症状，高热、意识障碍、血压下降，易发生呼吸循环衰竭而死亡。

(4)胃肠型：除呼吸道症状外主要以腹泻、呕吐为特征。

2. 实验室检查

(1)病毒检测

①病毒分离：是确定诊断的主要依据。将急性期患者的咽拭子、鼻咽分泌物或咽含漱液接种于鸡胚羊膜囊或组织培养，可分离出病毒。

②反转录酶–聚合酶链反应(RT–PCR)测定流感病毒 RNA：直接检查患者上呼吸道分泌物中病毒 RNA，快速、敏感、特异且能区别病毒类型和亚型。

③免疫荧光或酶联免疫法检测抗原：用免疫荧光抗体试验或酶联免疫吸附试验可直接检测鼻咽细胞、鼻咽液中的病毒抗原，可较快获得阳性结果，灵敏度高，有助于早期诊断。

④血清学检查：发病 3 日内与 2～4 周后的双份血清作血凝抑制试验或补体结合试验，测定急性期和恢复期血清中的抗体，如有 4 倍以上增长，则为阳性。

（2）血象：白细胞总数正常或减少，淋巴细胞相对增高。合并细菌性感染时，白细胞总数和中性粒细胞增高。

（3）胸部影像学检查：大多数流感患者 X 线胸片正常。发生肺炎的患者影像学检查可见肺部斑片状、多叶段渗出性病灶；部分患者病情迅速进展，可发展为双肺弥漫性渗出性或实变阴影，个别患者可出现胸腔积液。

【治疗原则】

流感患者应及早卧床休息，多饮水、注意营养、食物易消化、防止继发感染，并给予抗病毒及对症处理。抗病毒药物应用见表 3-1。近年来由于甲型流感病毒对金刚烷胺和金刚乙胺耐药广泛增多，所以不推荐为一线抗流感病毒药物。

表 3-1　抗流感病毒药物的品种、应用范围、疗程及不良反应

药物	适应证	禁忌证	剂量、用法和疗程	不良反应和处理
奥司他韦	确诊或疑似的甲型或乙型流感患者（发病＜48 小时）、流感并发症高危人群、重症流感患者及化学预防		治疗：＜1 岁患者 3mg/(kg.次)，2 次/d，口服 ≥1 岁患者 ≤15kg，30mg/次，2 次/d，口服 ＞15kg～≤23kg，45mg/次，2 次/d，口服 ＞23kg～≤40kg，60mg/次，2 次/d，口服 ＞40kg，75mg/次，2 次/d，口服 疗程 5 天 预防：＜3 个月患儿，不推荐预防用药； ≥3 个月患者，单次剂量同上，用法 1 次/d，口服。疗程 10 天	常见恶心、呕吐、腹痛、腹泻；短暂的神经精神症状如谵妄，建议用药期间严密观察患者的精神行为
扎那米韦	＞7 岁确诊或疑似甲型或乙型流感（发病＜48 小时）、流感并发症高危人群、重症流感患者及＞5 岁患者化学预防（针对可应用吸入装置患者）	慢性心、肺部基础疾病患者	治疗：10mg/次，2 次/d，吸入，疗程 5 天 当患者病情危重时可延长 预防：10mg/次，1 次/d，吸入，疗程 10 天	腹泻、恶心、鼻部不适、气管炎、支气管哮喘、头痛、眩晕等。出现支气管哮喘需停药，应用速效支气管扩张药物
帕拉米韦	确诊或疑似的甲型或乙型流感患者（发病＜48 小时）、流感并发症高危人群、重症流感患者		成人，300mg/d，单次静脉滴注。有严重并发症的患者，可用 600mg/d，单次静脉滴注；轻症疗程 1 天，重症疗程 1～5 天 儿童，10mg/kg(FDA) 单次静脉滴注 可根据病情采用连日重复给药，不超过 5 天，单次给药上限不超过 600mg 出生～30 天，6mg/(kg·d) 单次静脉滴注 30～90 天，8mg/(kg·d) 单次静脉滴注 91 天～17 岁，10mg/(kg·d)，单次静脉滴注	

第二节　人高致病性禽流感

人高致病性禽流感，简称"人禽流感"，是一种由禽流感病毒中某些亚型病毒所引起的急性呼吸道传染病，它所表现出的临床症状随所感染病毒亚型不同而不同。目前能够感染人的禽流感病毒主要有 H5、H7、H9 亚型，而 H7N9、H5N1 亚型病毒为高致病性，所引起

的症状重，病死率高达 30%以上，H7N9 人禽流感以肺炎为主要临床表现。携带禽流感病毒的禽类为传染源，人或动物通过呼吸道、消化道、皮肤损伤和眼结膜密切接触感染禽类的分泌物或排泄物而获得感染，其中以呼吸道和消化道为主要传播途径。目前，大部分 H7N9 为散发病例，有数起家庭聚集性发病，尚无持续人际间传播的证据，应警惕医院感染的发生。一般认为，人类对禽流感病毒并不易感，但在已发现的 H5N1 感染病例中，13 岁以下儿童所占比例较高，病情较重。在发病前 10 天内接触过禽类或者到过活禽市场者，特别是中老年人为高危人群。

【诊断标准】

1. 流行病学

禽流感一年四季均可流行，但冬春季节多发。

2. 临床表现

根据对 H5N1 亚型感染病例的调查结果，潜伏期一般为 1～7 天，通常为 2～4 天。不同亚型的禽流感病毒感染人类后，可引起不同的临床症状。H7N9 亚型以肺炎为主要临床表现，患者常出现发热、咳嗽、咳痰，可伴有头痛、肌肉酸痛、腹泻或呕吐等症状。重症患者病情发展迅速，多在发病 3～7 天出现重症肺炎，体温大多持续在 39℃以上，出现呼吸困难，可伴有咯血痰。常快速进展为急性呼吸窘迫综合征（ARDS）、脓毒性休克和 MODS。少数患者可为轻症，仅表现为发热伴上呼吸道感染症状。H5N1 亚型主要为发热，体温大多持续在 39℃以上，可伴有流涕、鼻塞、咳嗽、咽痛、头痛、肌肉酸痛和全身不适等流感样症状。部分患者可有恶心、腹痛、腹泻、稀水样便等消化道症状。重症患者可高热不退，病情发展迅速，几乎所有患者都有肺炎，可出现 ARDS、肺出血、胸腔积液、全血细胞减少、多脏器功能衰竭、休克及瑞氏（Reye）综合征等多种并发症。胸部影像学检查可出现肺部斑片状影。重症患者肺内病变进展迅速，呈大片状毛玻璃样影及肺实变影像，病变后期为双肺弥漫性实变影，可合并胸腔积液。感染 H5N1、H7N9 者预后较差，据目前医学资料报告，病死率超过 30%。

3. 实验室检查

（1）重症患者多有白细胞总数及淋巴细胞减少，并有血小板降低。

（2）病毒学检查：取患者呼吸道标本采用 RT–PCR 法进行病毒核酸检测是最敏感的方法，因患者肺组织内病毒载量是上气道组织内病毒载量的 10 倍，临床医生应尽量留取下呼吸道标本（如痰、气道吸出物及 BALF 等）进行核酸检测，以提高检出率。由于我国流感抗原快速检测试剂对 H7N9 禽流感患者上呼吸道标本的敏感性均明显低于季节性 H3N2 和新型甲型 H1N1 流感病毒，因此流感抗原快速检测不再作为疑似禽流感的必备诊断标准。可应用免疫荧光法（或酶联免疫法）检测甲型流感病毒核蛋白抗原（NP）或基质蛋白（M1）、禽流感病毒 H 亚型抗原。也可从患者呼吸道标本中分离禽流感病毒，但仅应在具有加强型 3 级生物安全防护水平的环境中进行。还可检测病毒抗体，发病初期和恢复期双份血清禽流感病毒亚型毒株抗体滴度 4 倍或以上升高，有助于回顾性诊断。

4. 诊断

根据流行病学史、临床表现及实验室检查结果，排除其他疾病后，可以作出人禽流感的诊断。

（1）医学观察病例：有流行病学史，1 周内出现临床表现者。

（2）疑似病例：有流行病学史和临床表现，患者呼吸道分泌物标本采用甲型流感病毒和H亚型单克隆抗体抗原检测阳性者。

（3）确诊病例：有流行病学史和临床表现，从患者呼吸道分泌物标本中分离出特定病毒或采用 RT-PCR 法检测到禽流感 H 亚型病毒基因，且发病初期和恢复期双份血清抗禽流感病毒抗体滴度有 4 倍或以上升高者。

（4）重症病例符合下列 1 项主要标准或≥3 项次要标准者可诊断为重症病例。

主要标准：①需要气管插管行机械通气治疗；②脓毒性休克经积极液体复苏后仍需要血管活性药物治疗。

次要标准：①呼吸频率≥30 次/分；②氧合指数≤250mmHg（1mmHg＝0.133kPa）；③多肺叶浸润；④意识障碍和（或）定向障碍；⑤血尿素氮≥7.14mmol/L；⑥收缩压＜90mmHg，需要积极的液体复苏。

（5）易发展为重症的危险因素：①年龄≥65 岁；②合并严重基础病或特殊临床情况，如心脏或肺部基础疾病、高血压、糖尿病、肥胖、肿瘤、免疫抑制状态、孕产妇等；③发病后持续高热（T≥39℃）；④淋巴细胞计数持续降低；⑤CRP、LDH 及 CK 持续增高；⑥胸部影像学提示肺炎快速进展。

【治疗原则】

对医学观察病例、疑似病例和确诊病例应进行隔离治疗。应尽早进行抗病毒治疗，对疑似病例进行抗病毒治疗无需等待病原学结果，即使发病时间超过 48 小时的患者也能从抗病毒治疗中获益。人感染高致病性 H5N1 病毒、H7N9 病毒对神经氨酸酶抑制剂仍然敏感，药物见表 3-2，因金刚烷胺和金刚乙胺在治疗中易出现耐药问题以及中枢神经系统不良反应，因此不作为一线用药，仅在不能应用神经氨酸酶抑制剂治疗情况下考虑使用。重症患者应当送入 ICU 病房进行救治。对于低氧血症的患者应积极进行氧疗。出现多脏器功能衰竭时，应当采取相应的治疗措施。糖皮质激素治疗应慎重，尤其不宜应用大剂量激素治疗。对症治疗可应用解热药、缓解鼻黏膜充血药、止咳祛痰药等。

表 3-2　人感染高致病性 H5N1 病毒药物应用及疗程

药名	适应证	禁忌证	剂量和疗程	不良反应和处理
奥司他韦	确诊或疑似的高致病性 H5N1 禽流感患者及暴露人群化学预防（强烈推荐）		治疗 ≤15kg，30mg/次，2 次/d ＞15kg～≤23kg，45mg/次，2 次/d ＞23kg～≤40kg，60mg/次，2 次/d ＞40kg，75mg/次，2 次/d 疗程 5 天 预防：暴露后立即开始，单次剂量同上，疗程 7～10 天	常见恶心、呕吐、腹痛、腹泻，短暂的神经精神症状如谵妄，建议用药期间严密观察患者的精神行为
帕拉米韦	确诊或疑似的 A 型或 B 型流感患者（发病＜48 小时）、流感并发症高危人群、重症流感患者或无法口服者		成人，300～600mg/d，单次静脉滴注，疗程 5～7 天 儿童，10mg/kg（FDA）单次静脉滴注。可根据病情采用连日重复给药，不超过 5 天，单次给药上限不超过 600mg 出生～30 天，6mg/（kg·d），单次静脉滴注 30～90 天，8mg/（kg·d），单次静脉滴注 91 天～17 岁，10mg/（kg·d），单次静脉滴注	

药名	适应证	禁忌证	剂量和疗程	不良反应和处理
扎那米韦	>7 岁确诊或疑似高致病性 H5N1 禽流感患者及 >5 岁暴露人群预防（针对可应用吸入装置患者）	慢性心、肺部基础疾病患者	治疗 10mg/次，2 次/d，疗程 5 天 预防 暴露后立即开始，10mg/次，1 次/d，疗程 7～10 天	腹泻、恶心、鼻部不适、气管炎、支气管哮喘、头痛、眩晕等。出现支气管哮喘需停药应用速效支气管扩张药物

目前监测资料显示 H7N9 禽流感病毒对金刚烷胺和金刚乙胺耐药，不建议使用。

第四章　传染性非典型肺炎

传染性非典型肺炎是由 SARS 冠状病毒(SARS-CoV)引起的一种具有明显传染性、可累及多个脏器系统的特殊肺炎，世界卫生组织(WHO)将其命名为严重急性呼吸综合征(SARS)。临床上以发热、乏力、头痛、肌肉关节酸痛等全身症状和干咳、胸闷、呼吸困难等呼吸道症状为主要表现，部分病例可有腹泻等消化道症状；胸部 X 线检查可见肺部浸润阴影；实验室检查外周血白细胞计数正常或降低；抗菌药物治疗无效是其重要特征。重症病例表现明显的呼吸困难，或进展为急性呼吸窘迫综合征，可发生其他脏器(肝、心、肾等)受累的表现，甚至发生多器官功能障碍综合征(MODS)。SARS 患者是最主要传染源，在发病的第 2 周最具传播力。近距离呼吸道飞沫传播，即通过与患者近距离接触，吸入患者咳出的含有病毒颗粒的飞沫，是 SARS 经空气传播的主要方式，通过手接触传播是另一种重要的传播途径，一般认为人群普遍易感，儿童感染率较低，原因尚不清楚。

【诊断标准】

具有临床症状和出现肺部 X 线影像改变，是诊断 SARS 的基本条件；除此之外，是否有流行病学史极为重要。

1. 流行病学

应详细询问流行病学史，包括：①发病前有无探视或护理过 SARS 患者或疑似患者。②发热前 2 周是否接触过发热患者。③发病前 2 周是否去过 SARS 流行区。④发病前 2 周是否坐过飞机、火车、轮船、长途汽车、出租车。⑤发病前 2 周是否到过空气污染、人口拥挤的公共场所和地方。⑥发病前 2 周内是否接触过家养或野生动物。对于未能追及前向性流行病学依据者，需注意动态追访后向性流行病学依据。

2. 临床表现

(1) 起病急，发热，体温>38℃，伴或不伴流感样症状，如头痛、关节肌肉酸痛、食欲不振、乏力、胸痛、腹泻等。

(2) 常无上呼吸道卡他症状，中后期可有咳嗽、胸闷，严重者出现呼吸加速、气促或明显呼吸窘迫。

(3) 肺部体征不明显，部分患者可闻少许湿啰音，或有肺实变体征。

3. 实验室检查

外周血白细胞计数不高或降低；常有淋巴细胞计数减少。

4. 胸部影像学

SARS 的正确诊断要将影像学与临床相结合。肺部有不同程度的片状、斑片状浸润性阴影，进展迅速者呈大片状阴影；常为多叶或双侧改变，阴影吸收消散较慢。如检查结果阴性，1~2 天后应复查。胸部 CT 较 X 线胸片更敏感，可在 X 线检查阴性时选择，且应在了解肺部康复情况中做相对应复查。

5. 抗菌药治疗效果不明显

对病情演变(症状，氧合状况，肺部影像)、抗菌治疗效果和 SARS 病原学指标进行动态观察，对于诊断具有重要意义。

6. 诊断

(1) 临床诊断：对于有 SARS 流行病学依据、有症状、有肺部 X 线影像改变，并能排除其他疾病诊断者，可以作出 SARS 临床诊断。对病情演变(症状，氧合状况，肺部 X 线影像改变)、抗菌治疗效果和 SARS 病原学指标进行动态观察，对于诊断具有重要意义。

(2) 实验室诊断：在临床诊断的基础上，若分泌物 SARS-CoV RNA 检测阳性，或血清 SARS-CoV 抗体阳转，或抗体滴度 4 倍及以上增高，则可作出确定诊断。

(3) 重症 SARS 的诊断标准

1) 呼吸困难，成人休息状态下呼吸频率≥30 次/分，且伴有下列情况之一：①胸片显示多叶病变或病灶总面积在正位胸片上占双肺总面积的 1/3 以上；②病情进展，48 小时内病灶面积增大超过 50%，且在正位胸片上占双肺总面积的 1/4 以上。

2) 低氧血症，在吸氧 3～5L/min 条件下，动脉血氧分压(PaO_2)＜70mmHg，或脉搏容积血氧饱和度(SpO_2)＜93%，或已可诊为急性肺损伤或急性呼吸窘迫综合征(ARDS)。

3) 休克或多器官功能障碍综合征(MODS)。

4) 具有严重基础疾病或合并其他感染或年龄＞50 岁。

(4) 疑似病例：对于缺乏明确流行病学依据，但具备其他 SARS 支持证据者，可以作为疑似病例，需进一步进行流行病学追访，并安排病原学检查以求印证。

对于有流行病学依据、有临床症状，但尚无肺部 X 线影像学变化者，也应作为疑似病例。对此类病例，需动态复查 X 线胸片或胸部 CT，一旦肺部病变出现，在排除其他疾病的前提下，可以作出临床诊断。

(5) 医学隔离观察病例　对于近 2 周内有与 SARS 患者或疑似 SARS 患者接触史，但无临床表现者，应自与前者脱离接触之日计，进行医学隔离观察 2 周。

【治疗原则】

1. 一般和对症治疗

(1) 卧床休息，避免劳累、用力。

(2) 避免剧烈咳嗽，干咳剧烈者可予镇咳药。发热超过 38.5℃者，可予解热镇痛药。高热者予物理降温。儿童禁用水杨酸类解热镇痛药。

(3) 如有心肝肾功能损害，应做相应处理。

(4) 注意水、电解质平衡，营养支持。

重症病例需住 ICU 治疗，密切观察病情变化。加强氧疗，必要时予机械通气治疗。在治疗过程中应严密监测病情变化，包括症状、体温、呼吸频率、SpO_2 或动脉血气分析，血常规、胸片、重要脏器功能。患者要做好隔离，在诊治患者过程中医护人员要做好个人防护。

当住院患者同时满足以下条件时可考虑出院：体温正常＞48 小时；咳嗽症状改善；此前异常实验室检查恢复正常；胸部影像学好转。

2. 药物治疗

(1) 肾上腺糖皮质激素的应用：出现 PaO_2＜75mmHg 或 SpO_2＜90%，可给予中等量激素治疗，强的松 30～40mg/d。中毒症状严重、高热 3 天不退；48 小时肺部阴影进展超过 50%；有急性肺损伤或出现 ARDS 者可应用。

(2) 抗病毒药物：目前无证据支持利巴韦林可改变临床预后，且由于其可引起溶血性贫血等不良反应，因此不推荐常规应用。

（3）干扰素：有报道 β-干扰素体外对 SARS-CoV 有效，但对于 SARS 患者应用干扰素治疗，尚无定论。

（4）恢复期血清及免疫球蛋白：有报道对于部分 SARS 患者，除应用利巴韦林及干扰素外，亦应用了恢复期血清或免疫球蛋白治疗。但其确切作用无法排除疾病并发症、病程不同阶段的表现以及其他药物作用等因素的影响，具体治疗疗效尚不确切。

第五章　布尼亚病毒感染

第一节　肾综合征出血热

肾综合征出血热（HFRS）也称流行性出血热，是由汉坦病毒引起的以啮齿类动物为主要传染源的自然疫源性疾病。主要特征是病毒及由此诱发的免疫反应引起的小血管损害，临床表现主要为发热、出血、低血压及肾脏损害。

【诊断标准】

1. 流行病学

野鼠、家鼠等为主要传染源。患者可因鼠咬伤或伤口接触带有病毒鼠的血液、排泄物经皮肤直接感染，可经革螨、恙螨间接感染；还可因食用被携带病毒鼠的血液、尿、粪、排泄物污染的饮食或吸入此类物污染尘埃形成的气溶胶感染；感染孕妇可经胎盘和分娩传染给胎儿和新生儿。人群普遍易感，青壮年高发，四季散发，家鼠型在 3～6 月、野鼠型在10 月至次年 1 月高发。病后有持久免疫力。

2. 临床表现

潜伏期 4～46 天，一般为 2 周。典型临床经过分为五期：发热期、低血压休克期、少尿期、多尿期和恢复期。重症病例前 3 期可相互重叠，轻症可有缺期。

（1）发热期：起病急，常为稽留热和弛张热，持续 3～7 天，有"热退病重"特点。全身乏力、酸痛，肾区叩击痛及胃肠道症状。眼结膜充血，球结膜水肿，重者呈"鱼泡眼"。颜面、颈、上胸充血潮红（"三红"）和剧烈的头痛、腰痛、眼眶痛（"三痛"）症状。重者浆膜腔积液、神志改变等。结膜、软腭可见出血斑，腋窝、前胸后背部皮肤可见出血点，呈抓痕样或条索状。严重者可有鼻衄、各腔道出血或全身瘀斑。

（2）低血压休克期：多在 4～6 天血管通透性增加、出血和渗出，血容量急剧下降，致低血容量休克。表现为血压下降、心率快、呼吸促、肢端发凉发绀、尿少、烦躁不安或意识不清等。

（3）少尿期：发生于休克期后或与其重叠，24 小时尿量少于 400ml，消化道、神经系统症状及出血现象加重，可有尿毒症、高血压、心力衰竭、肺水肿、脑水肿和继发感染等及引起死亡。

（4）多尿期：第 8～12 天多见，持续 7～14 天。尿量 4000～6000ml/d，大量的水分和电解质排出体外，极易造成脱水和电解质紊乱和并发症。

（5）恢复期：尿量、症状逐渐恢复正常，复原需数月。

并发症：脑出血、急性心力衰竭、急性呼吸窘迫综合征（ARDS）、高血容量综合征、肾破裂、神经系统损害、电解质紊乱、继发细菌感染等。

3. 实验室检查

（1）血常规和尿检查：病初外周血白细胞总数低或正常，3～4 天后升高，血小板明显减少，常见异型淋巴细胞和异型血小板。发热晚期红细胞比容和血红蛋白升高等血液浓缩现象。尿蛋白阳性，部分见膜状物、管型和红细胞。

(2) 生化学检查：血尿素氮、肌酐升高，50%以上患者 ALT、AST 升高，胆红素异常，血糖异常，可有血气分析异常及电解质紊乱。少数Ⅶ因子相关抗原减少、血小板黏附、凝聚及释放功能降低，凝血酶原时间延长、纤维蛋白原下降。继发纤溶亢进：FDP 增加，3P 试验阳性。

(3) B 超、X 线和 CT：可见肾、肺、脑水肿、出血、积液，感染的相应表现和心电图异常。

(4) 特异性抗原、抗体和病原学检查：早期(第 3 病日后)用酶联免疫吸附试验、免疫荧光法、胶体金免疫层析试验查抗体，抗体阴性可在血清、尿沉渣细胞查特异性抗原。检测血清特异性抗体 IgM1:20 以上和 IgG 抗体 1:40 为阳性，恢复期特异性 IgG 抗体比急性期有 4 倍以上增高有诊断意义。可用 RT-PCR 法检测汉坦病毒 RNA。重复检测提高阳性率。

4. 诊断

(1) 疑似病例：病前 2 个月内有疫区旅居史，或有与鼠类或汉坦病毒宿主动物以及其排泄物直接或间接接触史，或食用过被鼠类污染的食物或被鼠类寄生虫叮咬，或有实验动物特别是鼠类接触史，或在流行季节、流行地区发病，同时具备发热、"三痛""三红"，充血、渗出、水肿，出血的全身中毒症状。

(2) 临床诊断病例：疑似病例条件加五期临床经过和相应常规化验异常。

(3) 确诊病例：具备临床诊断病例加以下 3 条之一：①血清特异性 IgM 抗体阳性；②恢复期血清特异性 IgG 抗体比急性期有 4 倍以上增高；③从患者血液细胞或尿沉渣细胞检查到 EHF 病毒抗原或 EHF 病毒 RNA。

5. 鉴别诊断

应与流感、败血症、钩端螺旋体病、肾炎、中毒性痢疾、流行性脑脊髓膜炎、消化道出血相鉴别。

【治疗原则】

1. 一般原则

早发现、早休息、早治疗和就近治疗；按乙类传染病报告，密切观察体温、血压脉搏、尿量变化，针对 5 期的临床情况进行相应综合治疗。

2. 发热期

卧床休息，高热者给以物理降温，慎用解热镇痛药。频繁呕吐给予胃复安等。中毒症状重者可短期用氢化可的松或地塞米松。血小板过低、出血明显者可输凝血因子和血小板。病初(6 天内)可利巴韦林 1000mg 加葡萄糖液静脉点滴/天，疗程 5 天，或干扰素 300MU，1～2 次/天，疗程 2～3 天，控制感染，胸腺肽改善免疫。给予芦丁、维生素 C、平衡液、葡萄糖盐水、甘露醇减少外渗组织水肿。适量低分子右旋糖酐、丹参注射液等，高凝时给予小剂量肝素预防 DIC。

3. 低血压休克期

补充血容量，可给予低分子右旋糖酐、平衡液、甘露醇、血浆、蛋白等，液体总量＜3000ml/d。后期防止输液过快，过多发生并发症。必要时用 5%碳酸氢钠纠正酸中毒和间羟胺、多巴胺、苄胺唑啉等血管活性药物及西地兰等强心剂。

4. 少尿期

限制输液量，按前 1 天尿、便、呕吐量加 400ml。适量葡萄糖液或碳酸氢钠纠正酸中毒。甘露醇减少水肿，速尿、丁脲胺、酚妥拉明、山莨菪碱静脉注射利尿。口服甘露醇或硫酸镁或芒硝、大黄导泻；氮质血症、高钾、高血容量综合征等尽早透析治疗，抽搐可给予安定、冬眠灵、非那根、杜冷丁等药治疗。颅内高压，应用甘露醇静脉快速滴入。

5. 多尿期

补充足量液体及电解质等，以口服为主。继发感染选用肾毒性低并适当抗菌药物治疗。

6. 恢复期

注意防止并发症，加强营养，逐步恢复活动。

【预防】

防鼠、灭鼠、灭螨。做好食品、环境、个人卫生，必要时可用出血热疫苗预防注射。

第二节　新型布尼亚病毒所致发热伴血小板减少综合征

近年来，河南、湖北、山东、安徽等省相继发现并报告一些以发热伴血小板减少为主要表现的感染性疾病病例，其中少数重症患者可因多脏器损害，救治无效死亡。经国家疾控中心等合作研究，初步认定该病是由一种新型布尼亚病毒感染所致。由于该病毒命名和进一步确认工作还在进行之中，暂以发热伴血小板减少综合征命名此病毒感染所致疾病。原卫生部于 2010 年制订了相应的防治方案。葡萄牙亦有相关病例报道以及病毒毒株的研究。

【诊断标准】

1. 病原学

新发现的病毒属于布尼亚病毒科白蛉病毒属，病毒颗粒呈球形，直径 80～100nm，外有脂质包膜，表面有棘突。基因组包含三个单股负链 RNA 片段（L、M 和 S）。布尼亚病毒科病毒抵抗力弱，不耐酸、易被热、乙醚、去氧胆酸钠和常用消毒剂及紫外线照射等迅速灭活。中国科学家揭示了病毒壳蛋白之一糖蛋白 N（Gn）的结构以及 3 个亚单位的结构和可能的功能，其中 2 亚单位负责识别，3 亚单位与人中和抗体结合。对 Gn 的进一步认识，为未来疾病的疫苗的靶向研发打下基础。

2. 流行病学

（1）传染源：尚不清楚。

（2）传播途径：传播途径尚不确定。目前，已从病例发现地区的蜱中分离到该病毒。部分病例发病前有明确的蜱叮咬史。患者的血液和血性分泌物具有传染性。

（3）人群易感性：人群普遍易感，在丘陵、山地、森林等地区生活、生产的居民和劳动者以及在该类地区户外活动的旅游者感染风险较高。

（4）流行特点：目前病例主要分布在河南、湖北、山东、安徽、辽宁、江苏等省的山区和丘陵地带的农村，呈高度散发。发病季节多于春、夏季。

3. 临床表现

潜伏期尚不十分明确，可能为 1～2 周。

急性起病，主要临床表现为发热，体温多在 38℃以上，重者持续高热，可达 40℃以上，部分病例热程可长达 10 天以上。伴乏力、明显纳差、恶心、呕吐等，部分病例有头痛、肌肉酸痛、腹泻等。查体常有颈部及腹股沟等浅表淋巴结肿大伴压痛、上腹部压痛及相对缓脉。

少数病例病情危重，出现意识障碍、皮肤瘀斑、消化道出血、肺出血等，可因休克、呼吸衰竭、弥漫性血管内凝血(DIC)等多脏器功能衰竭死亡。

绝大多数患者预后良好，但既往有基础疾病、老年患者、出现精神神经症状、出血倾向明显、低钠血症等提示病重，预后较差。

4. 实验室检查

(1) 血常规：80%以上外周血白细胞计数减少，多为$(1.0\sim3.0)\times10^9$/L，重症可降至 1.0×10^9/L 以下，嗜中性粒细胞比例、淋巴细胞比例多正常；90%以上血小板降低，多为$(30\sim60)\times10^9$/L，重症者可低于 30×10^9/L。

(2) 尿常规：半数以上病例出现蛋白尿(+～+++)，少数病例出现尿潜血或血尿。

(3) 生化检查：可出现不同程度 LDH、CK 及 AST、ALT 等升高，尤以 AST、CK-MB 升高为主，常有低钠血症，个别病例 BUN 升高。

(4) 病原学检查：血清新型布尼亚病毒核酸检测，血清中分离新型布尼亚病毒。

(5) 血清学检查：新型布尼亚病毒 IgM 抗体和 IgG 抗体。

5. 诊断

依据流行病学史(流行季节在丘陵、林区、山地等地工作、生活或旅游史等或发病前 2 周内有被蜱叮咬史)、临床表现和实验室检测结果进行诊断。

(1) 疑似病例：具有上述流行病学史、发热等临床表现且外周血血小板和白细胞降低者。

(2) 确诊病例：疑似病例具备下列之一者：①病例标本新型布尼亚病毒核酸检测阳性；②病例标本检测新型布尼亚病毒 IgG 抗体阳转或恢复期滴度较急性期 4 倍以上增高者；③病例标本分离到新型布尼亚病毒。

【鉴别诊断】

应当与人粒细胞无形体病等立克次体病、肾综合征出血热、登革热、败血症、伤寒、血小板减少性紫癜等疾病相鉴别。

【治疗原则】

本病尚无特异性治疗手段，主要为对症支持治疗。

患者应当卧床休息，流食或半流食，多饮水。密切监测生命体征及尿量等。

不能进食或病情较重的患者，应当及时补充热量，保证水、电解质和酸碱平衡，尤其注意对低钠血症患者补充。高热者物理降温，必要时使用药物退热。有明显出血或血小板明显降低(如低于 30×10^9/L)者，可输血浆、血小板。中性粒细胞严重低下患者(低于 1×10^9/L)，建议使用粒细胞集落刺激因子。

继发细菌、真菌感染者，应当选敏感抗生素治疗。同时注意基础疾病的治疗。目前尚无证据证明糖皮质激素的治疗效果，应当慎重使用。

【预防】

(1)传染源可能是家畜或野生动物，患者血液或血性分泌物具有传染性，因此，一般患者不需隔离，但有出血表现者尽量安排单间隔离。患者的血液、分泌物、排泄物及被其污染的环境和物品，采取高温、高压、含氯消毒剂等方式进行消毒处理。

（2）户外活动时注意个人防护，防治蜱虫叮咬。医务及陪护人员在接触患者血液、体液、分泌物、排泄物等时应戴乳胶手套。从事气管插管或其他可能接触患者血液或血性分泌物的操作时，应穿隔离衣并戴护目镜（或防护面罩）和外科口罩。

第六章 麻 疹

麻疹是麻疹病毒引起的急性呼吸道传染病，主要临床表现有发热、咳嗽、流涕等上呼吸道卡他症状及眼结膜炎，口腔麻疹黏膜斑、全身斑丘疹等。主要并发症有支气管肺炎、心肌炎和喉炎，偶见脑炎，远期并发症为亚急性硬化性全脑炎。本病传染性极强，麻疹患者是本病惟一的传染源，病毒主要经呼吸道飞沫传播。传染期一般为出疹前 5 日至出疹后 5 日。在我国归属于法定乙类传染病。

【诊断标准】

1. 流行病学

(1) 传染源：麻疹患者是惟一的传染源，传染期一般为出疹前 5 日至出疹后 5 日。

(2) 传播途径：经呼吸道飞沫传播是主要的传播途径。

(3) 人群易感性：人群对麻疹病毒普遍易感，如果对麻疹病毒没有免疫力的人群接触麻疹病毒后，90%以上均可发病，病后可获得持久免疫力。

(4) 流行特征：一年四季均可发病，但以冬、春季为高峰。

2. 临床表现

潜伏期 8～12 天，有被动免疫者可延至 20～28 天。

(1) 典型麻疹：①前驱期：从发病到出疹 3～5 天。主要症状有发热及上呼吸道卡他症状，一般发热低到中等度，亦有突发高热伴惊厥者，出现咳嗽、流涕、眼结膜充血、流泪、畏光。在起病第 2～3 天可于双侧近臼齿颊黏膜处出现细砂样灰白色小点，绕以红晕，称麻疹黏膜斑(Koplik's spots)，为本病早期特征。黏膜斑可逐渐增多，互相融合，也可见于下唇内侧及牙龈黏膜，偶见于上腭，一般维持 16～18 小时，有时延至 1～2 天，大多于出疹后 1～2 天内消失。②出疹期：起病 3～5 天后，全身症状及上呼吸道症状加剧，体温可高达 40℃。首先于耳后发际出现皮疹，迅速发展到面颈部，一日内自上而下蔓延到胸、背、腹及四肢，2～3 天内遍及手心、足底。皮疹 2～3mm 大小，初呈淡红色，散在，后渐密集呈鲜红色，进而转为暗红色，疹间皮肤正常。出疹时全身淋巴结、肝、脾可肿大。③恢复期：皮疹出齐后按出疹顺序隐退，留有棕色色素斑，伴糠麸样脱屑，存在 2～3 周。

(2) 非典型麻疹：①轻型麻疹：因体内对麻疹病毒有一定的免疫力所致。症状轻、病程短，可产生麻疹病毒特异性抗体，病后可获免疫力。②重型麻疹：常出现循环衰竭及中枢神经系统症状，皮疹密集融合呈棕紫色或出而又隐；或呈出血性，可伴内脏出血，又称出血性麻疹，病死率高。③成人麻疹：病情重，易致重要脏器损害和流产。出疹顺序依然典型，黏膜斑存在时间长，皮疹粗大，颜面和躯干密集，易融合，肌痛明显，常伴肌酸激酶(CK)增高，胃肠道症状多见，肝损害发生率高。④非典型麻疹综合征：高热，多数患者无典型 Koplik's spots，起病后 2～3 天出现皮疹，源于肢端，向心发展渐及头、胸及躯干，疹型多样，初为斑丘疹，继而出现瘀点或瘀斑，疱疹或荨麻疹。一般可见其中的二、三种形态，可并发 DIC、血小板减少和心肌炎等。

并发症：主要并发症有支气管肺炎、心肌炎和喉炎，偶见脑炎，远期并发症为亚急性硬化性全脑炎。

3．实验室检查

（1）血常规：外周血常规在出疹期白细胞计数常下降，淋巴细胞相对增高。

（2）分泌物涂片检查多核巨细胞：在出疹前后1～2天即可阳性，比麻疹黏膜斑出现早，对早期诊断有帮助。

（3）病原学检查：早期从鼻咽部及眼分泌物和血液白细胞中分离到麻疹病毒可肯定诊断；

（4）血清学检查：恢复期血清血凝抑制及补体结合抗体有4倍以上增高或发病1个月后抗体滴度大于1∶60，均有助诊断；特异性IgM测定也有早期诊断价值。

4．诊断

典型麻疹可根据流行病学史及临床表现、Koplik's spots、外周血白细胞减低，淋巴细胞相对增高可诊断。血清特异抗体的测定和病毒分离是确诊依据。

【鉴别诊断】

需与风疹、幼儿急疹、猩红热、肠道病毒感染、药疹等相鉴别。

【治疗原则】

（1）一般支持及对症治疗。

（2）呼吸道隔离至体温正常或至少出疹后5天，居室应保持通风、多饮水、清淡饮食，避免突然剧烈退热。

（3）喉炎可予生理盐水100ml＋麻黄素1mg＋氢化可的松10mg分次雾化吸入；合并重型肺炎时可适当应用利巴韦林（病毒唑），如退疹后突然症状加重并伴有呼吸道症状提示继发细菌感染，需加用抗生素，在细菌未明时可选用革兰阳性菌和革兰阴性菌兼顾的抗生素；出现黄疸和肝损害时予以保肝、退黄治疗；急性脑炎时给予肾上腺糖皮质激素静脉滴注以减轻脑水肿和脱髓鞘变，急性期过后可用地塞米松鞘内注射。

（4）中医中药治疗：①初期，可用辛凉透表法，选用升麻葛根汤、银翘散加减；②热症重者，可用三黄石膏汤或犀角地黄汤，体虚肢冷宜用人参败毒汤；③恢复期热退疹收，宜用养阴清热法，可用沙参麦冬汤等。

【预防】

（1）管理传染源：对麻疹患者应做到早诊断、早报告、早隔离、早治疗，患者隔离到出疹后5天，伴有呼吸道并发症者应延长到出疹后10天。

（2）切断传播途径：流行期间避免去公共场所或人多拥挤处，出入应戴口罩。

（3）保护易感人群：接种麻疹减毒活疫苗是预防麻疹最有效的方法。

第七章 风　疹

风疹是由风疹病毒引起的急性呼吸道传染病，临床表现以发热、全身红色斑丘疹为特征，常伴有耳后、枕后及颈部淋巴结肿大。多数患者全身症状较轻，病程短，偶有重症病例报导；孕妇早期感染风疹病毒，易引起胎儿先天畸形。在我国归属于法定丙类传染病。

【诊断标准】

1. 流行病学

(1) 传染源：患者是惟一的传染源，包括亚临床或隐性感染者。传染期为发病前5～7天到发病后3～5天。患者口、鼻、咽部分泌物以及血液、大小便等中均可分离出病毒。

(2) 传播途径：主要经空气飞沫传播，也可通过病毒污染的食具、衣物及直接接触等传播，孕妇感染风疹病毒可通过胎盘传给胎儿。

(3) 易感人群：本病一般多见于儿童，未患过风疹者均易感。

2. 临床表现

依据感染方式分为自然感染的风疹(获得性风疹)和先天性风疹，前者又分为典型风疹和无皮疹性风疹，具体表现如下所述。

(1) 自然感染的风疹：潜伏期14～21天，平均18天。

1) 典型风疹：①前驱期：较短暂，1～2天，症状较轻，低热或中度发热、头痛、食欲减退、乏力及咽痛、咳嗽、打喷嚏、流涕、结膜充血等急性上呼吸道感染表现。偶伴呕吐、腹泻、鼻衄、齿龈肿胀等。部分患者软腭及咽部可见玫瑰色或出血性斑疹，但颊黏膜光滑，无充血及黏膜斑；②出疹期：通常于发热1～2天后出现皮疹，皮疹初见于面颈部，迅速向下蔓延，1天内布满躯干和四肢，但手掌、足底大都无疹。皮疹初起呈细点状淡红色斑疹、斑丘疹或丘疹，直径2～3mm。面部、四肢远端皮疹较稀疏，部分融合类似麻疹或猩红热。皮疹一般持续3天(1～4天)消退，有人称为"三日麻疹"。面部有疹为风疹之特征，少数患者出疹呈出血性，可伴全身出血倾向，出疹期常伴低热，轻度上呼吸道感染，脾肿大及全身浅表淋巴结肿大，尤以耳后、枕后、颈部淋巴结肿大最为明显，肿大淋巴结轻度压痛，不融合，不化脓。疹退后体温正常，全身症状消失，但脾脏及淋巴结肿大恢复较慢，常需3～4周。皮疹消退后一般不留色素沉着，亦不脱屑。仅少数重症患者可有细小糠麸样脱屑，大块脱皮则极少见。

2) 无皮疹性风疹：部分风疹患者可以只有发热、上呼吸道症状、淋巴结肿痛，而无皮疹。也可以无任何症状、体征，即所谓隐性感染或亚临床型患者。而血清学检查风疹抗体为阳性，

并发症风疹并发症少见，少数患者可并发中耳炎、脑炎、支气管炎、肺炎或心肌炎、胰腺炎、肝炎、消化道出血、血小板减少性紫癜、溶血性贫血、肾病综合征、急慢性肾炎等。

(2) 先天性风疹综合征：指孕妇感染风疹病毒(尤以妊娠3个月内)后，风疹病毒经过胎盘传给胎儿，除可发生死胎、流产、早产外，还可导致婴儿出生后多种先天性疾病，如先

天性心脏病、白内障、青光眼、耳聋、大脑发育不全、发音障碍、皮疹、黄疸等。

3. 实验室检查

(1) 血常规：外周血白细胞总数减少，淋巴细胞比例升高，并出现异型淋巴细胞及浆细胞。

(2) 病毒分离：取鼻咽部分泌物，先天性风疹患者取尿、脑脊液、血液、骨髓等培养于 RK-13、Vero 或 SIRC 等传代细胞，可分离出风疹病毒，再用免疫荧光法鉴定。

(3) 血清学检查：用血凝试验、中和试验、补体结合试验和免疫荧光法，双份血清抗体效价 4 倍以上升高为阳性；还可用 ELISA 检测风疹病毒特异性 IgM 抗体，出疹后 5～14 天阳性率可达 90% 以上。

(4) 病毒核酸检测：可用斑点杂交、RT-PCR 法等检测风疹病毒的 RNA，以诊断风疹感染。

4. 诊断

临床表现（发热、皮疹；或伴耳后、枕后及颈部等全身浅表淋巴结肿大、结膜炎等）和血清特异抗体的测定和病毒分离、RT-PCR 法等检测风疹病毒的 RNA 阳性是确诊依据。

【鉴别诊断】

部分风疹皮疹不典型，应与麻疹与猩红热鉴别；婴幼儿及儿童风疹应与幼儿急疹、药物疹、传染性单核细胞增多症、肠道病毒感染（手足口病）相鉴别；先天性风疹综合征还需与宫内感染的弓形体病、巨细胞病毒感染、单纯疱疹病毒感染相鉴别。

【治疗原则】

(1) 尚无特效疗法，以对症支持、处理并发症为主。无特效的抗风疹病毒药物，可试用干扰素和利巴韦林等，可缩短病程、减轻症状。

(2) 一般支持及对症疗法：风疹患者一般症状轻微，不需要特殊治疗。症状较显著者，应卧床休息，流质或半流质饮食。对高热、头痛、咳嗽、结膜炎者可予对症处理。

(3) 并发症治疗：脑炎伴有高热、嗜睡、昏迷、惊厥者，应按流行性乙型脑炎的原则治疗。出血倾向严重者，可用肾上腺糖皮质激素治疗，必要时输新鲜全血。

【预防】

风疹患者隔离到出疹后 5 天。对于儿童及易感育龄妇女，可接种风疹减毒活疫苗。风疹减毒活疫苗可通过胎盘感染胎儿，故孕妇禁用。

第八章　流行性腮腺炎

流行性腮腺炎是由腮腺炎病毒引起的急性呼吸道传染病，在我国归属于法定丙类传染病，全年均可发病，以冬、春季为高峰。其特征为腮腺的非化脓性肿胀并可侵犯各种腺组织或神经系统及肝、肾、心、关节等几乎所有器官，常可引起脑膜脑炎、睾丸炎、卵巢炎、胰腺炎等并发症，病后可获持久免疫力。腮腺炎病毒对物理和化学因素均很敏感，暴露于紫外线下迅速死亡。

【诊断标准】

1. 流行病学

患者和隐性感染者是本病传染源，自发病前 3 天和腮腺肿后 9 天均可在患者唾液中检出病毒，通过飞沫和密切接触传播，人群对本病普遍易感，其易感性随年龄的增加而下降，多见于 4～15 岁的儿童和青少年。

2. 临床表现

潜伏期 8～30 天，起病急，常见临床表现包括发热、头痛、食欲不佳、唾液腺肿胀，腮腺最常受累，肿大一般以耳垂为中心，向前、后、下发展，边缘不清，轻度触痛，张口咀嚼及进酸性食物时胀痛加剧，局部皮肤发热、紧张、发亮，但多不红，通常一侧腮腺肿胀后 2～4 天累及对侧，双侧肿胀者约占 75%。颌下腺或舌下腺也可被波及，舌下腺肿大时可见舌及颈部肿胀，并出现吞咽困难。腮腺管口在早期可有红肿，有助于诊断。不典型病例可始终无腮腺肿胀，而以单纯睾丸炎、脑膜脑炎的症状出现，也有仅见舌下腺或颌下腺肿胀者。

3. 实验室检查

(1) 血常规：白细胞总数正常或轻度增多、分类中淋巴细胞相对增多；有继发细菌感染时白细胞总数和中性粒细胞明显增高。

(2) 血清或尿淀粉酶测定：淀粉酶增高与腮腺肿胀程度成正比，90%患者血清淀粉酶有轻至中度增高，尿中淀粉酶也增高。

(3) 血清学检查：血清特异性抗体可用中和抗体试验、补体结合试验(CF)、血凝抑制试验(HI)及 ELISA 技术。HI 和 CF 操作简单但敏感性低。病程早期与第 2～3 周双份血清的效价相比 4 倍升高或一次血清效价达 1:64 有诊断意义。可应用 ELISA 方法检测血清特异性 IgM 抗体，其滴度在症状出现后 1 周到达高峰，升高持续 6 周。

(4) 病毒分离：有条件可从早期病例的唾液、尿、血、脑脊液以及脑、甲状腺等组织中分离腮腺炎病毒。

(5) 用 RT-PCR 检测腮腺炎病毒 RNA 也可用于诊断。脑脊液中采用 ELISA 方法检测到腮腺炎 IgG 抗体可诊断脑膜脑炎。

4. 诊断

根据流行病学史：发病前 2～3 周有与流行性腮腺炎患者接触史或当地有本病流行。临床表现：出现腮腺或其他唾液腺非化脓性肿胀；含食酸性食物胀痛加剧，剧烈头痛、嗜睡、呕吐、脑膜刺激征阳性；脑脊液呈非化脓性改变(与其他病毒性脑炎相似)；恶心呕吐、伴中上腹部疼痛与压痛，局部肌紧张；睾丸肿痛(常为单侧)。实验室检查：1 个月内未接种过腮腺炎减毒活疫苗，血清中特异性 IgM 抗体阳性；双份血清(间隔 2～4 周)IgG 抗体效价呈 4 倍或 4 倍以上增高；唾液、尿、脑脊液、血中分离到腮腺炎病毒。

根据上述流行病学史，结合临床表现和实验室检查予以诊断。

【鉴别诊断】

需与化脓性腮腺炎、糖尿病、慢性肝病及营养不良引起的症状性腮腺肿大、颈部或耳前淋巴结炎、青春期无症状性腮腺肿大等相鉴别，其他病毒如副流感病毒 1、3 型，甲型流感病毒，A 型柯萨奇病毒，单纯疱疹病毒，巨细胞病毒均可引起腮腺炎，应注意鉴别。

【治疗原则】

(1) 卧床休息，隔离患者至腮腺肿完全消退。没有特异的治疗方法，对症治疗与休息有利于病情恢复，抗菌药物无效。

(2) 肾上腺糖皮质激素治疗尚无肯定效果，对重症患者、并发脑膜脑炎、睾丸炎、心肌炎等时可考虑短期使用。

(3) 氦氖激光局部照射治疗流行性腮腺炎对止痛、消肿有一定的效果。

(4) 男性成人患者在本病早期应用己烯雌酚，每日 3 次，每次 1mg 口服，以防止睾丸炎发生。

(5) 中医中药：内服以普济消毒饮方为主随症加减。局部可用紫金锭或青黛散调醋外涂，每日 1 次。

【预防】

隔离患者直到腮腺消肿为止，可疑患者应暂时隔离治疗。腮腺炎常在幼儿入托、新生入学、新兵入伍时暴发流行。中国的腮腺炎发病，主要集中在 4～15 岁人群，占总病例数的 80%以上，所以目前预防腮腺炎应以儿童和青少年为主。接种腮腺炎减毒活疫苗或麻疹-风疹-腮腺炎联合疫苗是预防流行性腮腺炎最有效的方法。

第九章　水痘－带状疱疹病毒感染

　　水痘和带状疱疹是由同一病毒即水痘－带状疱疹病毒(VZV)所引起的两种不同表现的急性传染病。原发感染为水痘，多见于小儿。临床特点是分批出现的皮肤黏膜斑疹、丘疹、疱疹和结痂，重症 varicella 可发生肺炎、脑炎、肝炎等合并症。带状疱疹多见于成人，是潜伏在感觉神经节的 VZV 再激活后所致。临床特征为沿身体单侧感觉神经相应皮肤节段出现成簇的疱疹，常伴局部神经痛。VZV 不耐热、不耐酸和碱，在干燥的疱疹痂壳内很快就失去活性，在室温中 1 小时可灭活。

　　【诊断标准】

　　1. 流行病学

　　患者是惟一的传染源，自疱液、鼻腔黏膜、咽部分泌物及血液中均可分离到 VZV，从发病前 1~2 天至皮疹干燥结痂为止均有传染性，主要由空气飞沫经呼吸道传播，也可通过污染的玩具、用品、被褥等间接传播，输入水痘患者潜伏期内的血液可患病。孕妇感染 VZV 后，特别是在孕初 4~5 个月，可使胎儿发生先天性水痘综合征(7%~9%)。人群普遍易感，多见于儿童，病后可获得持久免疫力，二次感染少见，但以后可发生带状疱疹。孕妇患水痘可使胎儿出生后在儿童期发生带状疱疹的危险性增大，易感者接触带状疱疹患者后也可患水痘。

　　2. 临床表现

　　(1) 典型水痘：潜伏期约为 10~20 天。①前驱期：成人症状较重，于皮疹出现前 1~2 天可先有发热、关节痛、恶心、咳嗽等症状；小儿则皮疹和全身症状同时出现，而无前驱症状。②出疹期：皮疹先见于躯干、头部，渐延及面部及四肢，呈向心性分布，以躯干为多，四肢远端及手掌、足底较少。初为红斑疹后为丘疹，数小时后变为疱疹，形似露珠水滴，壁薄易破，疱液初透明后渐转浑浊，如继发化脓性感染则成脓疱。皮疹发展快是本病特征之一。部分患者黏膜可发疹，形成溃疡。早期通常十分瘙痒，因分批出现，发疹 2~3 天后各期皮疹可同时存在。一般水痘皮疹经过斑疹、丘疹、疱疹、结痂四个阶段。痂皮通常 1~2 周脱落，病后免疫力持久，但体内高效价的抗体不能清除潜伏的病毒，多年后仍可能发生带状疱疹。

034

　　(2) 非典型水痘：①进展性播散性水痘：表现为高热、疱疹融合成大疱，皮下组织坏死，病情危重。②出血性水痘：发生在出疹后 2~3 天，疱疹为出血性，呈紫黑色结痂，尚可伴发腔道出血，严重者危及生命。③孕期水痘：母亲孕期 4~5 个月感染 VZV 可使胎儿发生先天性水痘综合征(7%~9%)。④免疫功能低下者的 VZV 感染：易发生播散性水痘和带状疱疹及广泛性皮损及合并症，病情危重。

　　(3) 带状疱疹：带状疱疹是 VZV 感染的复发，主要发生在成人，皮疹发生前 2~5 天可出现发热，皮肤可出现瘙痒，皮疹成批出现，为成簇而不融合的粟粒状，表面光滑透明，约一周后浑浊或呈出血性，渐干瘪成痂。皮疹沿受累神经分布区呈带状分布，常见于肋间神经、三叉神经和颈部神经分布区，神经痛是带状疱疹的特征，年龄越大，疼痛越严重。

3. 实验室检查

（1）血常规：白细胞总数正常或增多。

（2）血清学检查：目前多用 ELISA 法，于发病后两个月内检测血清特异性 IgM 和 IgG 抗体，有诊断价值。

（3）PCR 法检测 VZV 的 DNA，灵敏、准确，也可用荧光显微镜查痂中 VZV 抗原，比培养快而敏感。

4. 诊断

有水痘或带状疱疹接触史；出现发热、皮疹等上述临床表现即可临床诊断，检测到 VZV 抗体和 VZV-DNA 及荧光显微镜检查到痂中的 VZV 抗原为实验室诊断。

【鉴别诊断】

需与丘疹性荨麻疹及单纯疱疹、手足口病、巨细胞病毒感染等引起的皮疹相鉴别。带状疱疹需与肋骨炎、胸膜炎、胆囊炎及心绞痛等相鉴别。

【治疗原则】

1. 水痘

隔离患者至发病后 14 天，疱疹破裂者外涂抗生素软膏，一般禁用肾上腺糖皮质激素。病重者应用抗病毒治疗：首选阿昔洛韦 5～10mg/kg，每 8 小时一次，静脉点滴，疗程 7～10 天，也可使用阿昔洛韦衍生物如伐昔洛韦或泛昔洛韦；其次可用单磷酸阿糖腺苷（Ara-AMP）5～10mg/（kg·d），静脉点滴，疗程 7～10 天。α-干扰素早期应用可减轻疱疹的播散，缓解疼痛，用法 1～3MU/d，肌内注射，连用 5～7 天。

2. 带状疱疹

以抗病毒和对症治疗为主，组胺 H_2 受体拮抗剂雷尼替丁或西咪替丁能迅速缓解带状疱疹的症状。用法：雷尼替丁 150mg/次，2 次/d，早晚各服一次；西咪替丁 0.2～0.4g/次，4 次/d，口服。

【预防】

（1）一般措施：隔离患者直到疱疹全部干瘪、结痂或出疹后 7 天。对密切接触者应医学观察三周，免疫缺陷者和孕妇应避免与水痘和带状疱疹患者接触。

（2）接触后预防：有密切接触史的免疫缺陷者、孕妇、过期产的婴儿和产前 5 天或产后 2 天内患水痘的母亲所育的新生儿应当在 72 小时内注射 VZV 免疫球蛋白；对不适宜注射疫苗者可在接触后给予阿昔洛韦片每天 40～80mg/kg 分次口服，连用 7 天。

（3）鼓励适龄儿童自愿接种水痘疫苗是保护易感人群最有效的措施。

第十章　流行性乙型脑炎

流行性乙型脑炎简称乙脑，又称日本脑炎，是由乙脑病毒引起的急性传染病，是人畜共患的自然疫源性疾病。主要侵犯中枢神经系统。多见于夏、秋季，经蚊等吸血昆虫传播。临床以高热、意识障碍、惊厥、呼吸衰竭为特征。重症者可留有后遗症。

【诊断标准】

1. 流行病学

传染源为家畜和家禽，以未过夏天的幼猪最重要。通过蚊类叮咬传播，我国以三带喙库蚊为主。人群普遍易感，多呈隐性感染，与显性感染之比为 300:1。乙脑在世界范围内流行。我国是乙脑的高流行区，除新疆、青海和西藏少数省市外均有病例报告。2～6 岁儿童发病率最高。自 2008 年以来，乙脑疫苗被列入国家扩大免疫计划（EPI），近年乙脑人口特征向成人和老年转变。2013 年流行性乙脑发病率降至 0.16/10 万，2018 年我国乙脑发病率为 0.1296/10 万，死亡率为 0.0097/10 万。病愈后具有稳定的免疫力。病死率 5%～15%，老年患者可高达 50%～70%，病残率 30%左右。7、8、9 月是主要的流行季节。

2. 临床表现

潜伏期 4～21 天，一般 14 天。典型病例的病程可分 4 个阶段。

（1）初期：病初 1～3 天。起病急，1～2 天内体温达 39～40℃，伴头痛、恶心和呕吐，不同程度意识障碍。

（2）极期：持续高热可达 40℃以上。意识障碍明显，嗜睡、昏睡乃至昏迷。严重者出现惊厥、抽搐。呼吸衰竭的发生率为 15%～40%，是该病的主要死因。部分患者脑水肿、颅压增高，甚至脑疝。脑膜刺激征、病理征等可呈阳性。持续 1～2 周。

（3）恢复期：体温逐渐下降，语言、意识及各种神经反射逐渐恢复。重症患者可有瘫痪，意识、语言及吞咽障碍等。经过积极治疗可望在半年内恢复。

（4）后遗症期：少数重症患者半年后仍有精神神经症状。表现为肢体瘫痪、意识障碍、精神障碍、失语等。

3. 临床分型

根据病情轻重将乙脑分为四型。

（1）轻型：体温 39℃以下，无神志改变，一般无抽搐（个别患儿因高热而惊厥），仅有轻微头痛、嗜睡等，多数在 1 周内恢复。依靠脑脊液和血清学检查确诊。

（2）普通型：体温一般在 40℃左右，昏睡或浅昏迷。脑膜刺激征及病理征阳性。病程为 7～14 天，少有后遗症。

（3）重型：体温持续在 40℃以上。昏迷、反复抽搐。可出现中枢性呼吸衰竭。常有定位症状和体征。脑膜刺激征及病理征明显。病程常在 2 周以上，部分患者留有后遗症。

（4）极重型：体温骤升，持续高热或超高热，反复或持续抽搐，迅速出现深昏迷。出现脑疝和中枢性呼吸衰竭，病死率高。幸存者均有严重后遗症。

4. 实验室检查

(1) 血常规：发病初期白细胞总数常增高，一般在 $(10\sim20)\times10^9/L$；白细胞分类，中性粒细胞 0.8 以上，后期恢复正常。

(2) 脑脊液检查：外观呈无色清亮，压力仅轻度增高，有核细胞 $(50\sim500)\times10^6/L$，个别可正常或高达 $1000\times10^6/L$ 以上；初期以中性粒细胞为主，以后淋巴细胞逐渐增多。糖和氯化物正常，蛋白质常轻度增高。

(3) 免疫学检查

①血或脑脊液中乙脑特异性 IgM 抗体测定：可用作早期诊断。感染后 4 天即可出现，2~3 周内达高峰。

②补体结合试验：特异性较高，但抗体阳性出现较迟，一般只用于回顾性诊断和当年隐性感染者的调查。

③中和抗体：早期为 IgM，后期为 IgG。特异性及敏感性均较高，抗体可持续 10 多年，一般用于流行病学调查。

④血凝抑制试验：抗体产生早，敏感性高、持续久，但特异性相对差，有时出现假阳性。可用于诊断和流行病学调查。

5. 病原学检查

①病毒分离：病程 1 周内死亡病例脑组织中可分离到乙脑病毒，从脑脊液或血清中不易分离到病毒。

②免疫荧光法(IFT)：脑组织中检测到乙脑病毒抗原。

6. 诊断

根据流行病学、典型临床表现，结合实验室检查结果可做出诊断。

【鉴别诊断】

主要与中毒性菌痢、化脓性脑膜炎、结核性脑膜炎、恶性疟疾(脑型)及其他病毒性脑炎相鉴别。

【治疗原则】

(1) 一般和支持治疗：细心护理密切观察病情变化。补充足够热量和适当水分。昏迷患者行鼻饲。

(2) 对症治疗：保持呼吸道通畅。采用物理或药物控制体温在 38.5℃ 以下。使用地西泮、水合氯醛、苯妥英钠等镇静、抗惊厥治疗。使用脱水剂、肾上腺糖皮质激素治疗脑水肿、脑疝。中枢性呼吸衰竭患者及时采用呼吸机辅助呼吸。

(3) 抗病毒治疗：目前尚无疗效确切的抗乙脑病毒药物。小规模临床试验发现早期干扰素加利巴韦林抗病毒治疗有一定效果。

(4) 中医药治疗：银翘散或清营汤加减用以清热解毒、息风通下、芳香花浊。重症患者使用安宫牛黄丸有开窍安神等作用。

(5) 后遗症和康复治疗：重点在于智力、吞咽、语言和肢体功能等的锻炼，可采用高压氧、理疗、中药、按摩、推拿、针灸等治疗，以促进恢复。

第十一章 登革热病毒感染

登革热(DF)是由登革病毒(DV)引起的，以高热、全身疼痛乏力，皮疹，出血、白细胞和血小板减少为主要表现的一组急性虫媒传染病；主要通过埃及伊蚊和白纹伊蚊传播。广泛流行于热带和亚热带地区，过去50年全球登革热发病增长30倍，死亡率2.5%，儿童5%～10%。

【诊断标准】

1. 流行病学

患者和隐性感染者、带病毒的非人灵长类动物是主要传染源（轻型和隐性感染者流行期达人群1/3），患者病前6～8小时至病后第6天有病毒血症。当蚊虫叮咬患者吸入带有登革病毒的血液而受染，病毒在蚊体内8～14天后具传染性，再次叮咬人体时将病毒传播给人。新疫区人群普遍易感，青壮年发病率高且症状明显。流行区多见于儿童。不同型别毒株感染无交叉免疫力，可二次感染且易重症。同型病毒免疫可有持久免疫。流行季节或15天内（登革热潜伏期1～14天)去过或来自流行区，病前5～9天曾被蚊虫叮咬是诊断依据。

2. 临床表现

我国将登革热分为普通登革热和重型登革热两种临床类型。

(1) 普通登革热：发热占100%，急性起病，寒战或畏寒，体温24小时内可达39～40℃。持续3～7天后骤降至正常，不规则或弛张热多见，部分病例第3～5天体温降至正常，1天后又再升高，称为双峰热或鞍型热。伴头痛、眼眶痛，全身肌肉、骨、关节剧痛，似骨折或碎骨样，严重者影响活动。面部潮红、咽喉炎、咳嗽，皮肤过敏、味觉紊乱、浅表淋巴结肿大、明显消化道症状等全身中毒症状。严重者疲乏无力呈衰竭状态。约1/4病例有肝脏肿大。偶见黄疸，束臂试验阳性。病程第3～7天颜面、四肢可出现多样性充血性皮疹，1～3天后变为针尖大点状出血疹。可分布全身，有痒感，持续5～7天。典型皮疹四肢的针尖样出血点或融合成片，中间有正常皮肤，似红色海洋中的岛屿(称皮岛)。疹退无脱屑及色素沉着。25%～50%病例有出血、鼻衄、牙龈、消化道出血、咯血、血尿及阴道出血，注射部位有瘀点、瘀斑等。病程多为7～10天。

(2) 重型登革热：在登革热诊断标准基础上出现下列严重表现之一者。

①严重出血：皮下血肿、肉眼血尿、咯血、消化道出血、阴道出血和颅内出血等。

②休克：心动过速、肢端湿冷、毛细血管充盈时间延长>3秒、脉搏细弱或测不到、脉压差减小，血压下降<90/60mmHg或较基础血压下降20%或血压测不到等。

③严重器官损伤：急性呼吸窘迫综合征(ARDS)或呼吸衰竭，急性心肌炎或急性心力衰竭，急性肝损伤(ALT或AST>1000U/L)，急性肾功能不全，脑病或脑炎等。

DEN-2和DEN-3的"亚洲"基因型常与继发性登革热感染的严重疾病相关。老人、婴幼儿和孕妇，伴有慢性基础疾病或免疫缺陷病者易重症。常出现退热后病情恶化或持续高热1周不退；严重腹部疼痛；持续呕吐；腰痛，昏睡或烦躁不安；谵妄、抽搐、昏迷，低体温，代谢性酸中毒；血小板计数快速下降；HCT升高，血清白蛋白降低；四肢渗漏征、胸腔积液、腹水或胆囊壁增厚等。多器官功能障碍和弥散性血管内凝血等。

WHO 依据 DHF 的严重程度分为四级，第三、四级为 DSS，第一、二级同时出现血小板减少和血液浓缩表现，是 DHF 与登革热的区别。

1 级：发热伴不典型症状，只有束臂试验阳性，和(或)青肿、挫伤等。

2 级：1 级的表现加上出血，包括皮肤其他部位出血。

3 级：循环衰竭表现，脉搏细数，血压降低，低血压，烦躁和皮肤湿冷。

4 级：血压和脉搏测不出，进展性休克。

并发症：脑病，肝、肾衰竭，溶血尿毒综合征，败血病，ARDS，感染，水中毒及心肺功能衰竭。

3. 实验室检查

周围血白细胞减少，中性粒细胞显著减少，约 1/2～3/4 病例伴血小板减少且与病情严重程度呈正比。DHF 伴红细胞比容增高(＞20%)，血红蛋白升高。部分有短暂蛋白尿和大便潜血阳性。可有 ALT，AST，CK，LDH，BUN，血肌酐胆红素增高。DHF 可有低蛋白血症，低钠、低钾血症。PT 及 APTT 时间延长。纤维蛋白原，凝血酶原及凝血因子显著降低。血清补体 C3 下降。合并中枢神经病变时脑脊液压力升高，白细胞和蛋白正常或轻度增加，糖和氯化物正常。部分 DHF 患者 X 线见胸腔积液(多为右侧)，休克时常有双侧胸水，B 超可见腹水及肝脾肿大。发现胸、腹水及心包积液等提示血浆渗漏。

血清学和病原学检查：补体结合试验＞1:32，血凝抑制试验(4～5 天后)＞1:1280 或双份血清，恢复期抗体效价比急性期高 4 倍以上者；免疫层析法和 ELISA 方法检测 DEV－IgM 和 IgG 抗体。发病早期检出 IgM 提示急性感染。发病 1 周内检出 IgG 提示二次感染。免疫荧光法检测血清、肝及组织的病毒抗原。发病 1～5 天血液中可测出 DENV 核酸及 NS1 抗原。

从血清、脑脊液、骨髓等分离出病毒，急性期血液登革病毒 NS1 抗原或 DENV 核酸检测阳性，或恢复期血清特异性 IgG 抗体滴度比急性期有 4 倍以上增长或转阳可确诊，序列测定和分析可进一步鉴定明确血清型。

【鉴别诊断】

登革热应与流行性感冒、风疹、麻疹、猩红热、药疹、基孔肯雅出血热(Chikungunya hemorrhagic fever)、钩端螺旋体病、肾综合征出血热、败血症、流行性脑脊髓膜炎相鉴别。

【治疗原则】

早发现、早隔离、早就地治疗。

(1) 发病 5 天内患者应防蚊隔离至退热及症状缓解，收治病房周围杀灭成蚊。

(2) 卧床休息，流质或半流质饮食。

(3) 动态监测神志、生命体征、液体出入量，血常规、血糖、肝肾功能、心肌酶、乳酸、血氧饱和度及重症预警指征等。

对登革热/重症登革热没有特异治疗办法，但及早发现和适宜的医护可将死亡率降到 1%以下，高热给以物理降温。出血明显者避免酒精擦浴。慎用水杨酸类解热镇痛药，避免出血或 Reye 综合征及诱发 G－6PD 缺乏者溶血。有惊厥危险婴幼儿用醋氨酚。白细胞过低可用升白细胞药物和抗生素预防细菌感染。有肝脏或心肌损害给予甘草酸苷、维生素 C 等。

脑型病例及时快速用 20%甘露醇或交替用低分子右旋糖酐及速尿，防止脑疝，病毒血症严重者，短期使用小剂量糖皮质激素、安定等镇静止痛，吸氧，呼吸中枢受抑制者应使用人工呼吸机。维持水、电解质平衡。轻者口服补液，可用汤和果汁，慎用碳酸饮料，避免应激相关高血糖症。休克病例早期快速静脉输液，包括血浆或代血浆，血管活性药物。低蛋白者给予人血白蛋白。出血者用安络血、6-氨基己酸、止血敏、维生素 K 等止血药物，慎行侵入操作。大出血者应输入新鲜全血或血小板，消化道出血可口服凝血酶、雷尼替丁或静脉注射奥美拉唑、抑酸药等。有 DIC 证据者给予抗 DIC 治疗。合理支持对症治疗可改善预后。

第十二章 狂犬病

狂犬病又称恐水症，为狂犬病病毒所致，是以侵犯中枢神经系统为主的人兽共患传染病。目前的狂犬病病毒属至少包括 16 种病毒、3 个明确的遗传谱系。人狂犬病通常由病兽以咬伤方式传给人，还没有人传人的报道。临床表现为特有的恐水、恐声、怕风、恐惧不安、咽肌痉挛、进行性瘫痪等。病死率几乎为 100%。

【诊断标准】

1. 流行病学

据 WHO 公布，狂犬病主要发生在发展中国家，全球每年死于狂犬病的患者约有 5.9 万人。我国狂犬病流行较为严重，发病数居世界第 2 位，为 0.4～1.58/10 万，仅次于印度。

(1) 传染源：携带狂犬病毒的动物均是传染源，约 99% 的狂犬病是由病犬传播，其次为猫、狼和吸血蝙蝠等。

(2) 传播途径：①被带狂犬病毒动物咬伤、抓伤或舔触伤口感染；②在实验室或蝙蝠群居洞穴因吸入含狂犬病毒气溶胶经呼吸道感染；③宰杀或剥带狂犬病毒动物的皮而感染。

(3) 人群对狂犬病普遍易感。

2. 临床表现

潜伏期长短不一，可在 5 天～10 年以上，一般 1～3 个月，潜伏期长短与伤口部位、伤口深浅、病毒入侵数量及毒力等因素有关。典型狂犬病临床经过分三期，发病后整个病程一般不超过 6 天。

(1) 前驱期：持续 2～4 天：表现复杂多样，大多有低热、乏力、恶心、周身不适、头痛等类似感冒症状，继而出现恐惧、烦躁不安，对风、声、光敏感，咽喉部有紧缩感，若已愈合伤口周围有烧灼样刺痛、痒、麻及蚁走感等异样感觉对早期诊断具有重要意义。

(2) 兴奋期：持续 1～3 天，体温常升高至 38～40℃。患者处于高度兴奋状态，狂躁不安，极度恐惧，恐水、怕风是本期最具有特征性的临床表现，受风或水刺激时出现全身肌肉阵发性抽搐及咽喉肌痉挛，甚至看见水或听到水声都引起咽肌痉挛，以至极度干渴而拒饮水，因咽肌、呼吸肌痉挛而出现声嘶、语言含糊、吐字不清。光线刺激或触摸也能引起患者发生痉挛。由于交感神经兴奋，大量流涎、大汗淋漓，心率加快，血压升高。部分患者可伴有幻觉、幻听及幻视等精神症状。

(3) 麻痹期：持续 6～18 小时，由狂躁渐变为安静，烦躁及恐惧症状消失，出现全身弛缓性瘫痪，呼吸减弱，心律不齐，神志不清，逐渐进入昏迷，终因呼吸、循环衰竭而死亡。

个别病例仅有前驱期表现，后即出现麻痹症状，并最终因瘫痪、呼吸麻痹而死亡，被称为麻痹型狂犬病，但此型较为少见。

3. 辅助检查

(1) 血常规：白细胞总数为 (12～30)×10^9/L，中性粒细胞多在 80% 以上。

(2) 免疫学试验：①荧光抗体检查法：取患者唾液、咽部或气管分泌物、尿沉渣、角膜印片及有神经元纤维的皮肤切片，用荧光抗体染色检查狂犬病毒抗原；②酶联免疫法检测狂犬病毒抗原：可供快速诊断及流行病学之用，如患者能存活 1 周以上则中和试验可见效价上升，曾经接种狂犬疫苗的患者，中和抗体须超过 1:5000 方可诊断为本病；③病毒分离：患者唾液、脑脊液或死后脑组织混悬液可接种动物分离病毒，经中和试验鉴定可以确诊，但阳性率较低；④内基小体检查：从死者脑组织印压涂片或作病理切片，用染色镜检及直接免疫荧光法检查内基小体，阳性率为 70%～80%。

【治疗原则】

1. 暴露后的预防措施

人被哺乳动物伤害后，及时而正确地进行狂犬病暴露后预防处置，几乎可以 100% 预防狂犬病的发生。

(1) 伤口冲洗：用 20% 的肥皂水 (或者其他弱碱性清洁剂) 和一定压力的流动清水交替彻底清洗、冲洗所有咬伤和抓伤处至少 15 分钟。然后用生理盐水 (也可用清水代替) 将伤口洗净，最后用无菌脱脂棉将伤口处残留液吸尽，避免在伤口处残留肥皂水或者清洁剂。较深伤口冲洗时，用注射器或者高压脉冲器械伸入伤口深部进行灌注清洗，做到全面彻底。消毒处理：彻底冲洗后用 2%～3% 碘酒 (碘伏) 或者 75% 乙醇涂擦伤口。如伤口碎烂组织较多，应当首先予以清除。

(2) 如伤口情况允许，应当尽量避免缝合。

(3) 首次暴露后的狂犬病疫苗接种应当越早越好。接种程序：一般咬伤者于 0(注射当天)、3、7、14 和 28d 各注射狂犬病疫苗 1 个剂量。狂犬病疫苗不分体重和年龄，每针次均接种 1 个剂量。注射部位：上臂三角肌肌内注射。2 岁以下婴幼儿可在大腿前外侧肌内注射。禁止臀部注射。

2. 治疗

无有效特异性治疗，主要为对症支持治疗。包括：①单间隔离患者，减少或避免水、风、声及光线对患者的刺激；②补充足够营养，维持水、电解质及酸碱平衡；③对症处理，维持正常的心、肺功能，保持其重要器官功能稳定，酌情予以镇静剂。有脑水肿颅内高压表现给予甘露醇、利尿剂，有心律紊乱者抗心律失常治疗；④患者的分泌物、排泄物及其被污染物品须严格消毒。马或人源性抗狂犬病毒免疫球蛋白治疗仅能延长患者的病程，不能改变病死率；⑤抗狂犬病病毒药物研究有所突破，目前该药物在诸如中国这样的狂犬病流行国家仍然处于专利保护期内，其应用研究及临床使用受到限制；⑥狂犬病治疗性抗体进展迅速，抗狂犬病 VHH 纳米抗体除了用于狂犬病暴露后预防处置，被认为具有潜在的治疗狂犬病的可能性，有待深入研究。

第十三章 人巨细胞病毒感染

人巨细胞病毒（HCMV）为疱疹病毒科病毒、线状双链 DNA 病毒，仅在人与人间传播。常见的感染形式包括：①胎儿经胎盘感染 HCMV（先天性宫内感染），是人类最常见的先天性病毒感染，可导致流产、死产、胎儿畸形和新生儿智力障碍、感觉神经性听力丧失等。感染 HCMV 后的临床表现和转归与个体的免疫功能状态密切相关。②免疫功能正常个体因密切接触感染者的分泌物感染 HCMV（后天获得性感染）多表现为隐性感染，部分为单核细胞增多症样表现；病毒随后潜伏存在人体内，机体免疫功能受损时可再活动。③免疫功能缺陷者因输血（血制品）/器官移植等感染 HCMV 或 HCMV 再活化后，可表现为单个或多个脏器受累，最常见为间质性肺炎、肝炎、胃肠炎和视网膜炎等。更昔洛韦可用于治疗 HCMV 感染。

免疫功能缺陷者 HCMV 感染的相关内容参见本书第八部分"第五十八章粒细胞减少或免疫缺陷患者感染"。

【诊断标准】

一、先天性宫内感染

1. 临床表现

胎儿感染有症状性感染，以畸形（小头、脑积水等）和肝脏受累（肿大、黄疸等）最常见，其次尚可见肺炎、脉络膜视网膜炎、溶血性贫血等，病死率约为 40%。多数受染胎儿出生时无临床症状，但约 15%者出现听力、智力、视力、语言障碍和精神、运动功能异常等后遗症。听神经性耳聋患儿中约 25%是先天性 HCMV 感染所致。

2. 实验室检查

（1）产前：羊水中病毒分离、HCMV DNA 检测的敏感性（80%～100%）和特异性均较高；且 HCMV DNA 水平越高，生后为症状性感染的风险越高。

（2）生后：出生时或生后 2～3 周内，HCMV IgM 阳性提示先天宫内感染，需经病毒分离确诊。需注意：约有 25%的个体感染后不产生 HCMV IgM 抗体，因此阴性结果也无法完全排除诊断。血清 HCMV IgG 由阴性转为阳性或者双份血清抗体滴度 4 倍及以上增高，提示活动性感染。在婴儿血液、尿液、唾液中检测到 HCMV DNA 和（或）HCMV pp65 抗原，均提示活动性感染。将血液、尿液、唾液等标本接种于成纤维细胞、培养后分离到病毒，是确诊的金标准。

二、后天获得性感染

1. 临床表现

正常新生儿围生期和儿童期感染 HCMV 后，仅部分可表现为 HCMV 肝炎（肝脏肿大、肝功能异常、胆道闭锁等），多无症状。极低体重儿（<1500 克）和早产儿（出生体重<1000 克和<30 孕周）后天获得性 HCMV 感染，临床表现较重（常见肝脏、肺和血液系统受累）。

免疫功能正常的青少年和成人感染后多为隐性感染，偶有单核细胞增多症样表现(发热、淋巴结肿大、肝功能损伤，常无咽颊炎、嗜异凝集试验阴性)，病程为自愈性。

2. 实验室检查

出生 3 周以后的新生儿或患者尿液、唾液、血液中检测到 HCMV DNA 或(和)HCMV pp65 抗原，或血清 HCMV IgM 阳性，或血清 HCMV IgG 由阴性转为阳性或者双份血清抗体滴度 4 倍及以上增高，均有助于诊断后天获得性感染。从血液、尿液、唾液等标本接种于成纤维细胞、培养后可分离到病毒，是确诊的金标准。

【治疗原则】

(1) 免疫功能正常且无症状感染者，无需治疗。

(2) 对有症状的先天性 HCMV 感染患儿，可用更昔洛韦治疗：5mg/kg，每天 2 次，静脉滴注，疗程 14 天(诱导治疗)，随后改为每天 1 次、疗程 2～3 月(维持治疗)。需密切监测药物的不良反应(外周血白细胞、血小板降低，肝肾功能异常等)。更昔洛韦、西多福韦等抗病毒药均获得上市许可，用于治疗 CMV 感染。有研究显示，6 个月口服更昔洛韦治疗可降低感染新生儿全血 CMV 病毒载量，改善 CMV 导致的新生儿神经相关疾病，且中性粒细胞减少发生率低于静脉注射更昔洛韦。与其他抗 CMV 药物相比，西多福韦的疗效显著且持久，开始每周给药一次，连用 2 周，此后每 2 周给药一次，使用方便，但需警惕较严重的不可逆肾毒性。肾功能障碍者(肌酐大于 1.5mg/dl)为本品使用禁忌证。

(3) 更昔洛韦不耐受或耐药毒株感染的成人患者，可考虑采用膦甲酸钠治疗：60mg/kg，每 8 小时 1 次，疗程 14～21 天(诱导期)，随后改为每天 90mg/kg 维持治疗。需注意药物不良反应。该药不用于患儿。

(4) 目前对于孕妇尚没有确切的治疗方法。

第十四章　EB 病毒感染

EB 病毒(BV)为疱疹病毒科,疱疹病毒Ⅳ型,是一种嗜人类淋巴细胞的疱疹病毒,可长期存在于唾液腺隐窝上皮细胞或 B 淋巴细胞中,主要通过接触含有病毒的唾液传播,偶有经血传播(输血或器官移植)。初次感染多发生于幼儿和青少年,无性别差异,全年发病。幼儿感染后多为隐性感染;约 35%～50%的青少年感染后表现为传染性单核细胞增多症(IM),90%以上成人的病毒抗体阳性。EBV 与淋巴瘤、鼻咽癌、Burkitt 淋巴瘤、器官移植后淋巴增殖性疾病、多发性硬化等关系密切,同时应当注意其在免疫功能低下人群中的疾病表现(第八部分第五十八章)。如果 EBV 感染持续＞3 月,应警惕发生慢性活动性 EBV 感染(CAEBV)。

【诊断标准】

(一) 传染性单核细胞增多症

1. 临床表现

潜伏期 4～6 周,常见临床表现包括发热、皮疹、咽颊炎、淋巴结肿大、肝脾肿大和非特异性消化道症状(纳差、恶心、呕吐、腹泻)等。重者可有血液系统(溶血性贫血、血小板减少、再生障碍性贫血、溶血尿毒综合征)、神经系统(吉兰–巴雷综合征、病毒性脑膜炎、脑膜脑炎、周围神经炎)、呼吸系统(病毒性肺炎、胸腔积液)、心血管系统(病毒性心肌炎、心包积液)等受累表现。病程常持续 4～8 周,偶可长达 4 个月,不应超过 6 个月。

2. 实验室检查

(1) 血常规:白细胞总数正常或增多,分类中淋巴细胞和单核细胞明显增多(＞50%),异型淋巴细胞＞10%(病后数日出现,病程第 7 天最多)。

(2) 血清学:嗜异凝集试验的阳性率约为 80%,假阳性率约为 10%,见于淋巴瘤、血清病等,不推荐用于国内儿童 EBV 原发性感染所致 IM 的诊断。原发性 EBV 感染过程中首先产生针对 VCA(病毒衣壳抗原)的 IgM 和 IgG(抗 VCA–IgM/IgG);在急性感染的后期,抗 EA(早期抗原)IgG 出现;在恢复期晚期,抗 EBNA(EB 核抗原)IgG 产生。

3. 诊断

临床表现(发热、皮疹、咽颊炎、淋巴结肿大、脾大)和实验室检查(异型淋巴细胞＞10%,EBV–VCA–IgM、EBV–VCA–IgG 阳性),为传染性单核细胞增多症的诊断依据。

(二) 慢性活动性 EBV 感染诊断标准

(1) 持续或间断存在的 IM 样症状:发热、淋巴结肿大、肝脾大,脏器受累的表现如血液、消化道、神经系统、肺部、眼、皮肤和心血管系统等,超过 3 个月。

(2) 异常的阳性 EBV 抗体[抗–VCA–IgG≥1∶640 和抗–EA–IgG＞1∶160,抗–VCA–IgA 和(或)抗–EA–IgA 阳性]组合和(或)受累组织(包括外周血)中检测到 EBV 基因组(DNA、RNA、蛋白或外周血中 EBV DNA＞$10^{2.5}$拷贝/μg DNA);病变组织中原位杂交提示 EBER 阳性。

(3) 没有免疫缺陷且排除其他疾病。

【鉴别诊断】

传染性单核细胞增多症应与巨细胞病毒感染、人类免疫缺陷病毒感染、人类疱疹病毒感染和弓形虫感染的急性期相鉴别。

CAEBV 预后不良且在疾病发展过程中有转化为血液系统恶性疾病、肿瘤等的可能，故须密切监测病情变化。

【治疗原则】

（一）传染性单核细胞增多症

1. 自然病程

4～8 周，无特效治疗，对症支持治疗为主。肝脏受累者可加用保护肝细胞、控制肝脏炎症药物（如甘草酸制剂、水飞蓟素制剂、多不饱和卵磷脂制剂等）；心肌受累者可加用保护心肌细胞药物（如辅酶、ATP、维生素 C 等）。

2. 抗病毒治疗

EBV 感染本病为自限性，且阿昔洛韦和伐西洛韦仅可一过性降低口咽部病毒载量、无助于降低血中病毒量，故轻症患者不推荐应用抗病毒治疗 IM。抗病毒治疗可应用于多个脏器受累、病毒血症持续时间较长（3 周以上）或免疫缺陷患者。

3. 肾上腺糖皮质激素治疗

有严重并发症者（如上呼吸道阻塞、溶血性贫血、血小板减少、心肌炎等）可短期应用。

（二）CAEBV

尚无特效治疗。干扰素-α、阿昔洛韦、泛昔洛韦或更昔洛韦等效果均欠佳。干细胞（骨髓）移植术是目前公认有效的疗法。特异性细胞毒细胞回输治疗尚在探索中。

第十五章　肠道病毒感染

第一节　手足口病

手足口病是由肠道病毒引起的急性传染病，其中以柯萨奇病毒 A 组 16 型(CV-A16)和肠道病毒 71 型(EV71)最为常见，重症及死亡病例多由 EV71 所致。近年部分地区柯萨奇病毒 A 组 6 型(CV-A6)、10 型(CV-A10)有增多趋势。多发生于婴幼儿和儿童，尤以 5 岁以下年龄组发病率最高。患者和隐性感染者均为传染源，主要通过消化道、呼吸道和密切接触等途径传播。主要症状表现为手、足、口腔等部位的斑丘疹、疱疹。少数病例可出现脑膜炎、脑炎、脑脊髓炎、肺水肿、循环障碍等，多由 EV71 感染引起，致死原因主要为脑干脑炎及神经源性肺水肿。

【诊断标准】

1. 流行病学

夏秋季为高发季节，学龄前儿童多见，幼儿园、托儿所集体感染或家庭聚集发病时流行病学意义更大。

2. 临床表现

潜伏期：多为 2～10 天，平均 3～5 天。

(1) 普通病例表现：急性起病，发热，口腔黏膜出现散在疱疹，手、足和臀部出现斑丘疹、疱疹，疱疹周围可有炎性红晕，疱内液体较少。可伴有咳嗽、流涕、食欲不振等症状。部分病例仅表现为皮疹或疱疹性咽峡炎。多在一周内痊愈，预后良好。部分病例皮疹表现不典型，如：某些型别肠道病毒如 CV-A6 和 CV-A10 所致皮损严重，皮疹可表现为大疱样改变，伴疼痛及痒感，且不限于手、足、口部位。

(2) 重症病例表现：少数病例(尤其是小于 3 岁者)病情进展迅速，在发病 1～5d 左右出现脑膜炎、脑炎(以脑干脑炎最为凶险)、脑脊髓炎、肺水肿、循环障碍等，极少数病例病情危重，可致死亡，存活病例可留有后遗症。①神经系统表现：精神差、嗜睡、易惊、头痛、呕吐、谵妄甚至昏迷；肢体抖动，肌阵挛、眼球震颤、共济失调、眼球运动障碍；无力或急性弛缓性麻痹；惊厥。查体可见脑膜刺激征，腱反射减弱或消失，巴氏征等病理征阳性。②呼吸系统表现：呼吸浅促、呼吸困难或节律改变，口唇发绀，咳嗽，咳白色、粉红色或血性泡沫样痰液；肺部可闻及湿啰音或痰鸣音。③循环系统表现：面色苍灰、皮肤花纹、四肢发凉，指(趾)发绀；出冷汗；毛细血管再充盈时间延长。心率增快或减慢，脉搏浅速或减弱甚至消失；血压升高或下降。

3. 临床分期

根据发病机制和临床表现，将手足口病分为 5 期。

(1) 第 1 期(手足口出疹期)：主要表现为发热，手、足、口、臀等部位出疹(斑丘疹、丘疹、小疱疹)，可伴有咳嗽、流涕、食欲不振等症状。

(2) 第 2 期(神经系统受累期)：少数手足口病病例可出现中枢神经系统损害，多发生在病程 1～5 天内，表现为精神差、嗜睡、易惊、头痛、呕吐、烦躁、肢体抖动、急性肢体无力、颈项强直等脑膜炎、脑炎、脊髓灰质炎样综合征、脑脊髓炎症状体征。

(3) 第 3 期(心肺功能衰竭前期)：多发生在病程 5 天内。表现为心率、呼吸增快，出冷汗，皮肤花纹，四肢发凉，血压升高，血糖升高，外周血白细胞(WBC)升高。

(4) 第 4 期(心肺功能衰竭期)：多发生在病程 5 天内，年龄以 0～3 岁为主。临床表现为心动过速(个别患儿心动过缓)，呼吸急促，口唇发绀，咳粉红色泡沫痰或血性液体，持续血压降低或休克。

(5) 第 5 期(恢复期)：体温逐渐恢复正常，对血管活性药物的依赖逐渐减少，神经系统受累症状和心肺功能逐渐恢复，少数可遗留神经系统后遗症状。部分手足口病例(多见于 CV-A6、CV-A10 感染者)在病后 2～4 周有脱甲的症状，新甲于 1～2 月长出。

4. 临床分类

(1) 普通病例：手、足、口、臀部典型皮疹或不典型皮疹，伴或不伴发热。

(2) 重症病例：分为重型和危重型。

1) 重型：出现神经系统受累表现。如：精神差、嗜睡、易惊、谵妄；头痛、呕吐；肢体抖动、肌阵挛、眼球震颤、共济失调、眼球运动障碍；无力或急性弛缓性麻痹；惊厥。体征可见脑膜刺激征，腱反射减弱或消失。

2) 危重型：出现下列情况之一者。①频繁抽搐、昏迷、脑疝。②呼吸困难、发绀、血性泡沫痰、肺部啰音等。③休克等循环功能不全表现。

5. 实验室检查

外周血白细胞计数正常或降低，病情危重者白细胞计数可明显升高。部分病例可有轻度谷丙转氨酶(ALT)、谷草转氨酶(AST)、肌酸激酶同工酶(CK-MB)升高，病情危重者可有肌钙蛋白(cTnI)、血糖升高。C 反应蛋白(CRP)一般不升高。乳酸水平升高。神经系统受累时脑脊液呈无菌性脑膜炎表现。

咽、气道分泌物、疱疹液、粪便中 Cox A16 、EV71 等肠道病毒特异性核酸阳性或分离到肠道病毒。急性期与恢复期血清 Cox A16、EV71 等肠道病毒中和抗体有 4 倍以上的升高。

6. 诊断

(1) 临床诊断病例：在流行季节发病，常见于学龄前儿童，婴幼儿多见。发热伴手、足、口、臀部皮疹，部分病例可无发热。极少数重症病例皮疹不典型，临床诊断困难，需结合病原学或血清学检查做出诊断。

(2) 确诊病例：临床诊断病例具有下列之一者即可确诊。①肠道病毒(Cox A16 、EV71 等)特异性核酸检测阳性。②分离出肠道病毒，并鉴定为 Cox A16、EV71 或其他可引起手足口病的肠道病毒。③急性期与恢复期血清 Cox A16、EV716 或其他可引起手足口病的肠道病毒中和抗体有 4 倍以上的升高。

【鉴别诊断】

手足口病需要与以下疾病相鉴别：①其他儿童发疹性疾病：丘疹性荨麻疹、水痘、不典型麻疹、幼儿急疹、带状疱疹、风疹；②其他病毒所致脑炎或脑膜炎：单纯疱疹病毒、巨细胞病毒(CMV)、EB 病毒、呼吸道病毒等引起的脑炎或脑膜炎；③脊髓灰质炎；④肺炎；⑤暴发性心肌炎。

【治疗原则】

1. 一般治疗及对症治疗

注意隔离，避免交叉感染。适当休息，清淡饮食，做好口腔和皮肤护理。发热等症状采用中西医结合治疗。

2. 病因治疗

目前尚无特效抗肠道病毒药物。干扰素α喷雾或雾化、利巴韦林静脉滴注早期使用可有一定疗效。不应使用阿昔洛韦、更昔洛韦、单磷酸阿糖腺苷等药物治疗。

3. 神经系统受累治疗

使用甘露醇、呋塞米等控制颅内高压，酌情应用糖皮质激素和静脉注射免疫球蛋白治疗，其他对症治疗包括降温、镇静、止惊等。

4. 呼吸、循环衰竭治疗

头肩抬高15°~30°，保持中立位。保持呼吸道通畅，吸氧。呼吸功能发生障碍时，及时气管插管使用正压机械通气。在维持血压稳定的情况下，应控制液体入量及输液速度，有条件的医疗机构可依据中心静脉压（CVP）、动脉血压（ABP）等指导补液。根据血压、循环的变化可选用米力农、多巴胺、多巴酚丁胺等药物；酌情应用利尿药物治疗。

第二节　脊髓灰质炎

脊髓灰质炎又名小儿麻痹症，是由脊髓灰质炎病毒引起的一种急性肠道传染病。传染源为患者、隐性感染者及病毒携带者。粪-口传播为主要传播途径，疾病早期咽部排毒可经飞沫传播。人感染后可对同型病毒持久免疫。临床表现主要有发热、咽痛和肢体疼痛，部分患者可发生弛缓性麻痹。流行时以隐匿感染和无瘫痪病例为多，儿童发病较成人为高，普种疫苗前尤以婴幼儿患病为多，故又称小儿麻痹症。

【诊断标准】

根据流行病学史、临床表现、实验室检测等综合分析做出诊断。

1. 流行病学

与确诊的脊髓灰质炎患者有接触史，近期到过脊髓灰质炎流行地区，或近期当地有脊髓灰质炎野病毒输入事件。既往未接种或未全程接种口服脊髓灰质炎减毒活疫苗（OPV）或脊髓灰质炎灭毒疫苗（IPV）。

2. 临床表现

潜伏期为3~35天（一般为5~14天）。早期可有发热、咽部不适、患者可有烦躁不安、腹泻/便秘、多汗、恶心、肌肉酸痛等症状。热退后（少数可在发热过程中）出现不对称性弛缓性麻痹。神经系统检查发现肢体和（或）腹肌不对称性（单侧或双侧）弛缓性麻痹，躯体或肢体肌张力减弱、肌力下降、深部腱反射减弱或消失，但无感觉障碍。麻痹60天后仍残留弛缓性麻痹，后期可出现肌萎缩。

3. 临床分型或分期

按症状轻重及有无麻痹可分为隐性感染、顿挫型、无麻痹型及麻痹型。

通常的脊髓灰质炎病例是指麻痹型病例，约占全部感染病例的1%~2%。该型患者在无麻痹型的临床表现的基础上，伴有累及脊髓前角灰质、脑或脑神经的症状。本型分为以下 5 期：前驱期、瘫痪前期、瘫痪期、恢复期、后遗症期。根据病变部位瘫痪期可分为 4 型：脊髓型、脑干型、脑炎型和混合型。

4. 实验室检查

(1) 发病后从粪便、咽部、脑脊液、脑或脊髓组织中分离到病毒，并鉴定为脊髓灰质炎野毒株。

(2) 发病前 6 周内未接种过 OPV 或 IPV，发病后未再服用 OPV 或 IPV，未接触疫苗病毒，麻痹后 1 月内从脑脊液或血液中查到抗脊髓灰质炎病毒 IgM 抗体，或恢复期血清中和抗体或特异性 IgG 抗体滴度比急性期≥4 倍升高者。

5. 诊断

根据流行病学史、临床症状与体征、实验室检查以及随访结果等进行综合分析作出诊断。

(1) 疑似病例：15 岁以下病因不明的任何急性弛缓性麻痹（AFP），包括临床初步诊断为吉兰-巴雷综合征（Guillain-Barr syndrome，GBS）的病例；任何年龄临床怀疑脊髓灰质炎的病例。

(2) 临床诊断病例：符合下列一项可诊断为临床诊断病例：①疑似病例同时符合脊髓灰质炎流行病学史以及脊髓灰质炎临床表现；③疑似病例同时符合脊髓灰质炎流行病学史，并且符合实验室检查。

(3) 确诊病例：符合疑似病例诊断标准，同时从粪便、咽部、脑脊液、脑或脊髓组织中分离到病毒，并鉴定为脊髓灰质炎野毒株。

(4) 排除病例：①疑似病例经实验室和临床检查有确凿证据诊断为非脊髓灰质炎的其他疾病；②疑似病例的合格粪便标本未分离到脊髓灰质炎野病毒，或麻痹后 1 月内脑脊液或血液特异性 IgM 抗体阴性，或恢复期血清中和抗体或特异性 IgG 抗体滴度比急性期无 4 倍升高者。

(5) 与 OPV 有关的其他病例。

【鉴别诊断】

瘫痪前期应与其他病毒性脑膜炎、结核性脑膜炎等相鉴别。瘫痪期应与 GBS、其他肠道病毒如柯萨奇病毒、埃可病毒引起的瘫痪、家族性周期性麻痹等病相鉴别。脑炎型脊髓灰质炎应与其他病毒性脑炎（流行性乙型脑炎、其他病毒引起的脑炎、散发性病毒性脑炎）等相鉴别。

【治疗原则】

尚无特效的治疗，以对症疗法处理。

发病初期：临床休息直至热退后一周，避免肌内注射和手术以免瘫痪的发生或加重，症状重、进展快者可短期应用肾上腺皮质激素治疗，如泼尼松、地塞米松等，高热、烦躁不安、肌肉剧痛给予镇静、退热、止痛治疗。

已发生麻痹者：将麻痹肢体置于功能位置，给以营养肌肉和神经细胞的药物和促进神经细胞传导功能的药物，如地巴唑、新斯的明、加兰他敏等。

对延髓麻痹者，注意防止呼吸道内分泌物的阻塞，必要时可做气管切开，呼吸肌麻痹者可使用人工呼吸器。在麻痹症状停止发展后，对瘫痪肢体进行按摩，同时可开展理疗和针灸。

残留麻痹畸形者可酌情进行外科矫形手术。

第十六章　诺如病毒性胃肠炎

病毒感染性腹泻又称病毒性胃肠炎，是一组由多种病毒感染引起的急性肠道传染病。本病在秋、冬季节十分常见，可见于各个年龄组的散发性腹泻，亦是导致医院感染或暴发性腹泻的常见病因。各种病毒所致胃肠炎的临床表现相似，以急性起病、呕吐、水样腹泻为主要特征，病程自限。在成人引起急性胃肠炎的病毒中，最为常见并且研究较多的是诺如病毒，其次为肠腺病毒、星状病毒、B 组轮状病毒等。

1968 年在美国俄亥俄州诺瓦克地区的学校发生了急性胃肠炎暴发流行，1972 年美国学者 Kapikian 用免疫电镜从这些患者粪便标本中找到了病毒颗粒，命名为诺瓦克病毒，现称为诺如病毒，分类上归于嵌杯病毒科，诺沃克样病毒属。诺如病毒为单股正链 RNA 病毒，呈球形，直径 25～35nm，无包膜，在宿主细胞核中复制。诺如病毒的遗传基因和抗原性呈高度多样性，根据毒株核苷酸序列的差异，诺如病毒分为不同的基因组（GG），每一基因组又进一步区分为很多基因型，同一基因型病毒又有不同的变异株。目前诺如病毒分为 5 个基因组，其中感染人的为 GⅠ、GⅡ和 GⅣ，以 GⅡ传播最广，是导致全球急性胃肠炎暴发疫情的重要病原。血清抗体调查表明，一般诺如病毒抗体在幼年逐渐获得，但病毒抗体没有明显的保护作用，仅约半数患者病愈后可获短期对同株病毒的免疫保护，然而不能对其他毒株产生交叉保护作用，因此易出现反复感染。诺如病毒对热、乙醚和酸稳定，室温 pH2.7 环境下存活 3 小时，20%乙醚 4℃处理存活 18 小时，60℃灭活 30 分钟仍有感染性，能耐受普通饮水中 3.75～6.25ppm 的氯浓度（游离氯 0.5～1.0ppm），但在处理污水的 10ppm 的氯浓度中被灭活。

【诊断标准】

1. 流行病学

传染源为受感染者。传播途径以粪－口传播和人－人的接触传播为主，也可通过污染的水源、食物、空气等传播。诺如病毒通常寄生在海产品贝类中，并在其体内蓄积，生吃或进食未充分加热的含有病毒的海产品后发生感染。人群普遍易感，诺如病毒感染可以发生在幼儿园、养老院、医院、学校、游船、餐厅等，可呈暴发流行亦可为散发流行。近年来的多个研究表明，我国人群中诺如病毒的感染十分普遍，全年均有发病，但从 10 月份到次年 1 月份出现一个较明显的发病高峰。

2. 临床表现

诺如病毒感染的特征为突然起病，主要临床表现为水样腹泻，约半数病例伴有呕吐症状，少数病例可伴有发热、恶心、乏力等。婴幼儿、体弱、老年患者腹泻可达 10～20 余次/天，严重病例可发生脱水、酸中毒和电解质紊乱。一般潜伏期为 1～2 天，病程为 2～3 天，常呈自限性，愈后良好。诺如病毒感染常年均可发生，但呈现秋、冬季高发。严重脱水患者未及时治疗导致循环衰竭是本病主要死亡原因。

3. 诊断

根据流行病学史（询问流行病学史十分重要，包括旅行史、饮用可疑的食物或水源，是否有同样发病者等)、临床表现及实验室检查做出诊断。在秋、冬季节，患者突然出现呕吐、水样腹泻等临床症状，外周血白细胞无明显变化，便常规检查仅发现少量白细胞时应怀疑诺如病毒性腹泻。确诊需经电镜找到病毒颗粒，或粪便中检出特异性抗原或病毒核酸。

【治疗原则】

该病多数患者病情轻，病程较短且自限，因此大多数患者可在门诊接受治疗。部分严重腹泻患者因脱水而需住院治疗。治疗的关键是针对腹泻和脱水的对症和补液治疗(可参考霍乱的补液治疗)。目前无特异性病原治疗药物。蒙脱石散剂(商品名思密达)有保护肠黏膜的作用，可用于病毒性腹泻的辅助治疗。

第十七章　轮状病毒感染

轮状病毒(RV)感染是引起全球婴幼儿腹泻流行的最主要原因，RV 所致感染主要侵犯胃肠道，表现为轮状病毒性胃肠炎，有急性吐泻。但近年来 RV 感染的肠道外表现也越来越受到人们的关注。

B 组轮状病毒可导致成人轮状病毒性胃肠炎。

【诊断标准】

1. 流行病学

轮状病毒性胃肠炎有明显的季节性，我国 RV 流行在秋、冬寒冷季节，随南北地区不同，流行高峰相差 1～2 个月。多发生在 6 月龄～3 岁的婴幼儿中，但以 6～11 月龄的婴幼儿发病率最高且最严重。传染源为患者、隐性感染者及带病毒者，其中隐性感染者及带病毒者常不易发现，起到重要的传染源作用。

2. 临床表现

潜伏期 24～72 小时，起病急，呕吐、腹泻、发热、脱水是 RV 感染的主要症状。呕吐可持续 2～3 天，呕吐出现后 2～36h 开始腹泻。腹泻次数每日 10 次左右到 20 多次不等，排便急且量多，粪便稀薄水样，淡黄色或乳白色，偶有黏液，无脓血。绝大多数病例伴发热，多数病例发热体温低于 39℃，偶有少数体温高于 39℃。患儿持续呕吐与水样便易导致脱水与电解质紊乱。多数病例为等渗性脱水，也有少数严重病例发生高渗性脱水。临床可出现精神萎靡、淡漠、嗜睡、精神紊乱、易激惹、神志不清、休克等脱水表现。

RV 腹泻病程 5～8 天，平均 4 天，个别可延长至 30 天。多数轻症，少数病例死于严重脱水及电解质紊乱。

无症状亚临床感染及轻症病例，仅表现为粪便中排病毒而临床无症状或临床症状轻，多见于 2 个月以下的新生儿及大于 2 岁的婴幼儿。新生儿医院感染轮状病毒可引发坏死性小肠结肠炎。

RV 感染除引起肠道感染外，还可同时引起肠道外多系统感染，最常见的是腹泻同时合并呼吸道感染表现，也有 RV 感染的婴幼儿仅有急性呼吸道症状而无腹泻发生。RV 在特殊机体状态下，还可以通过胃肠屏障引起病毒血症，播散全身，引起全身感染，出现肝炎、肾脏损害等。2%～3% 的轮状病毒性胃肠炎患儿可出现神经系统并发症。惊厥是最常见的表现，少数情况下，轮状病毒可能引发急性脑病或明确的脑炎。轮状病毒感染还可能与 I 型糖尿病和乳糜泻等自身免疫性疾病发病风险上升有关。

已发现小肠套叠所致胃肠道梗阻与轮状病毒性胃肠炎的相关性。

3. 实验室检查

RV 肠道感染患者的水样粪便中含有大量的颗粒，应用电子显微镜检测粪便中的 RV 简单、敏感，特异性强，因仪器昂贵限制临床应用，其他方法如细胞培养、放射免疫试验、酶联免疫吸附试验、聚合酶链反应等都有应用临床进行 RV 检测的报道，临床以酶联免疫吸附试验应用较多。

4. 诊断

根据流行病学史及临床特点，可初步作出临床诊断。粪便中 RV 抗原检查阳性可确定诊断。

【鉴别诊断】

应与各种病毒性胃肠炎包括星状病毒、诺如病毒等感染相鉴别，还应与轻型大肠埃希菌等感染性腹泻等相鉴别。

【治疗原则】

婴幼儿 RV 腹泻，正常情况下为自限性疾病，且临床表现绝大多数为轻症，治疗主张早期应用口服补液方法预防和纠正脱水与电解质紊乱。有报道口服丙种球蛋白或抗 RV 鸡卵黄免疫球蛋白治疗 RV 腹泻，可以减轻临床症状，缩短疗程和粪便排毒时间；小剂量干扰素、利巴韦林等治疗缩短疗程、给予乳酸杆菌制剂提高疗效等报道。大多数轮状病毒性胃肠炎患者可完全康复。一些病例可见持续症状，如迁延性腹泻或胃轻瘫。此外，碳水化合物或乳糖不耐受也可能在腹泻缓解后持续存在。

【预防】

对婴儿开展轮状病毒疫苗的常规免疫，能够预防轮状病毒感染。轮状病毒疫苗能非常有效地预防轮状病毒胃肠炎，并且减少与轮状病毒胃肠炎相关的住院和医疗服务利用。

接种口服轮状病毒减毒活疫苗（ORV）是预防轮状病毒胃肠炎最有效的方法之一，也是降低婴幼儿轮状病毒腹泻发病率和死亡率的最有效手段。WHO 关于轮状病毒疫苗的立场文件 2013 版指出：轮状病毒减毒活疫苗应作为控制腹泻疾病综合性策略的一部分纳入所有国家的免疫规划中。目前在我国 ORV 获批上市的疫苗有两种：单价羊源 RV 疫苗（LLR）和五价牛 WC3 株–人重配 RV 疫苗（RV5），均属于非免疫规划疫苗，属二类苗。

第二部分

细菌性疾病

第十八章　流行性脑脊髓膜炎

　　流行性脑脊髓膜炎简称流脑，是由脑膜炎双球菌(脑膜炎奈瑟菌)引起的急性化脓性脑膜炎。临床特点为突起发热、头痛、呕吐、皮肤黏膜出血点或瘀点、颈项强直等脑膜刺激征，脑脊液呈化脓性改变。

　　【诊断标准】

　　1. 流行病学

　　(1) 传染源：本病流行或散发于全球各地。人是惟一传染源，病原菌存在于带菌者或患者的鼻咽部。流行期间人群带菌率可高达 50%。目前我国流行的主要优势菌群为 A、C 群流脑菌株，B 群和 W135 群均呈上升趋势。健康人群带菌者以 B、C 群为主。带菌者的传播风险大于患者。

　　(2) 传播途径：主要通过飞沫经空气传播。因病原菌在体外活力极弱，故通过日常用品间接传播的可能性极小。密切接触对 2 岁以下婴幼儿的发病有重要意义。多于冬春季节发病，一般从 11 月份开始上升，至次年 2～4 月份达高峰，5 月份开始下降。新疆、河北、安徽、四川、贵州和广东等省占全国报告病例的 59%。

　　(3) 人群易感性：人群易感性与抗体水平密切相关。6 个月～2 岁婴儿的发病率最高。新生儿有来自母体的杀菌抗体，故很少发病。6～24 个月时杀菌抗体水平降至最低点，之后再逐渐升高，至 20 岁左右达成人水平。

　　2. 临床表现

　　流脑的病情复杂多变，轻重不一，临床通常分普通型、暴发型和慢性败血症型三种类型。潜伏期 1～7 日，一般 2～3 日。突起畏寒、高热 40℃以上、剧烈头痛、喷射性呕吐、颈项强直等脑膜刺激征。皮肤黏膜出现瘀点或瘀斑。部分患者可出现唇周疱疹。婴儿症状多不典型，除高热、拒乳、烦躁及哭啼不安外，惊厥、腹泻及咳嗽较成人多见，脑膜刺激征可缺如。少数暴发型起病急骤，病情凶险，如不及时抢救，常于 24 小时内甚至 6 小时内危及生命。

　　3. 临床分型

　　(1) 普通型：按其发展过程可分为上呼吸道感染期、败血症期和脑膜炎期，但临床各期间无明确界线。

　　①上呼吸道感染期：持续 1～2 天，可有低热、咽痛、咳嗽等上呼吸道感染症状。

　　②败血症期：寒战高热，伴头痛、肌肉酸痛、食欲减退及精神萎靡等毒血症症状。70%～90%患者有皮肤黏膜瘀点或瘀斑。少数患者伴有关节痛、脾肿大。

　　③脑膜炎期：脑膜炎症状多与败血症期症状同时出现。发病 24 小时后高热及毒血症持续、因颅内压增高而患者剧烈头痛、喷射性呕吐，脑膜刺激征阳性。可有血压升高、脉搏减慢，全身瘀点或瘀斑。重者谵妄、昏迷及抽搐。

　　(2) 暴发型：少数患者起病急骤，病情凶险，如得不到及时治疗可在 24 小时内死亡。

①败血症休克型：以高热、头痛、呕吐起病，中毒症状严重，精神极度萎靡，常于短期内出现遍及全身的广泛皮肤黏膜瘀点、瘀斑，并迅速扩大融合成大片，伴中央坏死。出现面色苍白、四肢末端厥冷发绀、皮肤呈花斑状、脉搏细速、血压下降甚至测不出等循环衰竭的特征性表现，易并发弥漫性血管内凝血（DIC）。脑膜刺激征往往缺如，脑脊液多清亮。

②脑膜脑炎型：多见于儿童。除高热、头痛、呕吐外，脑实质损害明显，患者迅速进入昏迷，频繁惊厥，血压升高，心率减慢，部分患者发生脑疝，双侧瞳孔不等大、瞳孔扩大或固定，肌张力增高，并迅速出现中枢性呼吸衰竭。

③混合型：同时具有休克型和脑膜脑炎型的临床表现。病情凶险，病死率高。

（3）轻型：低热、头痛、皮肤黏膜少许瘀点，无或轻微脑膜刺激征。脑脊液正常或轻微异常。多可自愈。咽拭子脑膜炎奈瑟菌培养阳性。

（4）慢性型：不常见。病程常迁延数月，主要表现为间歇发作畏寒、发热，发作时可出现瘀点、瘀斑。诊断根据发热期血培养阳性。

4. 实验室检查

（1）血常规：白细胞总数增多，一般为$(10\sim20)\times10^9/L$、中性粒细胞占$80\%\sim90\%$。

（2）脑脊液检查：脑脊液压力$>200mmH_2O$。外观浑浊或脓样，白细胞$>1000\times10^6/L$，以多核为主（$>90\%$）。糖及氯化物明显降低，蛋白显著增高。

（3）病原学检查：瘀点（斑）、脑脊液涂片可见革兰染色阴性双球菌。血、脑脊液、瘀斑组织液及鼻咽拭子可培养出脑膜炎奈瑟菌。急性期血清或脑脊液中可检测到脑膜炎奈瑟菌DNA特异片段。

（4）血清学检查：采用乳胶凝集试验、酶联免疫吸附试验、对流免疫电泳法等检测血、尿、脑脊液中的特异性多糖抗原。采用间接血凝试验、间接免疫荧光法等检测特异性抗体，恢复期效价较急性期4倍或4倍以上升高。

5. 诊断

根据流行病学资料、典型的临床表现以及实验室阳性结果可做出诊断。若流行季节突发高热、头痛、呕吐伴神志改变，体检皮肤黏膜有瘀点、瘀斑，脑膜刺激征阳性者，临床诊断即可初步成立，确诊有赖于脑脊液检查和脑脊液和/或血培养分离到脑膜炎奈瑟菌。

【鉴别诊断】

主要与肺炎双球菌、流感嗜血杆菌等其他化脓性脑膜炎、结核性脑膜炎、流行性乙型脑炎及脑膜刺激征相鉴别。

【治疗原则】

1. 对症支持治疗

呼吸道隔离。卧床休息，保证能量供给，维持水、电解质平衡。保持呼吸道通畅，必要时吸氧，高热者给予物理降温或小剂量退热药降温、惊厥者给予镇静抗惊厥等对症治疗。甘露醇脱水治疗脑水肿。休克者给予扩充血容量、纠正酸中毒以及使用血管活性药物。

2. 抗菌治疗

（1）青霉素：目前我国流行菌株仍然以A群为主，对青霉素多敏感。但需加大剂量以利于透过血–脑屏障。成人青霉素G剂量多为600万～800万U，每6～8小时一次静脉给药。儿童20万～40万U/(kg·d)。青霉素给药前需做皮试，阴性后用药。

（2）三代头孢菌素：对青霉素过敏者可选用头孢曲松 2～4g/d，或头孢噻肟，静脉给药。

（3）磺胺类药：普通型流脑可考虑使用磺胺嘧啶。成人 6～8g/d，分 3～4 次应用，首剂需加倍。儿童 100～150mg/(kg·d)。注意观察疗效，单用磺胺 48 小时病情未见好转或恶化者应及时更换其他抗菌药物。

（4）氯霉素：不宜使用磺胺或青霉素类药物，或病情严重需要联合抗菌治疗时考虑应用，但需监测血常规。

3. 糖皮质激素治疗

有减轻中毒症状、非特异性抗炎作用，以及降低颅内压、减轻脑水肿等作用。病情重、颅压高者选用。地塞米松成人 10～20mg/d、儿童 0.2～0.3mg/kg。疗程 2～3 天。

第十九章 白 喉

白喉是白喉棒状杆菌（简称白喉杆菌）引起的急性呼吸道传染病。临床以咽、喉、鼻等局部灰白色假膜和全身毒血症状为特征，严重者可并发心肌炎和周围神经麻痹。

【诊断标准】

1. 流行病学

本病见于世界各地，全年均可发病，以冬、春季多发。通常为散发，居住拥挤、卫生条件差的地区容易流行。患者和白喉带菌者是本病的传染源，主要经呼吸道飞沫传播，也可经食物、玩具及物品间接传播。人群普遍易感。

2. 临床表现

潜伏期：多为1～7天，平均2～4天。按假膜所在部位进行临床分型。

（1）咽白喉：约占白喉的80%，按病情轻重又分为四型：①普通型：即典型的咽白喉，缓慢起病，咽痛、中度发热、食欲不振、全身不适等。咽充血，扁桃体肿大，24小时后其上即可有灰白色片状假膜形成，但范围不超出扁桃体。假膜边缘清楚，不易剥离，强行剥离则基底裸面出血，可有颌下淋巴结肿大压痛。②轻型：全身症状轻，可仅轻微发热、咽痛，扁桃体红肿，其上假膜呈点状或小片状，假膜也可不明显而白喉杆菌培养阳性。③重型：全身症状重，体温常超过39℃，面色苍白，假膜广泛而厚，可扩大至腭弓、腭垂及咽喉壁。色灰黄污秽，口臭。可有淋巴结周围软组织水肿，常有心肌炎或周围神经麻痹。④极重型：假膜较重型更广泛，污黑色，腐败口臭味，颈部因软组织水肿而似"牛颈"，呼吸急促，常高热，烦躁不安，心脏扩大或并发中毒性休克。

重型或极重型多在病程的2～3周并发白喉性心肌炎，严重者心力衰竭。周围神经麻痹多见于病程的第3～4周，以软腭麻痹最常见，鼻音声重，进食呛咳及腭垂反射消失，眼肌及四肢肌麻痹等，可有支气管肺炎、其他化脓性感染、中毒性肾病、中毒性脑病等。

（2）喉白喉：原发喉白喉约占25%，余多为咽白喉扩散至喉而致。特征性表现为"犬吠样"咳嗽，声音嘶哑或失声，由于假膜、水肿和痉挛引起呼吸道梗阻症状，严重者吸气时可见"三凹"征、发绀等。假膜有时可延至气管、支气管，或假膜脱落可引起窒息死亡。

（3）鼻白喉：原发性鼻白喉少见，指前鼻部白喉而言。后鼻部白喉多为咽白喉的一部分，可与咽白喉、喉白喉同时存在。原发性表现为鼻塞、浆液血性鼻涕，鼻孔周围皮肤受累发红、糜烂、结痂，鼻前庭可有假膜。全身症状轻，可有张口呼吸或哺乳困难等。

（4）其他部位白喉：不常见。皮肤白喉多见于热带。伤口白喉、眼结膜白喉及耳、口腔、食管、外阴、新生儿脐带等部位白喉，常仅有局部假膜而全身症状轻。

3. 实验室检查

外周血白细胞计数常明显升高，达$(10～20)×10^9/L$，中性粒细胞比例增高，严重时可出现中毒颗粒。

取假膜与黏膜交界处标本涂片或培养可发现白喉杆菌。荧光标记特异性抗体染色查白喉杆菌阳性率高，特异性好，利于早期诊断。

4. 诊断

依据流行病学资料和典型临床表现可以做出临床诊断，假膜取材培养出白喉杆菌并且毒力试验阳性可以确定诊断。

【鉴别诊断】

咽白喉应与奋森咽峡炎、急性扁桃体炎、鹅口疮等鉴别。喉白喉应与急性咽炎、变态反应性喉水肿、气管异物相鉴别。鼻白喉应与慢性鼻炎、鼻内异物相鉴别。

【治疗原则】

1. 一般治疗

注意隔离，避免交叉感染。严格卧床 2～6 周，流质饮食，保证充足热量供应，维持水与电解质平衡，注意口腔护理。

2. 病原治疗

早期使用抗毒素和抗菌药物治疗是处理成功的关键。

（1）抗毒素：白喉抗毒素仅能中和游离的毒素，但不能中和已结合的外毒素，宜尽早于病程 3～4 天内使用。用量按照假膜范围、部位、中毒症状轻重及治疗早晚而定。喉白喉适当减量，注意应用白喉抗毒素后假膜很快脱落可堵塞气道。使用前需做皮肤过敏试验，阴性者方可应用。

（2）抗菌药物：可抑制白喉杆菌生长而减少外毒素的产生，可缩短病程和带菌时间。常选用青霉素 G，疗程 7～10 天；本品对各型白喉均有效。对青霉素过敏者可用红霉素、阿奇霉素或克林霉素治疗。有报道显示，红霉素效果较青霉素更好。可作为选择。并发细菌性肺炎应根据药敏试验选用相应的抗菌药物控制感染。注意青霉素不能代替白喉抗毒素应用。体外试验显示，白喉杆菌通常也对其他多种药物敏感，包括利福平、喹诺酮类、四环素类、复方磺胺甲噁唑、万古霉素、达托霉素、奎奴普丁/达福普汀、利奈唑胺和泰利霉素。如果有抗生素耐药，可用万古霉素或利奈唑胺替代；应根据抗菌谱选择适合患者个体的治疗。

3. 对症治疗

并发心肌炎或中毒症状重者可用肾上腺皮质激素。酌情用镇静剂，喉梗阻或脱落假膜堵塞气道者需气管切开或喉镜取膜。咽肌麻痹者要鼻饲，必要时呼吸机辅助治疗。

【预防】

未接种或未全程接种的旅行者到疾病地方性流行区有感染风险。

常规推荐儿童接种白喉-破伤风-无细胞百日咳(DTaP)疫苗，并推荐 11～12 岁时进行含破伤风类毒素、减毒白喉类毒素和无细胞百日咳(Tdap)的单剂次加强免疫，随后终生按照每 10 年接种 1 剂次破伤风-白喉类毒素(Td)的策略进行破伤风类毒素和减毒白喉类毒素接种。

第二十章 百 日 咳

百日咳是由百日咳杆菌引起的急性呼吸道传染病，多发生于儿童。临床上以阵发性痉挛性咳嗽，伴有鸡鸣样吸气吼声为特征。因病程较长，咳嗽症状可持续 2～3 个月，故名"百日咳"。

【诊断标准】

1. 流行病学史

百日咳是全球性疾病，多见于温带和寒带，全年均可发病，以冬、春季多发。多为散发，也可呈流行性，特别是在集体儿童机构中常见。患者和无症状带菌者为本病传染源，主要经飞沫传播。潜伏期末至发病 6 周内均有传染性，尤以发病第 1 周卡他期传染性最强。人群普遍易感，但好发于婴幼儿。

2. 临床表现

(1) 潜伏期：多为 3～21 天，平均 7～10 天。

(2) 临床分期：根据发病机制和临床表现，将百日咳临床病程分为 3 期。

第 1 期(卡他期)：病期约 7～10 天，症状类似普通感冒，可有低热、咳嗽、流涕、喷嚏、流泪和乏力等。开始为单声干咳，2～3 天后热退，咳嗽反而加剧，昼轻夜重。

第 2 期(痉咳期)：病期 2～6 周，亦可常达 2 个月以上。此期常不发热，出现特征性的阵发性、痉挛性咳嗽，阵咳发作时有连续 10 余声甚至几十声短促的咳嗽，造成缺氧，继而深长吸气，由于声门痉挛狭窄，以致吸气时发出鸡鸣样吸气声，紧接着出现下一次痉咳，如此反复，直至排出大量黏痰甚至吐出胃内容物。痉咳频繁者可出现颜面浮肿，球结膜下出血或鼻出血。成人及年长儿可无典型的痉挛性咳嗽。

第 3 期(恢复期)：阵发性痉咳次数减少，鸡鸣样吸气声消失，患儿精神食欲逐渐恢复，本期约持续 2～3 周，但并发肺炎、肺不张等者，可迁延不愈。

此外，有些婴儿尤其是小婴儿症状可不典型，若出现反复发作的呼吸暂停、窒息、发绀和心动过缓，或有间歇的阵发性咳嗽也应注意百日咳的可能。年长儿和成人的不典型表现为咳嗽等症状轻，卡他期、痉咳期、恢复期均缩短，或无明显的阶段性，而仅表现为持续 2 周以上的咳嗽，可能与疫苗接种或感染后的再次感染有关。

(3) 并发症：支气管炎、肺炎最常见，中耳炎较常见，还可出现肺气肿及肺不张，在病情恢复后可消失。少数可有气胸、中毒性脑病、颅内出血、咯血、呕血、便血、直肠脱出等。

3. 实验室检查

(1) 血常规：发病第 2 周外周血白细胞计数和淋巴细胞计数开始升高，痉咳期白细胞一般为 $(20～40)×10^9/L$，最高可达 $100×10^9/L$，淋巴细胞占 60% 以上，如有继发感染，则中性粒细胞可增多。

(2) 鼻咽吸出物、鼻咽拭子等的 PCR 检查或培养可检测到百日咳杆菌核酸或分离到细菌，一次培养阴性不能排除百日咳。急性期采用 ELISA 检测患者血清百日咳特异性 IgM 抗体，对早期诊断有帮助，急性期与恢复期双份血清百日咳杆菌中和抗体有 4 倍以上升高。

4. 诊断

(1) 临床诊断病例：有可疑患者接触史，若体温下降后咳嗽反而加剧，尤以夜间为甚且无明显肺部体征，白细胞计数和淋巴细胞明显增高可做出临床诊断，确诊须依靠细菌学或血清学检查。

(2) 确诊病例临床诊断病例具有下列之一者即可确诊：①百日咳杆菌特异性核酸检测阳性；②分离出百日咳杆菌；③急性期与恢复期血清百日咳杆菌中和抗体有 4 倍以上的升高。

细菌分离培养及 PCR 检测最佳时机为发病 3～4 周内。

不同组织或国家当前使用的百日咳诊断标准见表 20-1。

表 20-1　不同组织或国家当前使用的百日咳诊断标准

组织或国家/年	临床标准	流行病学	实验室标准	病例分类
WHO/2003	医生诊断的百日咳病例，或患者咳嗽≥2 周，并具有≥1 个下列症状：①阵发性咳嗽；②吸气性回声；③咳嗽后呕吐，没有其他明显原因	无相应说明	分离出百日咳杆菌，或 PCR 方法检测到核酸序列，或双份血清学检测阳性	临床病例：符合临床标准，但没有实验室确认检测实验室确认病例：符合临床标准，并有实验室确诊
美国 CDC/2014	没有其他明显原因的咳嗽≥2 周，并具有≥1 个下列症状：阵发性咳嗽，或吸气性回声，或咳嗽后呕吐，或呼吸暂停（伴或不伴有发绀，仅适用于 1 岁以下婴儿）	接触过实验室确认病例	从临床标本中分离出百日咳杆菌；百日咳 DNA PCR 检测阳性	可能：满足临床标准，没有实验室确诊，并没有接触过实验室确认病例，或对于适用于 1 岁内婴儿：持续任何时长的咳嗽并具有至少以下 1 条：阵发性咳嗽，或吸气性"回声"或咳嗽后呕吐，或呼吸暂停（伴或不伴有发绀），且 PCR 阳性确诊：病程任意的急性咳嗽，从病床标本中分离出百日咳杆菌；或满足临床标准，且 PCR 阳性；或满足临床标准，且接触过实验室确诊的百日咳病例
法国/2009	患者咳嗽≥14 天，并具有下列症状之一：①回声；②呕吐；③发绀；④呼吸暂停	流行病学确诊：患者咳嗽≥7 天，并在过去 20 天内与生物学确诊病例有接触	患者咳嗽≥14 天，并具有：PCR 或培养阳性；距免疫>3 年，PT 抗体>100IU/ml 或相隔 1 月两次血清学的抗体满度 100%改变	无相应说明
EU/2008	咳嗽≥2 周，并具有下列 1 项：①阵发性咳嗽；②吸气性回声；③咳嗽后呕吐；或经医生诊断为百日咳患者或婴儿有呼吸暂停发作	人与人传播的流行病学联系	分离出百日咳杆菌核酸检测阳性；百日咳杆菌特异度抗体反应阳性	可疑病例：达到临床标准的患者可能病例：达到临床标准，并有流行病学关系的患者确诊病例：达到临床和实验室标准的患者

组织或国家/年	临床标准	流行病学	实验室标准	病例分类
澳大利亚/2014	咳嗽≥2周或阵发性咳嗽或吸气性回声或咳嗽后呕吐	流行病学证据：(1)两个人具有合理传播方式，且时间上当(a)其中一个具有传染性(从卡他期到咳嗽出现后3周)，且(b)另一个在接触后6～20天发病；(2)流行病学关联的多个病例中至少有一个具有实验室确诊证据或实验室可能证据	实验室确诊证据：百日咳杆菌培养阳性；检测到百日咳杆菌核酸；近期没有免疫接种的情况下双份血清显示针对百日咳杆菌全菌或特异抗原出现出血转化。实验室可能证据：近期没有免疫接种，百日咳杆菌全菌或特异抗原的抗体水平(IgG，IgA)明显变化(升高或降低)，或单次的抗PT IgG和(或)IgA高清度，或全细胞抗原的单位IgA高清度	可能病例：达到临床标准，并具有流行病学证据。确诊病例：具有实验室确诊证据，或实验室可能证据和临床证据
中国/2007	1.1 典型病例阵发性、痉挛性咳嗽，持续咳嗽≥2周 1.2 不典型病例婴儿有反复发作的呼吸暂停、窒息、青紫和心动过缓，或有间歇的阵发性咳嗽；青少年和成人具有不典型较轻症状、卡他期、痉咳期、恢复期症状都缩短或无明显的阶段性，而只表现持续四周以上的长期咳嗽	四季均有发病，春、夏季多发，该地区有百日咳流行，有与百日咳患者的密切接触史，无预防接种史	3.1 外周血白细胞计数及淋巴细胞明显增高 3.2 从痰、鼻咽部分泌物分离到百日咳杆菌 3.3 恢复期血清特异度抗体比急性期呈≥4倍增长	疑似病例 符合1.1、1.2任何一项的规定，或伴有流行病学史 临床诊断病例 疑似病例同时符合3.1的规定 确诊病例 临床诊断病例同时符合实验室检查中3.2、3.3项中的任何一项的规定

【鉴别诊断】

百日咳需要与以下疾病相鉴别：百日咳综合征：由副百日咳杆菌、腺病毒或呼吸道合胞病毒等引起，主要依靠细菌学或血清学进行鉴别；肺门淋巴结核、胸腺肥大等压迫气管或支气管引起阵咳；痉挛性支气管炎；喉、气管异物等。

【治疗原则】

1. 一般治疗及对症治疗

按呼吸道传染病隔离，隔离至发病后30天。保持室内安静、空气新鲜和适当温度、湿度。小婴儿可发生痉咳后窒息，应有专人守护。痉咳剧烈者可给予镇静剂，如苯巴比妥钠、地西泮等，痰黏稠可用祛痰剂，保持呼吸道通畅，呼吸困难及发绀者应予吸氧。

2. 抗菌治疗

卡他期及痉咳早期应用抗菌药物治疗可以减轻或阻断痉咳，首选红霉素或复方磺胺甲噁唑，疗程14～21天。

3. 免疫治疗

(1)肾上腺皮质激素：重症患者可应用激素，减轻症状，疗程1周左右。

(2)高效价免疫球蛋白治疗：应用含百日咳外毒素和丝状血凝素抗体的高价免疫球蛋白，能减少痉挛次数和缩短痉咳期。

4. 并发症治疗

肺不张并发感染者应给予抗菌药物治疗，注意体位引流。百日咳脑病发生惊厥时应予以镇静，出现脑水肿时静脉应用甘露醇脱水治疗。

【预防】

美国已不再使用含全细胞百日咳组分的疫苗，但部分其他国家还在使用。对于补种免疫，在有密切接触百日咳及白喉患者后建议进行。

常规推荐儿童接种白喉-破伤风-无细胞百日咳（DTaP）联合疫苗，并推荐 11～12 岁时进行含破伤风类毒素、减毒白喉类毒素和无细胞百日咳（TdaP）的单剂次加强免疫，随后终生按照每 10 年接种 1 剂次破伤风-白喉类毒素（Td）的策略进行破伤风类毒素和减毒白喉类毒素接种。

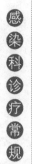

第二十一章　猩　红　热

猩红热是 A 组链球菌引起的急性呼吸道传染病，其临床特征为发热、咽峡炎、全身弥漫性鲜红色皮疹和疹退后明显脱屑，少数患者病后可出现变态反应性心、肾、关节损害。

【诊断标准】

1. 流行病学史

全年均可发生，但冬春季节为多。多见于温带地区。传染源主要是患者和带菌者，猩红热自发病前 24 小时至疾病高峰期传染性最高。主要经飞沫传播。本病可发生于任何年龄，但以儿童最为多见，特别是幼托单位及小学。

2. 临床表现

潜伏期 1～7 天（一般为 2～5 天）。临床表现差异较大，一般可分为四个类型。

（1）普通型：在流行期间大多属于该型，临床表现为发热，可达 39℃ 左右，可伴有头痛、全身不适等全身中毒症状。咽峡炎和急性扁桃体炎表现有咽痛、吞咽痛、咽和扁桃体充血及扁桃体上有黄白色脓性渗出液，易拭去。可伴颌下及颈淋巴结肿大。皮疹于发热 24 小时内出现，开始于耳后、颈部及上胸部，然后迅速蔓延至全身，典型皮疹为在全身皮肤弥漫充血基础上，广泛散布针尖大小的点状猩红色丘疹，可融合成片，皮疹压之褪色，可有痒感，部分患者可见带有黄白色脓头且不易破溃的粟粒疹。皮肤皱褶处皮疹密集或由于摩擦引起皮下出血，产生紫红色线条，称"线状疹"。面部充血潮红而无皮疹，口鼻周围充血不明显，称为"口周苍白圈"，腭部黏膜充血或出血性黏膜疹。病程初期舌覆白苔，红肿的舌乳头凸出于白苔之外，称为"草莓舌"，2～3 天后白苔脱落，舌面光滑呈肉红色，乳头仍凸起，称为"杨梅舌"。皮疹多于 48 小时达高峰，然后按照出疹先后顺序消退，2～3 天内退尽，重者可持续 1 周左右。疹退后开始皮肤脱屑。

（2）脓毒型：咽峡炎很显著，渗出物多，往往形成脓性假膜，局部黏膜可坏死而形成溃疡。细菌扩散到附近组织，形成化脓性中耳炎、鼻窦炎、乳突炎及颈淋巴组织炎，还可引起脓毒症。

（3）中毒型：毒血症突出，有高热、头痛、剧烈呕吐，甚至神志不清，并发中毒性心肌炎及感染性休克。咽峡炎不重但皮疹很明显，可为出血性。可出现中毒性胃肠炎、肝炎和急性肾功能不全等，病死率很高。

（4）外科型：包括产科型，病原菌从伤口或产道侵入而致病，无咽峡炎。皮疹首先出现在伤口周围，然后向全身蔓延。一般症状较轻，预后较好。

3. 实验室检测

（1）外周血白细胞总数增高。可达 $(10～20) \times 10^9/L$，中性粒细胞在 80% 以上，严重者可出现中毒颗粒。出疹后嗜酸粒细胞增多，可达 5%～10%。并发肾炎时可出现尿蛋白、红细胞及管型。

（2）咽拭子或其他病灶的分泌物培养可有 A 组链球菌生长，免疫荧光法检测咽拭子涂片进行快速诊断。恢复期血清中和抗体或特异性 IgG 抗体滴度比急性期有 4 倍以上升高。

4. 诊断

临床上具有猩红热特征性表现,周围血白细胞高达(10～20)×10⁹/L,中性粒细胞占80%以上。咽拭子、脓液培养获得 A 组链球菌者为确诊病例。病史中有与猩红热或咽峡炎患者接触者,有助于诊断。

【鉴别诊断】

在出疹前咽峡炎要与白喉等其他急性咽峡炎相鉴别。猩红热皮疹还要与麻疹、风疹、药疹、金黄色葡萄球菌感染等相鉴别。

【治疗原则】

1. 一般治疗

包括急性期卧床休息,呼吸道隔离。

2. 病原治疗

目前多数 A 组链球菌对青霉素仍敏感,首选青霉素 G 治疗,对青霉素过敏者可用第一代或第二代头孢菌素(有青霉素过敏性休克史者不可用头孢菌素),疗程均需 10 天。青霉素过敏者可选用大环内酯类抗生素,如阿奇霉素、克拉霉素或红霉素。对于耐红霉素且无法使用 β–内酰胺类抗生素的菌株,可选择克林霉素。磺胺类、氟喹诺酮类和四环素类不应用于治疗 GAS 性咽炎,因为 GAS 对其耐药率高,而且即使是敏感菌株,这些药物也经常不能将 GAS 从咽部根除。

苄星青霉素可有效预防 A 组链球菌感染后的急性风湿热,但能否预防链球菌感染后肾小球肾炎尚不明确。因此,在疾病疗程结束后,可选择苄星青霉素肌内注射预防。

3. 对症治疗

若发生感染中毒性休克,要积极补充血容量,纠正酸中毒,给予血管活性药物等,对化脓性病灶,必要时切开引流或手术治疗。

第二十二章　人感染猪链球菌病

人感染猪链球菌病是人类感染猪链球菌 2 型所致的一种人畜共患性疾病。病猪为主要传染源。主要传播途径为宰杀病(死)猪，切割、清洗病(死)猪肉等，经损伤皮肤感染。进食未煮熟、未煮透的病猪肉也可能造成感染。本病在全球既有散发病例存在，又有疫情的暴发流行。临床基本表现为脓毒症，部分患者发展为中毒性休克综合征(TSS)或/和链球菌脑膜炎综合征(SMS)。

【诊断标准】

1. 流行病学

起病前 7 天内有与病(死)猪等家畜直接接触，尤其是皮肤、黏膜破损者宰杀病(死)猪，切洗加工或销售病(死)猪，埋葬病(死)猪等。

2. 临床表现

潜伏期数小时至 7 天，一般为 2～3 天。临床表现急性起病，轻重不一，早期类似感冒，常有畏寒、发热、头痛、乏力、腹痛及腹泻等全身中毒症状。根据临床表现的不同，可分为以下 4 种类型。

(1) 普通型：起病较急，发热、畏寒、头痛、头晕、全身不适、乏力，部分患者有恶心、呕吐、腹痛、腹泻等表现，无休克、昏迷表现。

(2) 休克型：在全身感染基础上出现血压下降，成人收缩压低于 90mmHg(1mmHg=0.133kPa)，脉压小于 20mmHg，伴有下列两项或两项以上：①肾功能不全；②凝血功能障碍或弥散性血管内凝血；③肝功能不全；④急性呼吸窘迫综合征；⑤全身皮肤黏膜瘀点、瘀斑，或眼结膜充血；⑥软组织坏死、筋膜炎、肌炎、坏疽等。

(3) 脑膜炎型：发热、畏寒、全身不适、乏力、头痛、呕吐。重者出现昏迷。脑膜刺激征阳性，脑脊液呈化脓性改变。

(4) 混合型：兼有休克型和脑膜炎型表现。

3. 实验室检查

(1) 常规检查：外周血白细胞计数显著升高(重症患者可降低或正常)，中性粒细胞比例升高。严重者可出现血小板下降。尿蛋白阳性，偶可出现酮体阳性。部分患者出现肝肾功能损害，重症患者可出现代谢性酸中毒、呼吸性碱中毒及 I 型呼吸衰竭，晚期可出现呼吸性酸中毒及 II 型呼吸衰竭。化脓性脑膜炎患者，颅内压增高，白细胞明显增高，常达 $500×10^6$/L 以上，以多核细胞为主，蛋白增高，糖和氯化物降低。

(2) 病原学鉴定：猪链球菌的实验室检测主要是对细菌培养所获得的菌株分离后进行生化鉴定、血清分型以及特异性基因检测。目前尚无成熟的特异性抗体检测方法。

4. 诊断

综合患者的流行病学史、临床表现和实验室检查结果进行诊断，并应注意排除与本病表现相似的其他疾病。

(1) 疑似病例：发病前 7 天内有与病(死)猪等家畜直接接触史，具有急性全身感染中毒表现；或在上述流行病学资料基础上，外周血白细胞总数及中性粒细胞比例增高。

(2) 临床诊断病例：具有上述流行病学史，出现 TSS 或 SMS 表现或同时存在 TSS 和 SMS 表现。

(3) 确诊病例：疑似病例或临床诊断病例无菌部位标本培养分离出猪链球菌和(或)特异性基因检测阳性。

【鉴别诊断】

本病需要与葡萄球菌和其他链球菌引起的中毒性休克综合征、其他革兰阳性细菌败血症、感染性休克、暴发型流行性脑脊髓膜炎、肾综合征出血热等疾病相鉴别。

【治疗原则】

治疗原则为早发现、早诊断、早治疗。

1. 支持及对症治疗

隔离，加强护理。吸氧，退热(物理退热为主，化学药物为辅)。加强支持治疗，保证水、电解质及能量平衡。

2. 病原治疗

抗菌治疗原则：早期、足量，必要时联合用药。除四环素族抗生素外，猪链球菌 2 型对青霉素、头孢菌素、氟喹诺酮类、万古霉素等大部分抗生素均敏感。因猪链球菌 2 型易引起化脓性脑膜炎，故首选可透过血–脑屏障的青霉素、头孢曲松、头孢噻肟等。

3. 对症治疗

(1) 抗休克治疗：抗休克治疗原则同其他细菌感染中毒性休克的治疗。包括扩容、纠酸、血管活性药物、强心药物及糖皮质激素的使用等。

(2) DIC 治疗：患者有出血表现，血小板减少或进行性下降，凝血酶原时间(PT)延长 3 秒以上，应高度怀疑 DIC 存在。治疗原则：病原治疗(抗生素)，支持替代治疗，必要时肝素抗凝治疗。

(3) 脑膜炎的治疗：除使用易透过血–脑屏障的抗菌药治疗外，主要是对症治疗：脱水、抗惊厥、抗昏迷治疗。

4. 糖皮质激素使用

应用糖皮质激素的目的是抑制机体异常的免疫病理反应，减轻全身炎症反应，从而改善休克和脑膜炎的症状。应用指征如下：①经过积极的补液治疗，仍需血管活性药物维持血压；②有明显脑膜刺激征或脑水肿表现者。

推荐药物为琥珀酸氢化可的松 200～300mg，分 2～3 次静脉给药，连续应用 7 天后逐渐减量。

第二十三章 霍　乱

霍乱是由 O1 和(或)O139 血清群霍乱弧菌引起的肠道传染病,为我国《传染病防治法》规定管理的甲类传染病。起病急,传播快,典型临床表现为剧烈腹泻、呕吐、脱水、肌肉痉挛、循环衰竭、严重电解质紊乱与酸碱失衡及急性肾功能衰竭等。

【诊断标准】

1. 流行病学

夏、秋季流行,四季散发。患者和带菌者为传染源,主要通过污染的水或食品尤其是水产品传播。人群普遍易感,隐性感染居多。只有 1%~25% 的感染者会出现症状,有症状的患者中有 10%~20% 发生严重疾病。发病前 5 天内到过霍乱流行区、有进食海(水)产品或不洁饮食史、与霍乱患者或带菌者有密切接触史或共同暴露史,视为流行病学史阳性。

2. 临床表现

潜伏期为 5 日,多为 24 小时内至 5 天。典型患者突然发病,少数有疲乏、头昏、腹胀等前驱症状,临床经过分三期。

(1) 泻吐期:表现为无痛性剧烈腹泻,水样便(黄水样、清水样、米泔水样或血水样)。多伴腓肠肌痛性痉挛。先腹泻后呕吐。成人一般无发热。本期持续约数小时或至 1~2 日。

(2) 脱水期:严重泻吐引起水和电解质丢失,患者迅速出现脱水和周围循环衰竭。脱水可达 0.5~1L/h,由于脱水的严重并发症,使霍乱成为最快速致死的传染病之一。表现为口渴、声音嘶哑、眼眶凹陷、皮肤干燥或弹性消失、意识障碍,继而血压下降、肾前性氮质血症、严重的低钠血症、低钾血症和代谢性酸中毒等。此期一般为数小时至 2~3 日。

(3) 恢复期:脱水纠正后,症状逐渐消失而恢复正常,尿量增多。约 1/3 患者出现反应性发热,38~39℃,持续 1~3 日可自行消退。

3. 临床类型

霍乱病情轻重不一,无症状带菌者,排菌 5~10 天。按临床表现和脱水程度分为轻、中、重三型,见表 23-1。

表 23-1　各型霍乱患者临床表现

临床表现	轻型	中型	重型
便次(次/日)	<10	10~20	>20
大便性状	有粪质	无粪质,米泔样	米泔样
神志	正常	淡漠或烦躁	极度烦躁、昏迷
皮肤弹性	正常或略差	干燥、缺乏弹性	无弹性
声音嘶哑	无	轻	失声
发绀	无	有	明显
眼眶凹陷	稍陷	明显下陷	深凹,眼不能闭
指纹	不瘪	皱瘪	干瘪

临床表现	轻型	中型	重型
肌痉挛	无	有	明显
听力减退	无	有	失听
脉搏	正常	细速	微弱而速，或摸不到
收缩压	正常	70~90mmHg	<70mmHg，或测不到
24小时尿量	减少	<500ml	<200ml
血浆比重	1.025~1.030	1.031~1.040	>1.040
脱水程度 （相当体重）	成人2%~3% 儿童<5%	成人4%~8% 儿童5%~10%	成人>8% 儿童>10%

另有中毒型霍乱（又称"干性霍乱"）：以休克为首发症状，而吐泻不显著或缺如，病情急、发展快，多死于循环衰竭。

4. 实验室检查

（1）血液检查：血液浓缩致红细胞、血红蛋白及红细胞压积增高，白细胞计数增高[（15~40）×10⁹/L]，中性粒细胞数及单核细胞数增高。病初，血清钾、钠在正常范围，补液后降低。尿素氮增高。碳酸氢钠降低。

（2）尿检查：可有蛋白、红细胞、白细胞和管型，比重为1.010~1.025。

（3）粪便检查：①粪常规：稀水样便，镜检可见少许白细胞；②直接悬滴及制动试验：动力＋制动试验阳性，可作为初筛诊断；③涂片染色：镜下见革兰阴性弧菌，呈鱼群状排列。

（4）细菌学检查：①粪便、呕吐物或肛拭子细菌培养分离到O1和（或）O139群霍乱弧菌；②粪便、呕吐物或肛拭子标本霍乱毒素基因PCR检测阳性（CDC检测是否为产毒株，用于指导后期治疗隔离）；④粪便、呕吐物或肛拭子标本霍乱弧菌快速辅助检测试验阳性（胶体金抗原检测）。

（5）血清学检查：有凝集试验、杀弧菌试验及毒素中和试验，可作为回顾性诊断。

5. 诊断

（1）带菌者：无临床表现，但粪便、呕吐物或肛拭子细菌培养分离到O1和（或）O139群霍乱弧菌。

（2）疑似诊断病例：具备以下情况之一者即可诊断。

①霍乱患者或带菌者有密切接触史或共同暴露史，霍乱轻型病例（无腹痛腹泻，可伴有呕吐、常无发热和里急后重表现，少数病例可出现低热（多见于儿童）、腹部隐痛或饱胀感，个别病例有阵发性绞痛）。

②霍乱轻型病例，粪便、呕吐物或肛拭子标本霍乱毒素基因PCR检测阳性。

③霍乱轻型病例，粪便、呕吐物或肛拭子标本霍乱弧菌快速辅助检测试验阳性。

④霍乱中毒性病例（干性霍乱，在霍乱流行期出现无泻吐或泻吐较轻，无脱水或仅轻度脱水，但有严重中毒性循环衰竭），粪便、呕吐物或肛拭子标本霍乱毒素基因PCR检测阳性。

⑤霍乱中毒性病例，粪便、呕吐物或肛拭子标本霍乱弧菌快速辅助检测试验阳性。

⑥霍乱中重型病例，腹泻次数频繁或剧烈，粪便性状为水样便，伴有呕吐，迅速出现脱水或严重脱水，循环衰竭及肌肉痉挛(特别是腓肠肌)等休克表现。

(3) 临床诊断病例：符合下列情况之一者即可诊断。

①具备霍乱临床表现，轻型病例、中重型病例、中毒性病例之一，在腹泻病患者日常用品或家居环境中检出 O1 群和(或)O139 群霍乱弧菌。

②在一起确认的霍乱暴发疫情中，暴露人群中具备霍乱临床表现，轻型病例、中重型病例、中毒性病例之一。

(4) 确诊病例

①具备霍乱临床表现，轻型病例、中重型病例、中毒性病例之一，同时粪便、呕吐物或肛拭子细菌培养分离到 O1 群和(或)O139 群霍乱弧菌。

②在疫源检索中，粪便培养检出 O1 群和(或)O139 群霍乱弧菌前后各 5 天内有腹泻症状者。

【鉴别诊断】

与细菌性食物中毒、急性细菌性痢疾、病毒性肠炎、大肠埃希菌性肠炎等相鉴别。

【治疗原则】

1. 一般处理

应严格按肠道传染病隔离，其排泄物需作彻底消毒。

2. 补液疗法

及时、正确、足量的液体疗法是治疗霍乱的关键，如果患者得到适当治疗，病死率会大大降低。补液应考虑累积损失量、当前损失量、继续损失量和日需要量。首先需要计算液体总量、然后是液体成分，最后是补液速度。

(1) 口服补液：轻、中度患者可口服补液盐(ORS)治疗。服用方法：50ml/kg 服用 4 小时治疗轻度脱水，100ml/kg 治疗中度脱水。每次腹泻增加口服补液 10ml/kg(最大量至 240ml/kg)。4 小时后脱水需要重新评估。如果脱水症状仍存在，应给予相同液体反复补液。呕吐患者，如果不伴有肠梗阻和其他禁忌，少量多次口服补液，逐渐提高补液量。

WHO 和联合国儿童基金会建议采用低渗透压溶液，与原来的口服补液盐配方相比，可减少呕吐发生率。运动饮料、苏打水、果汁等饮料，钠含量低，糖含量高，影响钠-糖耦联转运，其高糖所致的高渗状态可能使液体丢失加重，不符合补液标准。

(2) 静脉补液：病情严重者需静脉补液，遵循先盐后糖、先快后慢、纠酸补钙、见尿补钾的原则。静脉输液的量与速度依据脱水程度而定。可给予林格尔乳酸溶液。一旦患者能够喝水，必须立即补水。

具体补液方法：以体重 50kg，严重脱水占体重 10%为例。

①扩容：血流灌注不足的患者应静脉输等渗液补足容量。可用林格氏液或 0.9%氯化钠，重度脱水可 1000ml 输液 20～30 分钟以上。目标是恢复外周血流灌注，维持正常血压、心律。

②累积损失量补充：用 0.45%的盐水，按照 500ml/h 的速度补充 8 小时，确认有尿，再补钾。

③继续损失量补充：如在补液过程中仍然有腹泻，需要估测腹泻量并补充。

④每日需要量补充：设为 1500ml，可在最初 8 小时补足累积丢失量后，将 1500ml

在剩余 16 小时输注。

临床常用静脉输液液体组成见表 23-2。

表 23-2 临床常用静脉输液液体组成

溶液	渗透压 mOsm/L	Na+ mmol/L	Cl- mmol/L	K+ mmol/L	Ca2+ mmol/L	Mg2+ mmol/L	乳酸根	葡萄糖 g/L
5%葡萄糖	280	—	—	—	—	—	—	50
0.9%氯化钠	310	154	154	—	—	—	—	–
0.6%氯化钠	203	102	102	—	—	—	—	–
0.45%氯化钠	155	77	77	—	—	—	—	–
5%葡萄糖+0.9%氯化钠	561	154	154	—	—	—	—	50
5%葡萄糖+0.45%氯化钠	406	77	77	—	—	—	—	50
林格液	309	147	156	4	2～2.25	—	—	—
乳酸林格液	275	130	109	4	1.5	—	28	—
3%氯化钠	1025	513	513	—	—	—	—	—
5%氯化钠	1710	853	853	—	—	—	—	—

3. 抗菌药物治疗

可减少排菌量，缩短排菌期和病程，作为液体疗法的辅助治疗。可选用诺氟沙星、环丙沙星、多西环素、呋喃唑酮、磺胺等。

4. 抑制肠道分泌药物

氯丙嗪、盐酸小檗碱(黄连素)、消旋卡多曲等。

5. 对症治疗

预防心衰和急性肺水肿。休克者必要时可酌情使用血管活性药物。

第二十四章　伤寒、副伤寒

第一节　伤　寒

伤寒是由伤寒沙门菌引起的急性肠道传染病，临床表现以持续高热、神经和消化系统中毒症状、相对缓脉、玫瑰疹、肝脾肿大、白细胞减少等为特征。肠出血、肠穿孔是最重要的并发症。

【诊断标准】

1. 流行病学

伤寒属我国《传染病防治法》规定管理的乙类传染病。患者和带菌者是传染源，病原体主要从粪便排出，尿液偶有排菌。慢性带菌者指恢复期排菌超过 3 个月者，以胆系带菌为主。经粪-口途径传播，可通过被污染的水或食物、日常生活密切接触以及苍蝇、蟑螂媒介传播。人群普遍易感，病后获得持久免疫力。

2. 病原学

伤寒沙门菌又称伤寒杆菌，革兰染色阴性，抗原构造包括菌体抗原(O)、鞭毛抗原(H)、表面抗原(Vi)；不产生外毒素，能产生毒力较强的内毒素。

3. 临床表现

潜伏期2～60天，多为7～14天，典型伤寒自然病程约4周，可分为4期。

(1) 初期：病程第 1 周，发热是最早出现的症状，起病缓慢(75%～90%)，体温阶梯上升达 39～40℃，伴畏寒而少寒战，热退时出汗不明显。常伴有全身不适、乏力、食欲减退、咽痛、咳嗽等症状。

(2) 极期：病程第 2～3 周，常有伤寒的典型表现。

①高热：多数(50%～75%)呈稽留热，少数可呈弛张热或不规则热型，持续 10～14 天；②消化道症状：食欲不振、腹胀，多有便秘，亦可腹泻，舌苔厚腻，右下腹可有轻度压痛；③神经系统症状：与疾病严重程度呈正比，特殊中毒面容(表情淡漠无欲状)、反应迟钝、听力下降，重者可有谵妄、昏迷或出现脑膜刺激征(虚性脑膜炎)；④相对缓脉(20%～73%)或重脉，小儿患者或并发中毒性心肌炎时相对缓脉不明显；⑤肝脾肿大：多数患者(60%～80%)病程第 6 日出现脾肿大，质软可伴触痛，部分患者(30%～40%)出现肝肿大，质软可伴触痛，重者出现黄疸，肝功能有明显异常者提示中毒性肝炎；⑥玫瑰疹：病程 6～13 天，部分患者(20%～40%)皮肤出现淡红色斑丘疹(玫瑰疹)，直径 2～4mm，10 个左右，压之褪色，胸腹为多，2～4 天内消失。

(3) 缓解期：病程 3～4 周，体温出现波动并逐渐下降，患者仍觉虚弱，食欲逐渐好转，腹胀减轻，脾肿大开始回缩，本期有并发肠出血、肠穿孔的危险。

(4) 恢复期：病程 4～5 周，体温恢复正常，食欲好转，症状、体征恢复正常。

4. 临床分型

(1) 普通型：具有上述典型临床表现。

(2) 轻型：发热 38℃ 左右，全身中毒症状轻，病程短，2 周左右痊愈。

(3) 暴发型：高热、畏寒，可有中毒性脑病、心肌炎、肝炎、肠麻痹、休克等严重中毒症状，可并发弥漫性血管内凝血(DIC)等。

(4) 迁延型：起病与普通型相似，发热持续不退，病程可长达两个月左右，多见于合并慢性血吸虫病者。

(5) 逍遥型：症状轻微，患者照常工作，可因突发肠出血、肠穿孔就医。

复发：热退后 1~3 周再次出现发热、食欲减退等，与初次发病临床表现相似。血培养又可转为阳性。一般症状较轻，病程较短。

再燃：体温逐步下降尚未至正常时再度升高，血培养常阳性。

老年伤寒临床表现多不典型，体温多不高，神经系统与心血管系统症状严重，病程迁延，恢复慢。儿童患者年龄越小，临床表现越不典型。学龄期儿童症状与成人类似，但以轻型为主，相对缓脉、玫瑰疹少见，中毒症状较轻，但呕吐、腹泻、便秘等消化道症状、肝脾大较多见，外周血白细胞不减少甚至增多。并发症以支气管炎为多，肠穿孔与肠出血少见。

5. 并发症

(1) 肠出血：多见于病程第 3 周，可为大便潜血阳性至大量血便，出血量多者可并发休克。进食粗糙食物、腹泻等为诱发因素。

(2) 肠穿孔：为最严重并发症，多见于病程第 3 周，可有右下腹剧痛等急腹症表现。

(3) 中毒性心肌炎：常见于病程第 3 周，有严重毒血症者多见，可表现为心率增快、心律不齐、第一心音低钝、血压偏低。心电图可有 P–R 间期延长、T 波和 ST 段下降、变平。

(4) 中毒性肝炎：常见于病程 1~3 周，主要特征为肝肿大伴压痛、肝功能异常，随病情好转而复常。

(5) 其他可并发肺炎、溶血性尿毒症综合征、急慢性胆囊炎、溶血性贫血、DIC、骨髓炎等。

6. 实验室检查

(1) 血常规：白细胞总数可减少，$(3~4) \times 10^9/L$，中性粒细胞减少，嗜酸粒细胞减少或消失。白细胞减少伴核左移常见于成人，而白细胞增多更常见于儿童。如果在疾病的第 3 周观察到白细胞增多，应怀疑肠穿孔可能。

(2) 细菌培养：①血培养是确诊依据，病程 1~2 周阳性率 70%~90%；②粪便培养在病程 3~4 周阳性率可达 75%；③骨髓培养阳性率比血培养高，达 90%；④其他：玫瑰疹刮出物培养、十二指肠引流胆汁培养、尿培养。

(3) 免疫学检查：肥达反应：病程 1 周后开始阳性，逐步升高，"O"抗体≥1:80，"H"抗体≥1:160；或双份血清抗体 4 倍增高有辅助诊断意义。

(4) 核酸 PCR 检测：检出率可达 85% 左右，通常高于血培养，但易出现产物污染，有待于标准化。

7. 诊断

可依据流行病学资料、临床表现及肥达反应做出临床诊断，但确诊以检出致病菌和(或)

恢复期血清特异性抗体效价 4 倍升高为依据。

(1) 带菌者：无临床症状，从粪便中分离到伤寒沙门菌。

(2) 疑似病例：符合下列两项者：①伤寒流行季节和流行区，有伤寒患者接触史或进食不洁饮食史者有不明原因持续发热 1～2 周以上；②临床出现特殊中毒面容、相对缓脉、皮肤玫瑰疹、肝脾肿大；③不明原因持续发热伴血常规异常(嗜酸性粒细胞减少或消失，白细胞总数正常或低下)。

(3) 临床诊断病例：长期不明原因发热的疑似病例符合下列任何一项者：①骨髓象中有伤寒细胞(戒指细胞)；②肥达反应"O"抗体凝集效价≥1:80，"H"抗体凝集效价≥1:160)。

(4) 确诊病例：临床诊断病例符合下列任何一项者：①恢复期血清特异性抗体效价增高 4 倍以上；②从血、骨髓、尿、粪便、玫瑰疹刮取物、胆汁等任一种标本中分离到伤寒沙门菌。

【鉴别诊断】

需与上呼吸道病毒感染、斑疹伤寒、急性粟粒性肺结核、革兰阴性杆菌败血症、恶性组织细胞病等相鉴别。

【治疗原则】

1. 一般治疗

按肠道传染病隔离，临床症状消失后连续 2 次大便培养阴性可解除隔离。便秘者可予低压盐水灌肠，禁用泻药，并给予对症处理、补液治疗等。发热期卧床休息，宜进食富含营养的流质或半流质易消化饮食，热退后食欲好转，亦应避免进食多渣及硬而难消化的食物，以避免诱发肠出血和肠穿孔。热退 2 周后逐渐恢复正常饮食。

2. 病原治疗

病原治疗是关键。对于中毒症状重者，初始治疗选择静脉滴注，症状改善后可改为敏感的口服药物。成人首选氟喹诺酮类，总疗程 14 天。第三代头孢菌素如头孢曲松、头孢噻肟、头孢他啶、头孢哌酮等，疗效良好、毒副作用低，尤适用于儿童、孕妇和哺乳期妇女，疗程 14 天；也可使用阿奇霉素，疗程 7 天。氯霉素、氨苄西林、复方磺胺甲噁唑可用于对其敏感者。对于广泛耐药菌株(耐氨苄西林、氯霉素和复方磺胺甲噁唑、氟喹诺酮、三代头孢菌素)，需用碳青霉烯类抗生素，疗程为 7～14 天。

3. 并发症治疗

并发肠出血者应禁食，大量出血者应止血、输血等。肠穿孔伴腹膜炎者宜及早手术治疗。中毒性肝炎、心肌炎者予保肝、营养心肌药物等。有严重毒血症(如中毒性心肌炎)的危重患者可在足量有效抗生素治疗及支持疗法下，并用肾上腺皮质激素。

第二节 副 伤 寒

副伤寒包括甲、乙、丙三种，属我国《传染病防治法》规定管理的乙类传染病。是由甲、乙、丙副伤寒沙门菌经消化道传播引起的急性肠道传染病。流行病学特点与伤寒相同，但发病率较伤寒低。病理变化与伤寒相似，肠道病变较少而表浅。

副伤寒甲和副伤寒乙的潜伏期 8～10 天，病程分别约 3 周和 2 周。临床表现与伤寒相似，但总体情况为轻，病程较短。起病多呈弛张热，常先有急性胃肠炎症状，而全身中毒症状轻。皮疹较大色深，数量较多。肠黏膜病变轻，肠出血、肠穿孔等并发症少。

副伤寒丙临床表现有三种：伤寒型、胃肠炎型、败血症型。败血症型最多见，起病急骤，寒战、高热，热型不规则，皮疹多见，肝脾肿大，可出现黄疸。病程 1～3 周不等。在慢性基础病或免疫功能低下者以及儿童中，本病可发展为脓毒血症，可在全身各处引起化脓性并发症。

副伤寒临床表现与伤寒类似，确诊有赖于血、骨髓、大便等细菌培养结果。

副伤寒的治疗与伤寒相同。并发脓肿者应在抗菌治疗的同时，行手术切开排脓治疗。

第二十五章　细菌性痢疾

细菌性痢疾(简称菌痢)是由志贺菌属细菌引起的肠道传染病。为我国《传染病防治法》规定管理的乙类传染病。临床主要表现为发热、腹痛、腹泻、里急后重和黏液脓血便等，严重者有感染性休克和(或)中毒性脑病。终年散发，但以夏、秋季常见，并可引起流行。

【诊断标准】

1. 流行病学

急、慢性菌痢患者和带菌者均为传染源，经粪-口途径传播。急性典型菌痢患者排菌量大，传染性强；慢性菌痢病情迁延不愈，排菌持续时间长。人群普遍易感，以学龄前儿童和青壮年多发。病后可获得短暂免疫力，不同群、型之间无交叉免疫，故易重复感染。患者有不洁饮食史和(或)与菌痢患者接触史视为流行病学史阳性。

2. 临床表现

(1) 急性菌痢：潜伏期数小时至 7 天，多数为 1～3 天。起病急骤，畏寒、寒战伴高热，继以腹痛、腹泻和里急后重，黏液脓血便，并有中度全身中毒症状。重症患者伴有惊厥、头痛、全身肌肉酸痛，也可引起脱水和电解质紊乱。根据毒血症状及肠道症状轻重分为三型。

1) 普通型(典型)：急性起病，主要表现为高热，可达 38～40℃，常伴有畏寒、寒战、乏力、头痛、纳差等毒血症症状。腹痛、腹泻，大便每日 10～20 次，开始为稀便，有粪质，逐渐转变为黏液脓血便，粪质减少或消失。便次虽多，但量少，故不易引起脱水，伴里急后重。其他表现还有恶心、呕吐、左下腹压痛、肠鸣音亢进等。如治疗及时一般 1 周痊愈。

2) 轻型(非典型)：症状轻，不发热或低热，腹痛轻，腹泻次数少，大便每日 10 次以内，多为稀便，可带有黏液，一般无肉眼脓血便，里急后重感不明显。一般 3～7 天痊愈。

3) 中毒型：多见于 2～7 岁儿童，起病急骤，寒战、高热，体温达 40℃或以上，全身中毒症状重，伴精神萎靡、嗜睡、昏迷等，迅速发生呼吸和(或)循环衰竭，肠道症状较轻或缺如。此型病死率可高达 20%以上。据临床表现可分为以休克型、脑型和混合型。

①休克型(又称周围循环衰竭型)：以感染性休克表现为主，表现为面色苍白、皮肤花斑、四肢厥冷、口唇发绀、脉细速、血压下降、尿量减少、意识障碍等，重症病例休克不易逆转，并发 DIC、肺水肿、多器官功能衰竭(MSOF)等而危及生命。

②脑型(又称呼吸衰竭型)：以脑缺血、缺氧、脑水肿、颅内高压表现为主，甚至出现脑疝。表现为高热、剧烈头痛、频繁呕吐，出现烦躁不安、惊厥、嗜睡或昏迷等意识障碍，继而出现中枢性呼吸衰竭，可伴有急性呼吸窘迫综合征(ARDS)。查体可见瞳孔不等大、对光反射迟钝或消失，也可出现肌张力增高、腱反射亢进、病理征阳性等表现。

③混合型：兼有休克型和脑型两型的特点，包括循环系统、呼吸系统、中枢神经系统等多脏器功能衰竭，是最凶险的一型，预后最差，病死率极高。

(2) 慢性菌痢：菌痢反复发作或迁延不愈达 2 个月以上为慢性菌痢。根据临床表现可分为三型。

①慢性迁延型：急性菌痢发作后，病情迁延不愈，表现为反复腹痛、腹泻，大便常有黏液脓血，亦可腹泻、便秘交替。有左下腹压痛。大便间歇排菌。

②急性发作型：半年内有菌痢史，常因进食生冷食物或受凉、劳累等因素诱发，表现同急性典型菌痢，但程度较轻，可出现腹痛、腹泻、脓血便，发热常不明显。

③慢性隐匿型：一年内急性菌痢病史，症状消失，无临床症状。但大便培养持续阳性，乙状结肠镜检查可有异常发现。

3. 实验室检查

(1) 血常规：急性菌痢常有白细胞增多至(10～20)×10⁹/L，中性粒细胞增多，核左移，慢性病例有轻度贫血。

(2) 粪便常规：外观多为黏液脓血便，粪质少，镜检白细胞或脓细胞≥15/HPF(400倍)，可见红细胞、吞噬细胞。

(3) 病原学检查：粪便培养志贺菌阳性。

(4) 乙状结肠镜检查：急性菌痢结肠黏膜弥漫性充血水肿，并有浅溃疡及渗出物，慢性期的肠黏膜多呈颗粒状，有时可见息肉或瘢痕等改变。

4. 诊断

(1) 疑似病例：腹泻，有脓血便、黏液便、水样便或稀便，伴里急后重症状，尚未确定其他原因引起的腹泻者。

(2) 临床诊断病例：同时具备流行病学史、临床表现、粪便常规异常［白细胞或脓细胞≥15/HPF(400倍)，可见红细胞、吞噬细胞］，并除外其他原因引起的腹泻。

(3) 确诊病例：临床诊断病例并具备粪便培养志贺菌阳性。

【鉴别诊断】

(1) 急性菌痢需与急性阿米巴痢疾、其他细菌引起的感染性腹泻、细菌性食物中毒、急性肠套叠、急性坏死性出血性小肠炎鉴别。中毒性菌痢需与流行性乙型脑炎、感染中毒性休克相鉴别。

(2) 慢性菌痢需与慢性阿米巴痢疾、直肠癌和结肠癌、慢性非特异性溃疡性结肠炎相鉴别。

【治疗原则】

1. 急性菌痢

(1) 一般治疗：休息，消化道隔离(症状消失、大便培养连续2次阴性为止)，易消化饮食，以流质或少渣半流食为主，可应用口服补液盐补液，必要时静脉补液，以保持水、电解质平衡。对痉挛性腹痛者，慎用抑制肠蠕动药物，以免延长病程和排菌时间。

(2) 抗菌治疗：应根据当地流行菌株药敏试验或患者大便培养的结果指导临床用药。成人常用喹诺酮类药物，如环丙沙星、左氧氟沙星等。也可选用头孢菌素类、磺胺类、氨基糖苷类等。疗程3～5天。

2. 急性中毒型菌痢

病势凶险，应及早采取综合性抢救措施。

(1) 一般治疗消化道隔离，监测生命体征，降温，补液及维持水、电解质平衡，纠正酸中毒等。

(2) 抗菌治疗宜先采用静脉给药，中毒症状好转后可序贯口服。可用喹诺酮类或头孢菌素类药物，总疗程 7～10 天。

（3）抗休克、防治脑水肿、DIC 的治疗，在有效抗菌治疗前提下短期使用肾上腺皮质激素。

3. 慢性菌痢

综合治疗为主，尽量分离出致病菌并取得药敏结果，据此选择适当的抗生素，可联合应用两种不同种类抗生素，并足量、多疗程用药(可 2～3 个疗程重复用药)，在疗程间歇期辅以微生态制剂治疗，常可有良好效果。

第二十六章　非痢疾杆菌感染性腹泻

感染性腹泻是由多种病原体感染引起、以排便次数增多(每日排便 3 次或以上)且粪便性状异常，如稀便、水样便、黏液便、脓血便或血便等，可伴有恶心、呕吐、腹痛、里急后重等，严重者可有发热和脱水等临床表现为特征的肠道传染病。我国非痢疾杆菌感染性腹泻的常见细菌病原体主要包括大肠埃希菌、空肠弯曲菌、沙门菌等。

【诊断标准】

1. 流行病学

全年均可发病，但具有明显季节高峰，发病高峰季节常随地区和病原体的不同而异，细菌性腹泻一般夏秋季节多发。发病者常有不洁饮食或饮水或生食史，或与腹泻患者、病原携带者接触史，或有流行地区居住或旅行史。食(水)源性感染常为集体发病并有共进可疑食物史。

大肠埃希菌(E. coli)为人体肠道正常菌群，有些大肠埃希菌为腹泻病原菌，如肠致病性大肠埃希菌(EPEC)、肠毒素性大肠埃希菌(ETEC)、肠侵袭性大肠埃希菌(EIEC)、肠出血性大肠埃希菌/产志贺毒素大肠埃希菌(EHEC/STEC)、肠集聚性大肠埃希菌(EAggEC)。近年来肠出血性大肠埃希菌(EHEC)特别受到关注，如 0157：H7 是引起溶血尿毒综合征的主要病原菌。肠致病性大肠埃希菌(EPEC)传染源主要是患者及带菌者，以粪-口途径为主要传播方式，人群普遍易感，但幼儿多见，5~6 月为发病高峰。肠毒素性大肠埃希菌(ETEC)患者和带菌者为主要传染源，主要通过被污染的水体、食品、牛奶、饮料等传播，可散发或暴发流行，多表现为"旅游者腹泻"或食物中毒，人群对 ETEC 普遍易感。肠侵袭性大肠埃希菌(EIEC)可通过污染水和食物引起暴发或流行，也可因接触传播形成散发病例，成人、儿童均可发病。肠出血性大肠埃希菌/产志贺毒素大肠埃希菌(EHEC/STEC)家禽和家畜为其储存宿主和主要传染源，患者和无症状携带者也是传染源之一，经消化道以及接触传播，人群普遍易感，但以老人、儿童为主，季节性明显，7~9 月为流行高峰。

1972 年比利时学者 Butzler 首次证实弯曲菌可引起人类急性腹泻，1980 年国际系统细菌学委员会将弯曲菌分为：空肠弯曲菌、结肠弯曲菌等，导致人类腹泻的主要是空肠弯曲菌。本病为人畜共患病，主要传染源是家禽、家畜和鸟类，患者和带菌者可为传染源。主要经食物和水传播，也可接触传播，人群普遍易感。弯曲菌感染呈世界性分布，世界各地的检出率均有增长趋势，发病率明显升高，已成为细菌性腹泻中最常见的致病菌之一，在发展中国家该菌感染在急性腹泻中仅次于志贺菌和沙门菌感染。全年均可发病，夏、秋季多发。

沙门菌感染性腹泻是指除伤寒及副伤寒以外的其他沙门菌感染。传染源为患者、带菌者、患病及带菌动物。以食源性和医源性传播为主，也可通过水源、接触传播。人群普遍易感，幼儿(尤其 1 岁以内)更加易感。全年均可发病，夏、秋季多发。

2. 临床表现

肠致病性大肠埃希菌(EPEC)轻症者不发热，大便每日 3~10 余次，黄色蛋花样，量较多，重症患者可有发热、呕吐、腹痛、腹胀，呈黏液便，腹泻严重可有脱水、酸中毒表现。成人常急性起病，脐周腹痛伴痢疾样大便。粪便镜检可见少许红、白细胞，偶可满视野，并有大量脂肪颗粒。

肠毒素性大肠埃希菌(ETEC)，潜伏期一般为 0.5～7 天。症状表现为分泌性腹泻，大便呈水样。伴有腹部痉挛、恶心、呕吐、头痛、肌痛，很少发热。病情轻重不等，有的仅有轻微腹泻，有的呈重症霍乱样，重度脱水、酸中毒，甚至死亡。

肠侵袭性大肠埃希菌(EIEC)临床表现与细菌性痢疾相似，临床上表现为发热、腹痛、腹泻、里急后重、黏液便或脓血便。

肠出血性大肠埃希菌/产志贺毒素大肠埃希菌(EHEC/STEC)主要临床表现为急性起病，常突发剧烈腹痛和腹泻，病初为水样便，数天后出现血性腹泻，低热或不发热。部分患者可伴恶心、呕吐及流感样症状。大便镜检极少见炎症渗出性细胞。多数患者表现为自限性疾病，2～9 天后可痊愈，少数患者可继发急性溶血尿毒综合征(HUS)以及血栓性血小板减少性紫癜。

弯曲菌肠炎感染平均潜伏期 3～5 天，主要症状为发热、腹泻、腹痛，少数伴有呕吐，粪便呈黄色水样便，部分为黏液便和脓血便，典型者脐周呈痉挛性绞痛。粪便镜检可见白细胞或多量红细胞及脓细胞。个别患者表现为菌血症、毒血症。近年来有报道在弯曲菌肠炎后可发生格林-巴利综合征，后者发生于多种感染后，血清学证明弯曲菌感染是其最常见原因，主要由空肠弯曲菌引起。

沙门菌感染可呈胃肠型、伤寒型和脓毒症型。胃肠型潜伏期多为 6～24 小时，急性起病，伴恶心、呕吐、腹痛、腹泻。婴幼儿较易发生脱水和电解质紊乱。粪便多为黄色或绿色稀水便，亦可带有黏液和血，粪便镜检可见较多的白细胞及红细胞，并可见巨噬细胞。

3. 实验室检查

(1)粪便常规检查：粪便性状改变，常为黏液便、脓血便或血便、稀便、水样便。黏液便、脓血便或血便，镜检可有多量红、白细胞，多见于沙门菌、侵袭性大肠埃希菌、肠出血性大肠埃希菌、弯曲菌所致的腹泻。稀便、水样便，镜检可有少量或无红、白细胞，多见于肠毒素性大肠埃希菌感染所致的腹泻。

(2)病原检测：从粪便、呕吐物、血液等标本中培养出感染性腹泻的相应病原菌，或特异性抗原、特异性核酸片段检测阳性。

4. 诊断

临床诊断应综合流行病学史(询问流行病学史十分重要，包括旅行史、饮用可疑的食物或水源、是否有同样发病者等)、临床表现和粪便常规检查等进行。病原菌确诊则应依据从粪便、呕吐物、血液等标本中培养出相应病原菌或检测特异性抗原、特异性核酸片段检测阳性。

(1)临床诊断病例：应同时符合临床表现、粪便常规检查，流行病学史供参考。

(2)确诊病例：临床诊断病例并具备病原检测阳性。

【鉴别诊断】

本病应与霍乱、伤寒、副伤寒、细菌性痢疾、阿米巴痢疾、其他病原体(如其他细菌、病毒、寄生虫等)感染性腹泻、非感染性腹泻做鉴别诊断。

【治疗原则】

与治疗其他感染性腹泻相似，应强调纠正脱水和支持治疗的重要性。大多数腹泻患者为自限性，是否应用抗生素治疗需要根据情况而定。

1. 补液治疗

补液是感染性腹泻的首要治疗措施，尤其是儿童、老年人、伴发热和腹泻量大的患者。目前仍然主张使用口服补液盐(ORS)，对于严重脱水的患者，或者伴明显呕吐不能进食的患者应予静脉补液。

2. 抗菌药物治疗

抗感染治疗不作为首选，因为大多数感染性腹泻呈自限性。对有腹痛、脓血便、伴发热等全身中毒症状者应经验性口服或静脉给予抗菌药物治疗，推荐使用氟喹诺酮类、三代头孢菌素等抗菌药物。新型肠道抗菌药物利福昔明是利福霉素的衍生物，该药口服后在胃肠道内不吸收，抗菌作用强，抗菌谱广，对沙门菌属、大肠埃希菌、志贺菌属等均有高度抗菌活性。弯曲菌感染的抗菌治疗应该首选大环内酯类抗生素，如阿奇霉素。肠出血性大肠埃希菌(例如O157)感染不推荐抗生素治疗。

3. 肠黏膜保护治疗

感染性腹泻患者不宜使用抑制肠蠕动的药物，这类药物能延缓细菌及其毒素的排泄，增加毒素吸收从而加重病情。肠黏膜保护剂主要有蒙脱石散剂(商品名思密达)，主要通过选择性固定及抑制消化道内的细菌及其毒素和保护损伤的肠道黏膜，以达到止泻效果，可用于腹泻的辅助治疗。

4. 纠正微生态失衡

益生菌对肠道有保护功能和(或)纠正肠道菌群的失衡。益生菌是肠道正常寄生的细菌，主要代表为嗜乳酸杆菌和双歧杆菌，有调节肠道菌群的作用，对腹泻有辅助治疗作用。

第二十七章　细菌性食物中毒

细菌性食物中毒是由于进食被细菌及其毒素污染的食物而引起的急性中毒性疾病，尤其是熟食保存不当或食品加热不彻底导致细菌大量繁殖经口食入而发病。引起细菌性食物中毒的病原菌有沙门菌属和变形杆菌属的某些血清型、副溶血性弧菌等，产肠毒素的金黄色葡萄球菌某些血清型和产外毒素的肉毒梭菌也能引起细菌性食物中毒。

【诊断标准】

1. 流行病学

饮食习惯、食物种类不同，所引起的细菌性食物中毒情况亦有较大的差别。日本细菌性食物中毒以副溶血性弧菌和金黄色葡萄球菌多见，美国以沙门菌和金黄色葡萄球菌多见，我国则以沙门菌、副溶血性弧菌和金黄色葡萄球菌最为常见，其次为致病性大肠埃希菌、变形杆菌、肉毒梭菌，近年蜡样芽孢杆菌食物中毒有增加的趋势。细菌性食物中毒以气温较高的夏、秋季多发。引起细菌性食物中毒的食物主要为动物性食品如变质的禽肉、畜肉、鱼虾蟹、蛋、奶类等及其制品，葡萄球菌污染剩饭、凉糕等其肠毒素引起中毒，豆制品、面类发酵食品、罐头食品引起肉毒中毒。

副溶血性弧菌食物中毒以海产品为主，我国沿海地区这种食物中毒暴发非常多见。沙门菌食物中毒以鼠伤寒沙门菌为常见。大肠埃希菌导致食物中毒常见的可分为肠毒素性大肠埃希菌(ETEC)、侵袭性大肠埃希菌(EIEC)及致病性大肠埃希菌(EPEC)。新近发现的食物中毒病原菌——酵米面黄杆菌是一种产毒素型黄杆菌，其食物中毒的病死率达32%。

2. 临床表现

细菌性食物中毒常为突然暴发的集体发病，其临床症状的轻重与进入人体的细菌、毒素的多少及人体抵抗力有关。老年人、儿童和有基础病者症状常较严重。急性起病，胃肠道症状明显，可有低热，病死率低，若及时抢救，一般病程短，预后良好(肉毒中毒除外)。细菌性食物中毒由于频繁的呕吐和腹泻可导致虚脱和脱水现象发生。

根据临床表现的不同，细菌性食物中毒又可以分为胃肠型食物中毒和神经型食物中毒两大类。

(1) 胃肠型食物中毒：在临床上比较常见，特点为潜伏期短，集体发病，大多数伴有恶心、呕吐、腹痛、腹泻等急性胃肠炎症状，常见于夏秋季。根据腹泻发生的机制不同，可分为感染型和毒素型两种。感染型是致病菌大量进入胃肠道繁殖，引起炎症反应；毒素型是某些致病菌产生肠毒素，促进肠液分泌、抑制水钠吸收，导致呕吐和腹泻症状，某些细菌可以产生内毒素引起发热等全身感染中毒症状。

(2) 神经型食物中毒：主要是肉毒梭菌毒素(外毒素)中毒。内毒梭菌毒素是目前已知最强烈的一种神经毒素，对运动神经与副交感神经有选择性抑制作用，抑制神经末梢传导的化学介质即乙酰胆碱的释放，引起肌肉麻痹，在临床表现上以神经系统症状为主，眼肌或舌咽肌甚至呼吸肌麻痹，患者出现眼睑下垂、复视、斜视、眼内外肌瘫痪，重者有吞咽、呼吸困难等。重症者亦可影响脑神经，若抢救不及时，病死率很高，但患者神志清楚，感觉存在。

3. 实验室检查

检测可疑食物、呕吐物或排泄物。细菌培养，生化鉴定，免疫学方法 ELISA、反向被动乳胶凝集法、乳胶凝集法、酶联荧光分析法、免疫沉淀法、免疫血清法、抗体印迹法等检测细菌及其毒素。荧光定量 PCR 技术检测病原菌的数量，如对沙门菌、肉毒梭菌、大肠埃希菌 O157∶H7 等的检测。生物芯片技术在食物中毒病原微生物的检测方面亦显示了快速检测的优势。

4. 诊断

根据进食可疑食物、共食者集体发病、流行季节和急性胃肠炎的临床表现可做出临床诊断；同时在可疑食物中和患者排泄物中检出上述病原菌可以确定诊断。神经型食物中毒在患者的粪便及血清中检测到相应的毒素可以明确诊断。

【鉴别诊断】

非细菌性食物中毒，包括化学毒物、生物毒物等食物中毒，散发性感染性腹泻等，区别要点是细菌性食物中毒的潜伏期短、找到共同的可疑食物、集体发病等特征。

【治疗原则】

本病的吐泻症状，应视为人体的保护性反应，如果症状不严重，无需进行止吐、止泻等对症治疗，而应根据吐泻引起水盐丢失程度及时补充液体及电解质即可。对病情严重者应予重视，需住院治疗或抢救。

1. 对症治疗

包括严重腹痛时可给予解痉药，如山莨菪碱、阿托品等，高热者给予退热药。

2. 补液治疗（可以参照霍乱补液治疗）

十分重要，脱水程度轻者可给予口服补液，恶心、呕吐不是口服补液的禁忌证。严重脱水者、呕吐严重不能口服补液者给予静脉补液，可用林格液、乳酸钠林格液，同时也可给予口服补液。

3. 病原治疗

视临床类型而定。一般的细菌性食物中毒病程自限，肠毒素引起的食物中毒抗菌药物的治疗作用不大，而对于侵袭性细菌如沙门菌、空肠弯曲菌、侵袭性大肠埃希菌、志贺菌等，应该给予抗菌药物治疗，如喹诺酮类、三代头孢菌素等可作为首选。

4. 神经型食物中毒患者的治疗

应该尽早应用多价抗毒素血清。

第二十八章 鼠 疫

鼠疫是由鼠疫杆菌(鼠疫耶尔森杆菌)引起的自然疫原性疾病和烈性传染病。本病是我国《传染病防治法》规定的甲类传染病,其主要传染源为鼠类和野生啮齿类动物(特别是野鼠和家鼠),染菌的鼠蚤为传播媒介,以鼠-蚤-人方式为腺鼠疫主要传播方式,肺鼠疫患者为人间鼠疫的重要传染源。临床主要表现为严重的感染中毒症状、淋巴结肿痛、出血倾向、肺部特殊炎症等。

【诊断标准】

1. 流行病学

发病前 10 天内到过动物鼠疫流行区、接触过鼠疫动物或患者、接触过来自鼠疫疫区的疫源动物、动物制品。

2. 临床表现

潜伏期 1~8 天,多为 2~3 天。

各型初期的感染中毒症状大致相同。主要表现为发热、寒战、头痛和身体疼痛、虚弱、恶心和呕吐。

(1)腺型鼠疫:约 90%的鼠疫病例为此型。表现为急性淋巴结炎,淋巴结肿胀,剧烈疼痛并出现强迫体位。

(2)肺型鼠疫:多继发于腺鼠疫,患者咳嗽、胸痛、咳痰带血或咯血,痰中含大量病菌。呼吸困难和发绀加重。

(3)败血型鼠疫:出现重度毒血症、休克综合征而无明显淋巴结肿胀。

(4)眼型鼠疫:重症结膜炎并有严重的上下眼睑水肿。

(5)肠型鼠疫:血性腹泻并有重症腹痛、高热及休克综合征。

(6)皮肤型鼠疫:皮肤出现剧烈痛性红色丘疹,其后逐渐隆起,形成血性水疱,周边呈灰黑色,基底坚硬。水泡破溃后创面也呈灰黑色。

(7)脑膜炎型鼠疫:剧烈头痛、昏睡、颈部强直、谵妄、颅压增高、脑脊液浑浊。

3. 实验室检查

(1)淋巴结穿刺液、血液、痰液,咽部或眼分泌物,或尸体脏器、管状骨骺端骨髓标本中分离到鼠疫杆菌。

(2)上述标本中针对鼠疫菌 caf1 及 pla 基因的 PCR 扩增阳性。

(3)上述标本中使用胶体金抗原检测、酶联免疫吸附试验或反向血凝试验中任何一种方法,检出鼠疫杆菌 F1 抗原。

(4)急性期与恢复期血清针对鼠疫杆菌 F1 抗原的抗体滴度呈 4 倍以上增长。

4. 诊断

(1)疑似诊断:具备流行病学史并有上述临床表现之一或实验室检查鼠疫杆菌 F1 抗原阳性者为鼠疫疑似诊断病例。

(2)确定诊断:疑似病例,同时具备实验室检查之(1)项,(2)+(3)项,或(4)项阳性者,确诊鼠疫诊断。

【鉴别诊断】

腺鼠疫应当与急性淋巴结炎、丝虫病、土拉菌病等鉴别。肺鼠疫应当与大叶性肺炎、吸入性炭疽等相鉴别。主要依据临床表现及痰液的病原学检查鉴别。皮肤鼠疫应当与皮肤炭疽相鉴别。败血型鼠疫需与其他原因所致败血症、钩端螺旋体病、流行性出血热、流行性脑脊髓膜炎相鉴别。

【治疗原则】

1. 一般治疗

强制住院，严格按甲类传染病消毒隔离。卧床休息，注意维持水、电解质平衡。发热＞38.5℃，或全身酸痛明显者，可使用解热镇痛药。高热者给予冰敷、酒精擦浴等物理降温措施。儿童禁用水杨酸类解热镇痛药。必要时可应用镇静安神、镇痛剂。

腺鼠疫肿大的淋巴结切忌挤压，皮肤病灶可予 0.5%～1% 的链霉素软膏涂抹，必要时可在肿大淋巴结周围注射链霉素并施以湿敷，病灶化脓软化后可切开引流。

2. 病原治疗

(1) 腺鼠疫：首选链霉素，成人首次 1g，以后 0.5g，q4h 或 q6h 肌注（2～3g/d）；体温降至 37.5℃ 以下，全身症状和局部症状好转后逐渐减量。体温恢复正常，全身症状和局部症状消失，按常规用量继续用药 3～5 天，疗程一般为 7～10 天。无法应用链霉素者可选用喹诺酮类或四环素类抗菌药物治疗。

(2) 肺鼠疫和鼠疫败血症：链霉素成人首次 2g，以后 1g，q4h 或 q6h 肌注（4～6g/d）。直到体温下降至 37.5℃ 以下，全身症状和呼吸道症状显著好转后逐渐减量。疗程一般为 10～20 天，链霉素使用总量一般不超过 90g。减量时要特别注意不要大幅度减量，防止病情反复。儿童参考剂量为 30mg/(kg·d)，q12h，并根据具体病情确定给药剂量。

(3) 其他型鼠疫的治疗：可参考腺鼠疫治疗方法。

(4) 皮肤鼠疫按一般外科疗法处置皮肤溃疡，必要时局部滴注链霉素或敷磺胺软膏。

(5) 眼鼠疫可用金霉素、四环素、氯霉素眼药水点眼，并用生理盐水冲洗。

(6) 有脑膜炎症状的患者，可联合应用氯霉素治疗，成人 50mg/(kg·d)，儿童（＞1岁）50mg/(kg·d)，q6h，静脉滴注，疗程 10 天，因氯霉素有抑制骨髓的副作用，治疗期间应监测血常规。

3. 支持治疗

对于合并感染性休克者应及时补充血容量、纠正酸中毒。在血容量补足的情况下，若血压仍然不升，可应用血管活性药物。可酌情使用肾上腺皮质激素。

对肺鼠疫患者应当进行呼吸监测，必要时可选用面罩吸氧或无创(有创)机械通气。

有 DIC 表现者，在给予血小板、新鲜冰冻血浆和纤维蛋白原等进行替代治疗的同时给予肝素抗凝，5～10U/(kg·h) 静脉注射维持，密切监测出凝血功能，调整治疗方案。

同时还应注意维护其他重要脏器的功能。

4. 预防性治疗

对鼠疫患者的直接接触者、疫区被跳蚤叮咬者、接触了染疫动物分泌物及血液者，以及鼠疫实验室工作人员操作鼠疫菌时发生意外事故者，均应当进行鼠疫预防性治疗（表 28-1）。

表 28-1 鼠疫预防性治疗药物用药指导原则

药物	对象	剂量	间隔时间(h)	给药途径	疗程(天)
四环素	成人	1~2g/d	6 或 12	口服	7
	儿童(8 岁以上)	25~50mg/(kg·d)	6 或 12	口服	7
多西环素	成人	100~200mg/d	12 或 24	口服	7
	儿童(8 岁以上)	100~200mg/d	12 或 24	口服	7
TMP/ SMZ 复方新诺明	成人	1.6g/d	12	口服	7
	儿童(2 岁)	40mg/(kg·d)	12	口服	7
环丙沙星	成人	400mg/d	12	口服	7
	儿童	在有其他抗菌药物选择的情况下，儿童尽量避免使用			

第二十九章 炭　　疽

炭疽是由炭疽杆菌引起的动物源性急性传染病，是人畜共患传染病。本病属我国《传染病防治法》规定的乙类传染病，但肺鼠疫按照甲类传染病管理。患病的食草动物(羊、牛、马等)为人类炭疽的主要传染源，人类直接接触病畜及其皮毛或通过进食染菌的畜产品感染，也可以通过吸入含有炭疽芽孢的尘埃或气溶胶而感染，分别发生皮肤炭疽、肠炭疽或肺炭疽。临床主要表现为皮肤溃疡、焦痂及周围组织广泛非可凹性水肿和毒血症症状。偶可引起肺、肠和脑膜的急性感染，病程中常伴有炭疽杆菌败血症。

【诊断标准】

1. 流行病学资料

发病前 14 天以内，接触过疑似炭疽的病、死动物或其残骸，或食用过疑似炭疽的病、死动物肉类或其制品，或吸入可疑炭疽芽孢杆菌污染的粉尘，或从事与毛皮等畜产品密切接触或与炭疽芽孢杆菌研究、使用相关的职业，或在可能被炭疽芽孢污染的地区从事养殖、放牧、耕耘或挖掘等活动。

2. 临床表现

(1) 皮肤炭疽：手、前臂、面、颈等暴露部位的局部皮肤出现不明原因的斑疹、丘疹、水疱，周围组织肿胀及浸润，继而中央坏死形成溃疡性黑色焦痂，焦痂周围皮肤发红，肿胀，疼痛不显著，稍有痒感。典型皮肤损害表现为具有黑痂的浅溃疡，周边有小水疱，附近组织较为广泛的非凹陷性水肿。除皮损外，患者多出现发热、头痛、关节痛、全身不适以及局部淋巴结和脾肿大等症状和体征。少数严重病例，局部呈大片水肿和坏死。

(2) 肠炭疽：急性起病，发热，腹胀，腹部剧烈疼痛，腹泻，通常为血样便或血水样便。可有恶心、呕吐，呕吐物中含血丝及胆汁，可有消化道以外症状和体征。

(3) 肺炭疽：高热、呼吸困难，可有胸痛及咳嗽，咳极黏稠血痰。肺部体征常只有散在的细湿啰音，胸部 X 线的主要表现为纵隔影增宽。常见胸腔积液。

(4) 脑膜炎型炭疽：剧烈头痛，呕吐，颈项强直，继而出现谵妄、昏迷、呼吸衰竭，脑脊液多为血性。可继发于(1)～(3)各型，也可能直接发生。

(5) 败血症型炭疽：严重的全身中毒症状，高热、寒战，感染性休克与弥漫性血管内凝血(DIC)表现，皮肤出现出血点或大片瘀斑，腔道中出现活动性出血，迅速出现呼吸与循环衰竭。可继发于(1)～(3)各型，也可能直接发生。

3. 实验室检查

(1) 皮肤溃疡的分泌物，痰、呕吐物、排泄物，或血液、脑脊液等标本中，显微镜检查发现大量两端平齐呈串联状排列的革兰阳性杆菌。

(2) 细菌分离培养获炭疽芽孢杆菌。

(3) 血清抗炭疽特异性抗体滴度出现 4 倍或 4 倍以上升高。

4. 诊断

(1) 疑似诊断：具有流行病学史中任何一项，并具有临床表现之任何一项者。

（2）临床诊断：具有上述临床表现中任何一项，且患者标本镜检炭疽杆菌阳性者。

（3）确定诊断：疑似或临床诊断病例，同时细菌分离培养获得炭疽芽孢杆菌或血清抗炭疽特异性抗体滴度出现 4 倍或 4 倍以上升高者。

【治疗原则】

1. 一般治疗

对患者进行严格的隔离，对其分泌物、排泄物按芽孢消毒方法进行处理。卧床休息，易消化饮食，注意出入量和水及电解质平衡。给予足量维生素 B、C。对不能进食者或有吐、泻的患者，应予补液。出血者可酌情选用维生素 K_1、氨基己酸或氨甲苯酸，严重者可予以输血治疗。

有明显毒血症症状者，可给氢化可的松 100～300mg/d 或地塞米松 5～10mg/d，分 1～2 次静脉滴入，或泼尼松 30～60mg/d，分 1～2 次口服，疗程 3～5 天。DIC 者可用肝素治疗。高热、惊厥患者可给予退热药、镇静药。有呼吸困难者，应予吸氧，并保持呼吸道通畅。感染性休克者，应给予抗休克治疗。

2. 病原治疗

（1）皮肤型炭疽：首选青霉素 G，成人每日 240 万～320 万单位，分次肌注，疗程 7～10 日。青霉素过敏病例，可用环丙沙星 500mg，每日 2 次；多西环素 0.1g，每日 2 次或头孢唑啉每次 0.5～1g，一日 3～4 次，肌内或静脉注射。

（2）肺炭疽、肠炭疽、脑膜炎型及败血症型炭疽，青霉素 G 剂量应增至 1000 万～2000 万单位/日，静脉滴注，同时合用氨基糖苷类抗生素(链霉素、庆大霉素、卡那霉素等)，疗程延长至 2～3 周。

3. 抗血清治疗

重症病例可在应用抗菌药物治疗的同时加用抗炭疽血清。原则应是早期给予大剂量，第 1 天 2mg/kg，第 2、3 天 1mg/kg，应用 3 天。应用前必须先做皮肤过敏试验。

4. 局部病灶的处理

皮损处切忌抚摸、挤压，亦不作外科切开引流，以防感染扩散。可用消毒液，如 1:2000 高锰酸钾液，或 2% 的过氧化氢液洗，涂 1% 龙胆紫液，或抗生素软膏，创面用四环素软膏纱布片覆盖后包扎。患肢可予以固定和抬高。出现严重、弥漫性的水肿，应用皮质类固醇可能有帮助。重度颈部肿胀影响呼吸道通畅者，可考虑气管插管或气管切开。

第三十章 布鲁菌病

布鲁菌病简称布病，是由革兰阴性、兼性胞内寄生菌布氏杆菌(布氏菌)引起的一种人畜共患的传染病，在世界上有广泛的流行，典型表现为轻重不一的发热、多汗、关节疼痛等，还可以侵犯许多器官及系统，发生肉芽肿、干酪样变甚至形成脓肿，引起并发症。

【诊断标准】

1. 流行病学

(1) 布病为全球广泛分布，我国目前大部分省市、自治区都有布病的流行。羊，其次为牛和猪为本病主要传染源。

(2) 传播途径：接触感染是本病主要传播感染，如为病畜接生、剥皮、屠宰过程中病菌皮肤感染；摄入未经处理的奶及奶制品可以通过消化道感染；吸入带有布氏杆菌的气溶胶通过呼吸道感染。

(3) 易感人群：普遍易感，虽然感染后有一定的免疫力，但布病患者可重复感染布氏菌。

2. 临床表现

布病临床表现缺乏特异性，病情轻重与感染的病原体有关(羊型和猪型较重)。潜伏期1～3周，平均2周，也可长达一年。多数病例发病缓慢，少数起病急骤。急性期往往发热(波状热最具特征性，但也可为弛张热或不规则发热)、多汗和关节疼痛最为多见，男性可并发睾丸炎。

可以累及骨和关节(引起反应性关节炎、化脓性关节炎、骨髓炎)、心血管系统(心内膜炎、心肌炎、心包炎、主动脉根部脓肿、真菌性动脉瘤、血栓性静脉炎和肺栓塞)、泌尿生殖系统(附睾睾丸炎、前列腺炎、精囊炎、肾炎等)，以及呼吸系统、消化系统、神经系统、皮肤等。主要症状、体征包括发热、多汗、关节肌肉痛、乏力等，多数患者肝脾、淋巴结、睾丸肿大，有些患者还会出现皮疹及黄疸。慢性患者多表现为骨和关节的损害。

3. 实验室检查

(1) 初筛试验：包括平板凝集试验(PAT)；虎红平板凝集试验(RBPT)；皮肤过敏试验。

(2) 血清学检测：试管凝集试验(SAT)；补体结合试验(CFT)；抗人免疫球蛋白实验(Coomb's)。

4. 病原学检测

从患者血液、骨髓及其他任何体液及排泄物培养到布氏杆菌。

5. 诊断

应该结合患者的流行病学史、临床表现和实验室检查进行综合诊断。

(1) 疑似诊断病例：有流行病学史、临床表现，并且有一项初筛试验阳性，即平板凝集试验(PAT)或虎红平板凝集试验(RBPT)阳性或可疑，或皮肤过敏试验阳性［24h、48h分别观察1次，皮肤红肿浸润范围有一次在 2.0cm×2.0cm 及(或)4.0cm^2 以上为阳性］。

（2）确诊病例：有流行病学史、临床表现，并且符合下列三种血清学检查标准的任何一项（即血清凝集试验滴度为 1:100 及以上、双份血清若效价有 4 倍以上增高，补体结合试验效价在 1:10 以上，抗人免疫球蛋白实验滴度在 1:100 以上）或者从患者血液、骨髓及其他任何体液及排泄物培养到布氏杆菌。

（3）隐性感染病例：有流行病学史，符合确诊病例血清学检查标准，但没有临床表现。

在上述标准中，需要注意的是，病程 1 年以上患者 SAT 滴度为 1:50 及以上就有意义，有布氏杆菌疫苗接种史的患者虽然 SAT 滴度在 1:100 以上，仍要观察 2～4 周，滴度上升 4 倍以上才有意义。

【鉴别诊断】

布氏杆菌病急性期应该主要和风湿热、伤寒、副伤寒、肺结核、风湿性关节炎等相鉴别，慢性期应与骨和关节疾病及神经症相鉴别。

【治疗原则】

治疗相对困难，选用的抗生素要能进到细胞内，且疗程要长，防止复发。

1. 目前推荐的方案

（1）方案 1：多西环素 200mg/d 口服联合链霉素 1g/d 肌注（庆大霉素、氯霉素、氟喹诺酮、复方磺胺甲噁唑为备选药），治疗 3～4 周，继续多西环素单药或多西环素联合利福平（600～900mg/d）或多西环素联合复方磺胺甲噁唑（4 片/d）治疗 4～8 周。

（2）方案 2：多西环素 200mg/d 联合利福平（600～900mg/d）口服治疗 6 周。

2. 特殊人群处理

（1）儿童：婴儿和 7 岁以下儿童必须使用利福平联合复方磺胺甲噁唑治疗 8～12 周。在有局部病变时应联合多西环素（虽然有引起四环素牙的风险）。利福平用量为 10～20mg/(kg·d)；复方磺胺甲噁唑儿科悬液用量为（6 周～5 个月）120mg 或（6 个月～5 岁）240mg 或（6～12 岁）480mg，每天两次；多西环素 50～100mg/d。

（2）孕妇：口服复方磺胺甲噁唑联合利福平治疗 8～12 周。

3. 并发症处理

（1）布鲁菌心内膜炎、主动脉根部炎、脊椎炎、器官或其他组织脓肿患者：使用 3 种药物联合治疗结合外科手术。

（2）神经布鲁菌病不伴脓肿形成：三种抗菌药物联合治疗（多西环素联合奈替米星或庆大霉素联合利福平治疗 4 周后，再继续多西环素联合利福平治疗 4～8 周）。

4. 随访

患者抗菌治疗 14 天内体温正常，症状改善；2～4 周内肝脾恢复正常；随后 3～6 个月随访一次症状、血清学检查及血培养，持续 1～2 年。

第三十一章　脓毒症和脓毒性休克

脓毒症是指因感染引起的宿主反应失调导致的危及生命的器官功能障碍。脓毒性休克的定义为脓毒症合并严重的循环、细胞和代谢紊乱，其死亡风险较单纯脓毒症更高。脓毒症和脓毒性休克是急危重症医学面临的重要临床问题。全球每年脓毒症患者数超过1900万，其中有600万患者死亡，病死率超过25%，存活的患者中约有300万人存在认知功能障碍。早期识别及恰当处理可改善脓毒症患者的预后。

【诊断标准】

(1) 脓毒症：对于感染或疑似感染的患者，当脓毒症相关序贯器官衰竭(SOFA)评分较基线上升≥2分可诊断脓毒症，见表31-1。

表 31-1　SOFA 评分标准

系统	评分/分				
	0	1	2	3	4
呼吸系统					
PaO_2/FiO_2(mmHg)	≥400	<400	<300	<200 + 机械通气	<100 + 机械通气
凝血系统					
血小板($10^3/\mu l$)	≥150	<150	<100	<50	<20
肝脏					
胆红素($\mu mol/L$)	<20	20~22	33~101	<102~204	≥204
心血管系统					
平均动脉压（mmHg）	≥70	<70			
多巴胺［$\mu g/$（kg•min）］			≤5	5~15	>15
中枢神经系统					
格拉斯哥昏迷量表评分	15	13~14	10~12	6~9	<6
肾脏					
肌酐($\mu mol/L$)	<110	110~170	171~299	300~440	>440
尿量(ml/d)	–	–	–	<500	<200

注：格拉斯哥昏迷量表评分范围为3~15分，分数越高代表神经功能越好。

(2) 由于 SOFA 评分操作起来比较复杂，临床上也可以使用床旁快速 SOFA (qSOFA) 标准识别重症患者，见表31-2，如果符合 qSOFA 标准中至少两项，应进一步评估患者是否存在脏器功能障碍。

表 31-2　qSOFA 标准

项　目	标　准
呼吸频率	≥22 次/分
意识	改变
收缩压	≤100mmHg

（3）脓毒性休克：在脓毒症的基础上，出现持续性低血压，在充分容量复苏后仍需血管活性药来维持平均动脉压（MAP）≥65mmHg 以及血乳酸浓度＞2mmol/L。

（4）病原学诊断：对于怀疑脓毒症或脓毒性休克患者，在不显著延迟启动抗菌药物治疗的前提下，推荐常规进行微生物培养，至少包括两组血培养。

在抗菌药物治疗开始之前先采样与改善预后有关。如果能及时采样，则先采集血样进行培养；如果不能马上获得标本，尽快进行抗菌药物治疗。患者的标本来源包括血液、脑脊液、尿液、伤口、呼吸道分泌物及其他体液，一般不包括有创操作的标本来源。如果临床检查明确提示感染部位，则不需要对其他部位进行采样（除血样外）。对于留置静脉导管超过 48 小时且感染部位不明的患者，建议至少进行需氧瓶和厌氧瓶两组血培养。对于怀疑导管感染者，建议一组血标本经皮穿刺抽取，另一组血标本由血管通路装置抽取。

【鉴别诊断】

脓毒性休克应与低血容量性休克、心源性休克、过敏性休克、神经源性休克等相鉴别。

【治疗原则】

1. 液体复苏

（1）脓毒性休克患者的液体复苏应尽早开始；对脓毒症所致的低灌注，推荐对拟诊为脓毒性休克起 3 小时内灌注至少 30ml/kg 的晶体溶液进行初始复苏；完成初始复苏后，评估血流动力学状态以指导下一步的液体使用。

早期开始液体复苏对脓毒性休克至关重要。在重症监护期间持续的液体正平衡是有害的，因此，在患者血流动力学持续改善的前提下进行补液应谨慎，推荐进行补液试验评估液体反应性后再合理给予液体。

（2）建议采用动态指标预测液体反应性。采用被动抬腿试验、容量负荷试验、补液后每搏输出量变化、收缩压变化、脉压变化及机械通气后胸内压变化等动态检测指标预测液体反应性可以提高诊断精确度。

（3）对于需使用血管活性药物的脓毒性休克患者，推荐以 MAP 65mmHg 作为初始复苏目标，但对于特殊患者，MAP 目标应根据患者的个体化情况而定，例如有高血压基础的脓毒性休克患者可能需要维持较高的 MAP；对于血乳酸水平升高的患者，建议以乳酸指导复苏，将乳酸恢复至正常水平。血乳酸水平与患者预后密切相关，脓毒性休克患者早期动脉血乳酸水平高提示预后不良，24 小时动脉血乳酸水平和乳酸清除率可有效评估临床治疗效果和预后。

（4）初始液体复苏及随后的容量替代治疗中，推荐使用晶体液。

与晶体液相比，应用胶体液无任何显著获益，且可能导致肾损伤及凝血机制异常等不良事件。有研究表明可用平衡晶体液和生理盐水进行复苏，晶体液能降低 30 天主要肾脏不良事件发生率；高肌酐和高氯人群使用平衡晶体液避免主要肾脏不良事件获益更大。有研究表明与限氯策略相比，含氯策略治疗的患者急性肾损伤和肾脏替代治疗的风险提高，故无论使用哪种液体溶液，均建议监测血清氯化物水平以避免高氯血症。

(5) 不推荐使用羟乙基淀粉进行容量替代。目前已有多项研究对羟乙基淀粉在脓毒症患者中的安全性问题进行了报道。

(6) 在早期复苏及随后的容量替代治疗阶段，当需要大量晶体液时，建议可以加用白蛋白。国内外多项关于比较白蛋白与其他液体复苏治疗疗效的 Meta 分析结果显示，白蛋白治疗可显著降低脓毒症和脓毒性休克患者(包括成人和儿童)28 天和 90 天病死率。

(7) 推荐只有在患者血红蛋白下降<70g/L 且排除心肌缺血、严重低氧血症或急性出血等情况时才可能输注红细胞。

(8) 对无出血或无计划进行有创操作的脓毒症患者，不建议预防性输注新鲜冰冻血浆。仅当证实有凝血因子缺乏、活动性出血或在外科手术或侵入性操作之前建议输注新鲜冰冻血浆。

(9) 对于血小板计数<10×10^9/L 且无明显出血征象，或<20×10^9/L 同时存在高风险出血的患者，建议预防性输注血小板。对存在活动性出血或需进行手术或有创操作的患者血小板计需达到≥50×10^9/L。

2. 抗感染治疗

(1) 推荐抗菌药物在入院后或判断脓毒症以后尽快使用，最佳在 1 小时内，延迟不超过 3 小时。

抗菌药物的尽早使用对脓毒症或脓毒性休克患者的预后至关重要。在出现脓毒症或脓毒性休克的情况下，延迟应用抗菌药物将增加病死率，且抗菌药物的延迟应用对住院时间、感染相关的器官损伤等次要终点产生不良影响。

(2) 对于脓毒症或脓毒性休克患者，推荐经验性使用可覆盖所有病原体的抗菌药物。多数情况下，可使用一种碳青霉烯类或广谱青霉素/β-内酰胺酶抑制剂组合，也可使用三代或更高级别的头孢菌素，特别是选择多药治疗方案。对于脓毒性休克早期处理，推荐经验性联合使用抗菌药物；对于脓毒症而没有休克的患者或中性粒细胞减少的患者，不推荐常规联合使用抗菌药物。多项研究结果显示，联合治疗可提高重症脓毒症患者的生存率，尤其是脓毒性休克患者的生存率。

(3) 在病原学诊断及药敏结果明确或临床症状充分改善后推荐进行降阶梯治疗。

对绝大多数严重感染来说，在确定致病菌的情况下。应降阶梯至最窄谱抗菌药物治疗以缩小覆盖范围。当发现感染不存在时，应立即停止抗菌药物的应用，以避免产生耐药及不良反应。

(4) 在脓毒症或脓毒性休克患者中，抗菌药物的剂量优化策略应基于目前公认的药效学(药动学)原则及药物的特性。

脓毒症及脓毒性休克患者抗菌药物的剂量优化需考虑以下几点：①肝肾功能不全的风险；②未被发现的免疫功能障碍；③耐药菌的易感体质。

液体复苏导致的细胞外容量的增加使大多数抗菌药物的分布容积变大，导致多数患者体内抗菌药物水平未达到预期。因此，这些患者的初始抗菌药物治疗均应使用最高负荷剂量。此外，脓毒症及脓毒性休克患者出现的多种生理紊乱可极大地改变抗菌药物的药动学稳定性，如血流动力学的改变、肾脏清除率的改变等。因此，当脓毒症及脓毒性休克患者应用抗菌药物的多药联合治疗时，应对其进行治疗药物监测。

(5) 建议脓毒症及脓毒性休克患者的抗菌药物疗程为 7～10 天。对于脓毒性休克，如果初始应用联合治疗后临床症状改善或感染缓解，推荐降阶梯，停止联合治疗。

由于脓毒症患者宿主因素的复杂性及微生物之间复杂的相互作用，抗菌药物疗程应根据患者病情个体化制定。多项观察性研究表明，脓毒性休克多药联合治疗的早期降阶梯与更好的临床预后相关，可减少细菌耐药的发生。另有研究表明，每日评估抗菌药物降阶梯的可行性可能降低患者病死率。因此推荐每日对脓毒症及脓毒性休克患者的抗菌药物使用进行降阶梯评估。

下列患者使用长疗程(＞10 天)抗菌药物治疗是合理的：①临床改善缓慢；②感染源难以控制；③金黄色葡萄球菌相关的菌血症(尤其是 MRSA)；④某些真菌、病毒感染及免疫缺陷患者。

(6) 建议以测定降钙素原(PCT)水平为辅助手段指导脓毒症患者抗菌药物疗程。以 PCT 作为辅助手段可缩短脓毒症患者抗菌药物疗程且不增加病死率。因此，PCT 或其他生物标记物的检测可作为临床评估的辅助手段，抗菌药物的起始及减停需结合临床具体情况判定。

(7) 推荐对可能有特定感染源的脓毒症患者，应尽快明确其感染源，并尽快采取适当的控制措施。

脓毒症及脓毒性休克的感染源控制原则是感染部位的快速诊断和及时处理。对易于清除的感染灶，包括腹腔内脓肿、胃肠道穿孔、胆管炎、胆囊炎、肾盂肾炎伴梗阻或脓肿、肠缺血、坏死性软组织感染和其他深部间隙感染(如脓胸或严重的关节内感染)，应在初始复苏尽快控制感染。一般诊断不超过 6～12 小时。当血管内植入装置为疑似感染源时，拔出导管可能是有益的。

3. 血管活性药物

(1) 推荐去甲肾上腺素作为首选血管加压药；对于快速性心律失常风险低或心动过缓的患者，可将多巴胺作为替代药。

去甲肾上腺素通过其收缩血管作用而升高 MAP，对心率和每搏输出量影响小，可有效改善脓毒性休克患者的低血压状态。多巴胺主要通过增加心率和每搏输出量升高 MAP，可能对心脏收缩功能受损的患者疗效更好，但可能引发心动过速，增加心律失常的风险。有研究显示：与多巴胺相比，去甲肾上腺素可降低患者病死率并可显著降低心律失常风险。

(2) 建议在去甲肾上腺素基础上加用血管加压素(最大剂量 30U/min)以达到目标 MAP 或降低去甲肾上腺素的用量。

脓毒性休克患者体内血管加压素水平低于休克状态的预期水平。小剂量血管加压素(0.03U/min)用于其他升压药治疗无效的脓毒性休克患者，可提高 MAP 和减少去甲肾上腺素的用量。特利加压素与血管加压素具有相似的效应。研究表明，小剂量特利加压素与去甲肾上腺素联用可通过改善组织血供，保护器官功能等显著改善临床效果。基于血管加压素对病死率影响的不确定性，不推荐使用血管加压素作为一线血管加压药用于改善 MAP。

(3) 不推荐使用低剂量多巴胺用于肾脏保护。

(4) 经过充分的液体复苏以及使用血管活性药物后，如果仍持续低灌注，建议使用多巴酚丁胺。

（5）建议所有需要血管活性药物的患者置入动脉导管进行连续性血压测定。

4. 糖皮质激素

对于脓毒性休克患者，在经过充分的液体复苏及使用血管活性药物治疗后，如果血流动力学仍不稳定，建议静脉使用氢化可的松，剂量为每天 200mg。

5. 抗凝治疗

（1）不推荐使用抗凝血酶治疗脓毒症及脓毒性休克。

目前多项关于抗凝血酶治疗脓毒症及脓毒性休克的研究结果均显示，抗凝血酶未能显著降低患者病死率，且与患者出血的风险增加有关。

（2）近期关于肝素用于脓毒症及脓毒性休克的研究取得了较好进展，两项系统评价显示，肝素对无大出血风险的脓毒症患者的生存率具有潜在的收益。

（3）在脓毒症合并凝血功能障碍或发生 DIC 时，可使用血必净注射液治疗。

6. 肾脏替代治疗

（1）对于脓毒症合并急性肾损伤(AKI)的患者，如需行肾脏替代治疗(RRT)、连续肾脏替代治疗(CRRT)和间歇性 RRT 均可。对于血流动力学不稳定的脓毒症患者，建议使用 CRRT。

（2）对于脓毒症合并 AKI 的患者如果仅有肌酐升高或少尿而无其他透析指征时，不建议进行 RRT。

7. 机械通气

（1）对脓毒症诱发急性呼吸窘迫综合征(ARDS)的患者进行机械通气时推荐设定潮气量 6ml/kg，平台压上限为 30cmH$_2$O。对脓毒症导致的中到重度 ARDS(PaO$_2$/FiO$_2$≤200mmHg)患者，建议使用较高的 PEEP。在 ARDS 患者机械通气中提高 PEEP 可能会防止肺泡萎陷，增加气体交换面积。

（2）推荐对成人脓毒症导致 PaO$_2$/FiO$_2$<150mmHg 的 ARDS 患者使用俯卧位通气，不推荐使用高频振荡通气(HFOV)。俯卧位通气可降低胸膜腔压力梯度，提高胸壁顺应性，促进分泌物的清除，从而改善 ARDS 患者的通气。

（3）建议使用神经肌肉阻滞剂(NMBAs)的时间≤48 小时。

（4）对脓毒症导致的 ARDS，如无组织低灌注，推荐使用限制性液体治疗策略。

ARDS 患者肺水肿的发病机制包括毛细血管通透性的增加、静水压力的增加及胶体渗透压的降低。研究表明，对 ARDS 的限制性液体治疗策略可减少患者的机械通气时间及 ICU 住院时间，且对肾衰竭发生率及病死率无显著影响。限制性液体治疗策略对降低脓毒症患者 ARDS 的发生率有益处，在发生脓毒性休克的 12 小时内，血管外肺水指数的下降意味着生存率的提高。

（5）对脓毒症导致的 ARDS，如果无支气管痉挛，不推荐使用 β$_2$ 受体激动剂。

（6）对脓毒症导致的 ARDS，不推荐常规使用肺动脉置管。

（7）对脓毒症导致的呼吸衰竭患者，在可以耐受脱机时，推荐使用脱机方案。脓毒症患者计划脱机前，推荐进行自主呼吸试验。

2016ATS/ACCP 临床实践指南：机械通气脱机推荐对机械通气超过 24 小时的成人患者使用低水平压力支持进行初始自主呼吸试验。每日自主呼吸试验可减少机械通气时间和脱机持续时间。呼吸试验应与自主唤醒试验同时进行自主呼吸。试验的成功预示早期脱机的成功。

脱机方案包括自主呼吸试验、逐步减少压力支持和计算机辅助脱机。

8. 镇痛和镇静

对于需要机械通气的脓毒症患者，推荐应用最小连续剂量的连续性或者间断性镇静，以达到特定的镇静目标。

有研究表明，限制机械通气的重症患者镇静剂的应用可缩短患者机械通气时间、ICU 住院时间及总住院时间，并可促进患者的早期活动。限制镇静剂的应用包括如下几种方法：①镇静评估的护理方案；②使用间歇镇静而不是持续镇静；③使用阿片类药物而避免镇静剂的使用；④使用短效药物如丙泊酚、右美托咪定等。

9. 血糖管理

（1）对进入重症监护病房的脓毒症患者，推荐采用程序化血糖管理方案，每 1～2 小时监测一次血糖，连续两次测定血糖＞10mmol/L 时启用胰岛素，目标血糖＜10mmol/L，血糖水平及胰岛素用量稳定后，每 4 小时监测一次血糖。建议对于有动脉置管的患者采集动脉血测定血糖。

（2）由于脓毒症患者糖代谢状态并非相同，具体监测间隔也应根据具体病情判定，对于血流动力学不稳定和应用儿茶酚胺的患者需注意低血糖的发生。

对于脓毒症及脓毒性休克患者，如果存在消化道出血危险因素，如凝血障碍，机械通气超过 48 小时等，推荐进行应激性溃疡的预防。消化道应激性溃疡与重症患者的病死率相关。

第三十二章　细菌性肝脓肿

致病细菌在肝实质内繁殖造成局部炎症、坏死和液化，形成脓肿病灶，即为细菌性肝脓肿(PLA)。右叶肝脓肿多见。病原菌以大肠埃希菌和肺炎克雷伯杆菌最常见，革兰阳性菌以金黄色葡萄球菌多见。临床表现以发热、寒战、右上腹痛、恶心、呕吐多见，重者可有腹水、肝脏损伤、感染性休克等，可并发邻近组织器官或远处的转移性脓肿灶。未经治疗的细菌性肝脓肿常可致命，积极诊疗可使病死率降至10%以下。

【诊断标准】

1. 流行病学

近年来细菌性肝脓肿的发生率有上升趋势，在50岁以上、有基础疾病(有胆道梗阻或感染史者、糖尿病、恶性肿瘤、晚期肺源性心脏病)和酗酒者中的发生率更高。既往恶性疾病或胆道病变的肝脓肿患者细菌培养多为大肠埃希菌，病因不明或合并糖尿病的患者细菌培养多为克雷伯杆菌。如患者出现胸腔积液，应考虑大肠埃希菌感染可能，而影像学考虑产气脓腔时，提示克雷伯杆菌感染可能性大。

2. 临床表现

细菌性肝脓肿的临床表现各异且可无特异性症状和体征。发热、腹痛最为常见，右上腹部压痛、肝肿大和(或)肝区叩痛是最常见的体征，可有肝功能异常。菌血症和胸腔积液是最常见的并发症。

可能的感染途径包括胆源性、门静脉或肝动脉源性、邻近器官感染扩散或创伤等来源。肝脏脓肿时，右叶受累，仅约1/3为两个肝叶同时受累，脓肿个数很少超过4个。

3. 诊断

有发热、腹痛(肝区痛)、肝脏肿大并触痛、外周血白细胞计数增高表现，提示细菌性肝脓肿的可能，腹部B超或CT检查发现脓肿部位、大小可辅助诊断，在B超或CT引导下穿刺获脓液或脓液送检细菌培养阳性可确诊。

【鉴别诊断】

细菌性肝脓肿应与阿米巴肝脓肿、肝脏包虫病及其他肝脏良、恶性占位性病变相鉴别。尤其对于老年人、隐源性肝脓肿，需首先排查恶性肿瘤。鉴别诊断的主要依据是病原学及影像学结果和(或)病理学结果，并应注意上述疾病患者可继发细菌性感染。

【治疗原则】

1. 营养支持和对症治疗

细菌性肝脓肿患者因发热、腹痛时间较长造成身体消耗严重，常有贫血、低白蛋白血症、肝脏损伤等表现，在控制感染、引流脓肿的同时，必须加强营养和对症支持治疗，如保证热量摄入，输注红细胞或白蛋白，纠正贫血和低蛋白血症等。

2. 控制感染和引流脓肿

(1) 抗生素治疗：是细菌性肝脓肿治疗的基础。应用原则：①根据脓液、血液、胆汁培养和药物敏感试验结果选择合适抗生素，一般采用静脉输注途径给药；②选择两种抗生素联合应用，应包括一种抗厌氧菌药物；③在获得药敏结果前，根据经验选择广谱并覆盖厌氧菌的抗生素。若临床考虑胆道来源者，需选用覆盖大肠埃希菌的抗菌药联合甲硝唑治疗。

抗生素单独治疗，适用于脓肿较小(3cm 以下)或脓肿尚未液化患者。

抗菌疗程：治疗有效者，体温常在 1 周内复常。抗生素单独治疗的疗程至少 6 周。

(2) 介入治疗：脓肿形成伴液化者需经皮针吸抽脓(PNA)或经皮置管持续引流(PCD)联合抗生素治疗，介入治疗已成为细菌性肝脓肿治疗方法的主流。其指征为：①药物治疗无效或体温持续升高的肝脓肿；②脓肿壁形成且脓肿液化趋于成熟的肝脓肿；③脓肿直径 3~5cm 的可 PNA，直径超过 5cm 可 PCD；④凝血功能正常、不耐受手术的肝脓肿。

(3) 手术治疗：当 PNA/PCD 无法实施或无效、脓肿破裂或破裂的可能性很大、肝内胆管为脓栓堵塞等情况时，可采用外科手术治疗。

治疗方法选择可参照图 32-1。

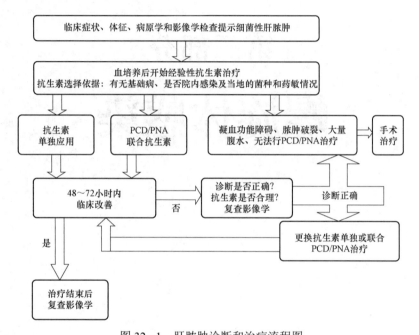

图 32-1 肝脓肿诊断和治疗流程图

第三部分
螺旋体感染

第三十三章　钩端螺旋体病

钩端螺旋体病简称钩体病，是由致病性钩端螺旋体(钩体)感染人引起的自然疫源性急性传染病。其临床特点为高热、全身酸痛、乏力、结膜充血、淋巴结肿大和腓肠肌压痛。重者可并发肺出血、黄疸、脑膜脑炎和肾衰竭等。

【诊断标准】

1．流行病学史

(1) 传染源：钩体的宿主非常广泛，但主要传染源为鼠类、猪和犬。

(2) 传播途径：主要通过直接或间接接触传播；钩体可通过破损的皮肤或黏膜侵入体内而受染，患钩体病的孕妇可经胎盘传给胎儿；进食被钩体污染的食物，可经消化道感染。

(3) 易感人群：人群对钩体普遍易感。

发病前 1～30 天接触疫水、带钩体的动物尿液和血液是重要的流行病学资料。

2．临床表现

潜伏期 7～14 天(2～28 天)，平均约 10 天，临床表现可分三期。

(1) 早期(钩端螺旋体败血症期)：3 日内急性起病，主要表现为三症状[发热(可达 39℃左右、伴畏寒或寒战)、乏力、疼痛(如头痛、腰痛、腓肠肌痛)]及三体征(结膜充血、腓肠肌压痛、淋巴结肿大)，热程 7～10 天。

(2) 中期(器官损害期)：起病后 3～10 天，出现组织、器官损害，可表现出流感伤寒型、肺出血型、黄疸出血型、肾衰竭型、脑膜脑炎型相应的临床症状及体征。

(3) 后期(恢复或后发症期)：少数患者在恢复期再次出现症状及体征即后发症，可有后发热、眼后发症(葡萄膜炎、虹膜睫状体炎等)、反应性脑膜炎、闭塞性脑动脉炎等，并出现相关症状。

3．实验室检查

从血液、尿液或脑脊液中培养分离出钩端螺旋体、PCR 检测到钩端螺旋体核酸，或患者恢复期血清中抗体效价较早期血清有 4 倍或 4 倍以上升高，或显微镜凝集试验(显凝试验)单份血清抗体效价≥1:400。

4．诊断

(1) 疑似诊断：发病前 1～30 天接触疫水、带钩体的动物尿液和血液，同时有畏寒、发热或(和)肌肉酸痛或(和)全身乏力，即可诊断。

(2) 临床诊断病例：符合疑似诊断病例条件，同时有眼结膜充血或(和)腓肠肌压痛或(和)淋巴结肿大即可诊断。

(3) 实验室确诊病例：符合临床诊断病例条件，同时有实验室阳性结果之一(从血液、尿液或脑脊液中分离出钩端螺旋体；从血液、尿液或脑脊液中分离出钩端螺旋体核酸；患者恢复期血清中抗体效价较早期血清有 4 倍或 4 倍以上升高，或显凝试验单份血清抗体效价≥1:400)，即可诊断。

【鉴别诊断】

应与其他急性发热性疾病如伤寒、流感、上感、疟疾、急性血吸虫病、恙虫病、大叶性肺炎、黄疸型肝炎、肾炎、肾综合征出血热、败血症等相鉴别。肌痛患者应与急性风湿热相鉴别；肺出血型需要与肺结核鉴别；脑膜脑炎型需与乙型脑炎、结核性脑膜炎、病毒性脑膜炎相鉴别。

【治疗原则】

应用有效抗生素及时消灭机体内病原体是主要治疗方法，对控制病情的发展非常重要。应强调休息，细心护理，注意营养，酌情补充热能及维生素 B 族和维生素 C。

1. 抗生素使用

这是钩端螺旋体病最基本的治疗措施，是早期治疗的核心。青霉素 G 为首选药物，庆大霉素次选，强力霉素等亦可酌情选用。

(1) 青霉素 G 治疗：在应用首剂青霉素后 15min～6h 内，要高度注意赫氏(Herxheimer)反应发生，应予注意。可从小剂量开始，成人 80 万～120 万 IU/d，分 2～3 次肌内注射。感染中毒症状重者，可逐渐增加剂量为 160 万～240 万 IU/d，分为每 4～6 小时肌内注射，体温下降即酌情减量，疗程一般为 5～7 天，儿童剂量酌减。

(2) 其他抗生素治疗：青霉素过敏者可选择其他抗生素。庆大霉素：成人剂量 240mg/d [儿童剂量为 5mg/(kg•d)]，分 3 次肌内注射，体温正常后 24h 改为 80mg，每 12 小时肌内注射 1 次，疗程为 7 天。强力霉素：成人剂量 100mg/次，2 次/d，疗程为 7 天。氨苄青霉素：剂量为成人 3～4g/d [儿童剂量为 80～120mg/(kg•d)]，分 3～4 次肌内注射或静脉滴注。其他抗生素如红霉素、卡那霉素以及麦迪霉素等也可选用。

2. 对症支持疗法

(1) 一般支持疗法：注意卧床休息，应给予易消化食物，适当补充维生素 B 族和维生素 C。

(2) 预防和处理赫氏反应：对钩端螺旋体病高热者，首次进入疫区者，孕妇及小儿等病情多偏重，用青霉素 G 治疗时，易发生赫氏反应，故对此类患者在使用首剂青霉素 G 的同时，应以大剂量氢化可的松 100mg 加 5% 或 10% 葡萄糖液 20ml，缓慢静脉推注，继以氢化可的松 200mg 加 5% 或 10% 葡萄糖液 100ml 及 200ml 中依次静脉滴注，总量在 4 小时内滴完。儿童剂量酌减，赫氏反应的治疗以异丙嗪和(或)氯丙嗪 20～50mg，肌注。氢化可的松 100～300mg 稀释后静脉滴注，酌情再给予其他对症处理。

(3) 其他对症处理：肺出血型使用氢化可的松及镇静治疗。需要强心治疗者可选用毒毛旋花子苷 K(24 小时用量不超过 1mg)或西地兰(24 小时用量不超过 1.6mg)。严重黄疸出血型患者伴有肝衰竭、肾衰竭，按急性肝衰竭和急性肾衰竭治疗原则处理。脑膜脑炎型有脑水肿者，应短期使用肾上腺糖皮质激素，同时进行脱水治疗。严密注意水和电解质平衡，纠正酸中毒，预防继发感染。

第三十四章 莱 姆 病

莱姆病(Lyme disease)是一种由伯氏疏螺旋体(Bb)感染人引起,硬蜱为主要传播媒介传播的自然疫源性疾病。我国于 1985 年首次在黑龙江省林区发现本病病例。临床表现为慢性炎症性多系统损害,除慢性游走性红斑和关节炎外,还常伴有心脏损害和神经系统受累等症状。其神经系统损害以脑膜炎、脑炎、脑神经炎、运动和感觉神经炎最为常见。可发生于任何年龄,男性略多于女性。

【诊断标准】

1. 流行病学

(1) 传染源:贮存宿主为啮类动物和蜱类,患病和带菌动物是传染源。

(2) 传播途径:人因被携带螺旋体的硬蜱叮咬而感染。亦发现可经输血或母婴垂直传播。

(3) 易感人群:人群普遍易感,但多见于进入或居住于林区及农村的人群中,男性略多于女性。

2. 临床表现

潜伏期 3～32 天,平均 9 天左右。临床症状可分三期。

(1) 第一期(皮肤损害期或早期):主要表现为蜱叮咬后数日至数周出现皮肤的慢性游走性红斑,首先在叮咬处出现伴有瘙痒、烧灼感的斑疹或丘疹,数日后扩散成一个大的圆形或椭圆形、中央苍白(并可有水疱或坏死)、外周鲜红的充血性皮损,随着病程的进展逐渐扩大(6～68cm)。多见于大腿或腹股沟、腋窝处。皮疹可以是多个,通常在 3～4 周消退,不留痕迹。病初常伴有乏力、畏寒、发热、头痛、恶心、呕吐、关节和肌肉疼痛等症状,亦可出现脑膜刺激征。局部和全身淋巴结可肿大。偶有脾肿大、肝炎、咽炎、结膜炎、虹膜炎或睾丸肿胀。

(2) 第二期(感染扩散期或中期):发病 2～4 周或数月,约 15% 和 8% 的患者分别出现明显的神经系统症状和心脏受累的征象。神经系统损害主要有脑神经炎、脑膜炎、神经根炎;心脏损害主要为心音低钝、心动过速或房室传导阻滞,少数有心房颤动或心包炎等。

(3) 第三期(持续感染期或晚期):感染后数周至 2 年内,约 80% 的患者出现程度不等的关节症状如关节疼痛、关节炎或慢性侵蚀性滑膜炎。以膝、肘、髋等大关节多发,小关节周围组织亦可受累。主要症状为关节疼痛及肿胀,膝关节可有少量积液。常反复发作。神经系统病变继续加重,出现痴呆、嗜睡、昏迷、共济失调及痉挛性下肢瘫痪或吉兰-巴雷综合征、肢体远端感觉异常或根性疼痛。可出现慢性萎缩性肢端皮炎。病程可持续数年。

3. 实验室检查

(1) 病原学检查:取患者的皮肤、滑膜、淋巴结等组织及脑脊液等标本,用暗视野显微镜或银染色检查伯氏疏螺旋体,可快速作出病原学诊断,但检出率低。也可取患者标本分离病原体,其中病变周围皮肤阳性率较高。用 PCR 技术检测患者血、尿、脑脊液及皮肤标本等伯氏疏螺旋体 DNA(Bb-DNA),其敏感性较高,并同时可测出所感染菌株的基因型。

(2) 血清学检测:IgM 抗体 2～4 周可以检出,6～8 周达高峰。用间接免疫荧光试验(IFA)

法检测血液或脑脊液的特异性 IgM 抗体，IgM≥1：64 为阳性。IgG 抗体 6～8 周升高，4～6 月达高峰，可以持续一到数年，IgG≥1：128 或双份血清抗体效价 4 倍以上增高者作为阳性。

（3）其他检测：血清冷球蛋白总量常增加，血清免疫球蛋白及补体都有不同程度的增加。伴有心肌或肝脏受累者可同时有 ALT 及 AST 增高。神经系统受累者，脑脊液白细胞可增加，以淋巴细胞为主，糖及蛋白变化不大，但免疫球蛋白稍增高。

4. 诊断

（1）在流行区，发病前数天或数月到过疫区，有蜱暴露史或叮咬史；同时有典型的皮肤损害，游走性红斑直径大于 3cm，即可诊断，从感染组织或体液中分离到伯氏疏螺旋体或查出特异性抗体有确诊价值。如发病前数天或数月到过疫区，有蜱暴露史或叮咬史、有单个或多个关节损害，同时病原检查阳性或血清抗莱姆病螺旋体抗体阳性也可诊断。

（2）在非流行区，有典型的皮肤损害同时病原检查阳性或血清抗莱姆病螺旋体抗体阳性可确诊；如患者有神经系统（脑膜脑炎、面神经麻痹、神经根炎或其他神经系统损害）、心脏（有心脏损害并能排除有关疾病）、关节（有单个或多个关节损害）三个系统之二受损表现，同时病原检查阳性或血清抗莱姆病螺旋体抗体阳性，即可确诊。

【鉴别诊断】

本病需与多种其他病因引起的皮肤、心脏、关节及神经系统病变如风湿热、鼠咬热、恙虫病、多形性红斑、类风湿关节炎等相鉴别。

【治疗原则】

1. 第一期患者治疗

（1）多西环素：成人 100mg/次，2 次/天，疗程 10～21 天（孕妇、哺乳期妇女和儿童禁用）。

（2）亦可选阿莫西林，500mg/次，3 次/天，疗程 14～21 天。青霉素过敏者可用阿奇霉素 500mg/次，1 次/天，疗程 17 天；红霉素 250mg/次，4 次/天，疗程均 10～21 天。

需警惕赫氏反应的发生，必要时做相应的处理。

2. 第二、三期患者治疗

（1）采用大剂量青霉素治疗成人静脉滴注青霉素 G2000 万单位，1～2 次/天，疗程 14～21 天。或苄星青霉素 G240 万单位，每周一次，肌注，疗程 3 周。

（2）亦可用头孢三嗪 1～2g/d，疗程 2 周。

（3）多西环素、其他第三代头孢霉素等也可选用。

（4）对有心脏损害或脑膜炎者，可加用糖皮质激素治疗。泼尼松 40～60mg/d，症状改善后逐渐减量至停药。

（5）莱姆病关节炎的治疗，可用非甾体类抗炎药（如芬必得等）治疗。

（6）严重房室传导阻滞患者应积极对症处理。严重关节炎可行滑膜切除。

第四部分
立克次体感染

立克体病是由一组立克次体引起的自然疫源性传染病。人类立克次体病有：①斑疹伤寒(流行性斑疹伤寒和地方性斑疹伤寒)；②斑点病(斑点热、马赛热、澳洲蜱型斑疹伤寒、立克体体痘症)；③恙虫病；④Q 热；⑤阵发性立克次体病(战壕热)、猫抓病；⑥单核细胞埃立克体病和人粒细胞无形体病等。近年来新发立克次体病逐年增多甚至流行，立克次体病的共同特点如下所述。

(1) 立克次体共同的储存宿主：啮齿类动物(鼠类)和家畜(牛、羊、犬)等贮存宿主内繁殖。虱、蚤、蜱、螨等吸血节肢动物为主要传播媒介。

(2) 特异的病理改变为毒素及变态反应引起的广泛血管周围炎和血栓性血管炎。

(3) 主要临床特点是发热、头痛和皮疹(Q 热除外)，中枢神经症状、脾大，呈急性表现。

(4) 广谱抗生素有效，如对四环素族、氯霉素等敏感。病后可获持久免疫力，各病之间有交叉免疫力。

(5) 立克次体是只在活细胞内生长的原核细胞型微生物，耐低温、干燥，对热和消毒剂敏感。

(6) 除 Q 热、战壕热及立克次体痘症外，立克次体壁抗原与变形杆菌(OX19、OX2、OXK 株)有共同抗原，故可行外斐反应(变形杆菌凝集反应)辅助诊断。

第三十五章 斑疹伤寒

第一节 流行性斑疹伤寒

流行性斑疹伤寒是由普氏立克次体引起，以衣虱为传播媒介的自然疫源性急性传染病。又称虱传斑疹伤寒。

【诊断标准】

1. 流行病学

流行性斑疹伤寒患者是该病惟一的传染源，患者潜伏期末至病后2周具传染性。它通过寄生人体的受染虱再次叮咬其他人时普氏立克次体经伤口或抓破损的皮肤侵入人体而感染，偶尔在干虱中的病原体经呼吸道或眼结膜感染。人群对该病普遍易感，病后可获持久免疫，少数病原体潜伏单核巨噬细胞引起复发。在卫生差人群、寒冷地区、冬春季节发病率较高。

2. 临床表现

潜伏期5～21天，急性起病，表现发热、寒战、剧烈头痛、腓肠肌等肌肉疼痛及压痛，颜面和结膜充血。起病3～5日，90%以上的患者出现皮疹，1～2天由躯干扩展至四肢，初为斑疹或斑丘疹，一周后变为出血性紫癜样皮损，1～2周内消退，遗留色素沉着或脱屑。可有失眠、耳鸣、谵妄、狂躁、脑膜刺激征甚至昏迷等精神神经症状。可有脉搏增快或循环衰竭。脾肿大（90%），可伴消化道症状。并发症包括：肺炎、中耳炎、心肌炎、中枢神经系统病变、肾炎、肾衰竭、肢端坏疽等。

3. 实验室检查

（1）外周血白细胞多正常，中性粒细胞比例增高，嗜酸细胞、血小板减低。

（2）血清学诊断：①外斐反应（Weil-Felix）：变形杆菌 OX19 血清抗体≥1:160；或恢复期血清抗体滴度高于急性期≥4倍有诊断价值。病后1～12周可阳性，但与结核、布鲁菌病等有交叉凝集，也不能区分普氏立克次体和莫氏立克次体。该实验缺乏特异性，许多国家不再使用，但在发展中国家及偏远地区仍在沿用。②补体结合试验（CF）血清抗体滴度≥1:32 且普氏立克次体血清抗体滴度高于莫氏立克次体血清抗体滴度2倍以上；或恢复期血清抗体效价有4倍以上增高者有临床意义。③微量间接免疫荧光实验（Micro-IF）血清抗体滴度 IgM≥1:32、IgG≥1:320；意义同 CF 并可诊断复发。还有酶联免疫吸附试验、免疫酶染色和免疫胶体金实验等。

（3）病原学诊断：从发热期血标本中分离出普氏立克次体或接种雄豚鼠取其组织可分离出病原体；或聚合酶链反应（PCR 技术）检测普氏立克次体特异性 DNA。

4. 诊断

（1）疑似病例诊断：具备冬春季发病，有衣虱感染史，近期出现无其他原因可解释的突发高热并伴有剧烈头痛。

（2）临床病例诊断：疑似病例＋具有典型临床，同时有除外斐氏反应外任何一项血清学检查结果阳性，如为外斐氏反应阳性需加其他 1 项血清学结果阳性。

(3) 确诊病例诊断：临床诊断＋分离到病原体或检测到其特异性核酸。

【鉴别诊断】

应与地方性恙虫病、伤寒、肾综合征出血热、回归热、其他立克次体病相鉴别。

【治疗原则】

流行性与地方性斑疹伤寒的治疗原则基本相同，只是流行性斑疹伤寒症状较重，容易产生并发症及后遗症。

1. 一般治疗

患者应进行医学隔离，彻底灭虱。卧床休息，保持每日摄入足够水分和热量，体温高者可采取物理降温，忌用大剂量阿司匹林类药物。保持皮肤清洁防抓破。对谵妄者须防止意外损伤。对昏迷患者应注意口腔卫生和防止发生压疮及肺炎。精神症状明显者，可采用水化氯醛或其他镇静安眠类药物。对烦躁不安者，也可用镇静剂。昏迷者可采用醒脑类药物，对头痛难忍者，用可卡因等止痛剂减轻疼痛。如出现心衰者，给予强心剂。避免使用巴比妥类药物。严重全身中毒症状可给予短期肾上腺皮质激素治疗。

2. 病原治疗

抗生素对普氏立克次体及莫氏立克次体有效，首选强力霉素（多西霉素），成人每次口服 0.2～0.3g，每日 1～4 次，连服三天。必要时第 4 天再服 1 次。也可选用氯霉素、四环素等抗生素或替代产品。

3. 并发症的治疗

积极处理常见并发症（肺炎、中耳炎、心肌炎、中枢神经系统病变、肾炎、肾衰竭、肢端坏疽等）。

第二节　地方性斑疹伤寒

地方性斑疹伤寒是由莫氏立克次体引起的，由鼠蚤传播的急性自然疫源性传染病。又称蚤传斑疹伤寒或鼠型斑疹伤寒。

【诊断标准】

1. 流行病学

地方性斑疹伤寒的传染源主要是家鼠，牛、羊、兔、猪、猫等和患者也可为传染源。鼠蚤在鼠间传播立克次体，受染鼠蚤叮咬人时经伤口或抓破皮肤感染人，也可因进食污染食物经消化道途径和干虱蚤中的病原体经呼吸道途径或眼结膜感染。人对莫氏立克次体普遍易感，病后免疫力持久，与流行性斑疹伤寒可交叉免疫。夏、秋季多发。

2. 临床表现

潜伏期一般 1～2 周。表现同流行性斑疹伤寒，但病情较轻，可有 1～2 天前驱期，发热 38～40℃，头痛并多伴有眼眶后痛，头晕、肌肉疼痛及结膜充血，50%患者出现充血性皮疹，躯干多。50%脾肿大。神经系统症状常不明显。

3. 实验室检查

(1) 中性粒细胞比例可增高。

(2) 血清学诊断：同流行性斑疹伤寒的检查方法，外斐氏反应（Weil－Felix）变形杆菌

OX19 血清抗体滴度较流行性斑疹伤寒低，补体结合试验(CF)和间接免疫荧光实验(Micro–IF)莫氏立克次体血清抗体滴度高于普氏立克次体血清抗体滴度＞2 倍以上。

（3）病原学诊断：从发热期血标本中分离出莫氏立克次体，或聚合酶链反应检测莫氏立克次体特异性 DNA。患者血注入雄豚鼠可引起阴囊明显红肿。

4. 诊断

（1）疑似病例：具有鼠接触史或居住场所有大量家鼠与跳蚤或家有宠物。近期出现无其他原因可解释的突发性持续性发热，有剧烈的头痛。

（2）临床诊断：疑似病例+典型临床表现和任何一项莫氏立克次体血清学诊断阳性。

（3）确诊诊断：临床诊断+分离到莫氏立克次体或检测到其核酸。

【鉴别诊断】

应与地方性恙虫病、伤寒、肾综合征出血热、回归热、其他立克次体病等进行鉴别。

【治疗原则】

应与地方性与流行性斑疹伤寒的治疗原则基本相同。

【预防】

斑疹伤寒要按传染病法及时报告。灭虱、灭鼠、灭蚤。野外施工及宿营避免与鼠类及其排泄物接触，勤洗澡，勤换洗衣服。必要时可接种疫苗。

第三十六章　恙　虫　病

恙虫病又称丛林斑疹伤寒，是恙虫病立克次体感染人引起的一种急性传染病。鼠类是主要传染源，恙螨幼虫为媒介将该病传播给人。本病基本病变为全身小血管炎、血管周围炎。临床特征为突然起病、叮咬处有焦痂或溃疡、淋巴结肿大及皮疹并伴有寒战、高热、头痛等症状。

【诊断标准】

1. 流行病学

本病流行有明显的地区性和季节性。我国主要发生于浙江、福建、台湾、广东、云南、四川、贵州，江西、新疆、西藏等地，但近年自然疫源地有所扩散，北京亦有病例发生。5～11 月为好发季节。6～8 月为发病高峰，发病前 3 周内有在流行地区工作、生活或旅游史。

2. 临床表现

潜伏期 4～21 天，一般 10～14 天。

急性起病，寒战，继而发热，体温迅速上升，1～2 天内可达 39～41℃。伴有相对缓脉、头痛、全身酸痛。

焦痂与溃疡为本病特征性病变。被叮咬局部出现不痛不痒之红色丘疹，继而变为水疱，以后中心部坏死，形成焦痂，痂皮脱落后形成小溃疡。好发于腋窝、腹股沟、外生殖器、腰、背等处。

全身表浅淋巴结常肿大，近焦痂的局部淋巴结肿大尤为显著。一般大小如蚕豆至鸽蛋大，可移动，有疼痛及压痛，无化脓倾向。

皮疹：多于病程 4～6 天出现暗红色斑丘疹。无痒感，大小不一，直径为 0.2～0.5cm，先见于躯干，后蔓延至四肢。皮疹持续 3～10 天消退，无脱屑，可留有色素沉着。

部分病例可伴有肝脾肿大。

3. 实验室检查

（1）血常规：部分病例白细胞总数减少，分类常有核左移。

（2）血清学检查

①外斐反应：最早第 4 天出现阳性，3～4 周达高峰，5 周后下降。单份血清对变形杆菌 OXk 凝集效价在 1:160 以上或恢复期血清效价较急性期有 4 倍及以上升高有诊断意义。

②间接免疫荧光试验：测定血清抗体，于起病第 1 周末出现抗体，第 2 周末达高峰，阳性率高于外斐反应。

③补体结合试验：应用当地代表株或多价抗原，效价 1:10 为阳性。

4. 诊断

（1）临床诊断：具备流行病学史，焦痂、溃疡并伴有发热等临床表现者。

（2）确定诊断：临床诊断病例具有血清学检查中任一项阳性者。

【鉴别诊断】

该病应与皮肤炭疽、钩端螺旋体病、地方性斑疹伤寒、伤寒、败血症等相鉴别。

【治疗原则】

1. 一般治疗

卧床休息，保持皮肤清洁。高热者可用解热镇痛剂，重症患者可予皮质激素以减轻毒血症状，有心衰者应绝对卧床休息，用强心药、利尿剂控制心衰。及早使用抗生素，避免出现并发症。对疑似病例可进行经验性治疗。一般慎用激素类药物，以免加重病情。

2. 病原治疗

(1) 四环素类抗生素：应早期、足量使用，疗程不少于 7 天。一般用至退热后至少 3 天，或症状完全改善。对疑似病例可进行经验性治疗，一般用药 3~4 天仍不见效者，可考虑排除恙虫病的诊断。

①多西环素：成人 100mg，每 12 小时口服 1 次，退热后 100mg/d；8 岁以上小儿每日 2mg/kg，每 12 小时 1 次，退热后按体重 2mg/kg，每日 1 次。重症患者可考虑静脉给药。

②四环素口服：成人常用量为 0.25~0.5g，每 6 小时 1 次；8 岁以上儿童常用量为一日 25~50mg/kg，分 4 次服用。静脉滴注：成人一日 1~1.5g，分 2~3 次给药；8 岁以上儿童为一日 10~20mg/kg，分 2 次给药，每日剂量不超过 1g。住院患者主张静脉给药。四环素毒副作用较多，孕妇和儿童慎用。

(2) 利福平：儿童、对多西霉素过敏或不宜使用四环素类抗生素者，选用利福平。成人 450~600mg，儿童 10mg/kg，每日一次口服。

第三十七章　人粒细胞无形体病

人粒细胞无形体病(HGA)是由嗜吞噬细胞无形体引起的人兽共患病。主要侵染人的末梢血中性粒细胞，临床表现为发热伴白细胞、血小板减少和多脏器功能损害，其传播媒介为蜱，是近年来的新发传染病。

【诊断标准】

1. 流行病学

发病前2周内有被蜱叮咬史；在有蜱活动的丘陵、山区(林区)工作或生活史；直接接触过危重患者的血液等体液。

2. 临床表现

急性起病，主要症状为发热(多为持续性高热，可高达40℃以上)、全身不适、乏力、头痛、肌肉酸痛，以及恶心、呕吐、厌食、腹泻等。个别重症病例可出现皮肤瘀斑、出血，伴多脏器损伤、弥漫性血管内凝血等。

3. 实验室检查

(1) 血常规及生化检查：早期外周血常规白细胞、血小板计数降低，严重者呈进行性减少，异型淋巴细胞增多。末梢血涂片镜检中性粒细胞内可见桑葚状包涵体。丙氨酸氨基转移酶(ALT)和(或)天冬氨酸氨基转移酶(AST)升高。

(2) 血清学检测：①急性期血清间接免疫荧光抗体(IFA)检测嗜吞噬细胞无形体IgM抗体阳性。②急性期血清IFA检测嗜吞噬细胞无形体IgG抗体阳性。③恢复期血清IFA检测嗜吞噬细胞无形体IgG抗体滴度较急性期有4倍及以上升高。

(3) 病原学检测：①全血或血细胞标本PCR检测嗜吞噬细胞无形体特异性核酸阳性，且序列分析；②证实与嗜吞噬细胞无形体的同源性达99%以上。或患者标本中分离到病原体。

4. 诊断

(1) 疑似病例：具有流行病学、典型临床表现和典型血常规表现(发热伴白细胞、血小板减少)、肝功能异常(部分病例可能无法获得明确的流行病学史)。

(2) 临床诊断病例：符合疑似病例标准，同时末梢血涂片镜检中性粒细胞内可见桑葚状包涵体，或血清学检查中嗜吞噬细胞无形体IgM或IgG抗体阳性。

(3) 确诊病例：符合疑似病例或临床诊断病例，同时具备以下任一项：恢复期血清IFA检测嗜吞噬细胞无形体IgG抗体滴度较急性期有4倍及以上升高；全血或血细胞标本PCR检测嗜吞噬细胞无形体特异性核酸阳性；患者标本中分离到病原体。

【鉴别诊断】

主要应与人单核细胞埃立克体病(HME)、斑疹伤寒、恙虫病、莱姆病、流行性出血热、鼠咬热等相鉴别。

【治疗原则】

1. 一般治疗

患者应卧床休息，高热量、适量维生素、流食或半流食，多饮水，注意口腔卫生，保持皮肤清洁。

对病情较重患者，应补充足够的液体和电解质，以保持水、电解质和酸碱平衡；体弱或营养不良、低蛋白血症者可给予胃肠营养、新鲜血浆、白蛋白、丙种球蛋白等治疗，以改善全身机能状态、提高机体抵抗力。

及早使用抗生素，避免出现并发症。对疑似病例可进行经验性治疗。一般慎用激素类药物，以免加重病情。

2. 病原治疗

(1) 四环素类抗生素：疗程不少于 7 天。一般用至退热后至少 3 天，或白细胞及血小板计数回升，各种酶学指标基本正常，症状完全改善。早期使用多西环素或四环素等药物，一般可在 24～48 小时内退热。因人粒细胞无形体病临床表现无特异性，尚缺乏快速的实验室诊断方法，可对疑似病例进行经验性治疗，一般用药 3～4 天仍不见效者，可考虑排除人粒细胞无形体病的诊断。

①多西环素：为首选药物，应早期、足量使用。成人口服：0.1g/次，每日 2 次，必要时首剂可加倍。8 岁以上儿童常用量：首剂 4mg/kg；之后，每次 2mg/kg，1 日 2 次。一般病例口服即可，重症患者可考虑静脉给药。

②四环素：口服：成人常用量为 0.25～0.5g/次，每 6 小时 1 次；8 岁以上儿童常用量为一日 25～50mg/kg，分 4 次服用。静脉滴注：成人一日 1～1.5g，分 2～3 次给药；8 岁以上儿童为一日 10～20mg/kg，分 2 次给药，每日剂量不超过 1g。住院患者主张静脉给药。四环素毒副作用较多，孕妇和儿童慎用。

(2) 利福平：儿童、对强力霉素过敏或不宜使用四环素类抗生素者，选用利福平。成人 450～600mg，儿童 10mg/kg，每日一次口服。

(3) 磺胺类药：有促进病原体繁殖作用，应禁用。

第三十八章　Ｑ　热

Ｑ 热是由贝纳柯克斯体或称 Ｑ 热柯克斯体(以前将其归类于立克次体目的立克次体科，现归类于军团菌目的柯克斯体科)引起的人畜共患疾病。病畜为主要传染源，蜱是该病储存宿主和传播媒介，可经呼吸道、消化道及血液等途径传播，通常因吸入传染性气溶胶或受污染的尘埃而感染本病。

临床特点为肝炎或肺炎的同时伴有发热、乏力、头痛、肌痛，少数病例可并发心内膜炎。

【诊断标准】

1. 流行病学

发病前 2～4 周内到过疫区，接触过病畜或皮革、皮毛，或接触过患者。

2. 临床表现

潜伏期 2～4 周。发热、寒战，体温多在 2～4 天内升高至 38～40℃，可持续 1～3 周。同时伴有严重头痛(眼眶后痛著)和肌肉、关节疼痛、乏力。多伴有肝炎或肺炎(伴有肺炎者其胸部 X 线检查呈病毒样肺炎改变)。极少数病例(不足 5%)成为慢性 Ｑ 热。最常见的表现为心内膜炎。

3. 实验室检查

(1) 血常规：白细胞计数多正常，可有血小板减少。

(2) 血沉：常增快，慢性 Ｑ 热病例的血沉增快尤为显著。

(3) 肝功能：约 80% 病例可有 ALT、AST 升高，约 25% 可有总胆红素升高。

(4) 病原学检查：①PCR 检测。在发病 2 周内，使用抗菌药物治疗 2 天内检测阳性率高。②临床标本中分离出贝氏立克次体。

(5) 血清学检查：①间接荧光抗体试验(IFA)：若Ⅱ相 IgG 抗体效价≥1:128(Ⅱ相 IgG 抗体滴度恢复期增加 4 倍以上为诊断金标准)，或 IgM 抗体效价≥1:50；慢性 Ｑ 热Ⅰ相抗体持续升高，多≥1:1024。②补体结合试验(CF)：血清Ⅱ相抗体效价在 1:64 以上有诊断意义，病后 2～4 周双份血清恢复期效价≥4 倍升高，可确诊急性 Ｑ 热；若Ⅰ相抗体相当或超过Ⅱ相抗体水平，可确诊慢性 Ｑ 热。

4. 诊断

(1) 疑似诊断：具备病畜、皮革或皮毛接触史；患者接触史；临床表现以发热、头痛、肌痛和关节痛，同时伴有肝炎或肺炎表现更具诊断意义。

(2) 确定诊断：疑似病例诊断基础上，具有 3(4) 、3(5) 中任何一项者。

(3) 慢性 Ｑ 热：确定诊断，病程迁延超过 6 个月者。

【鉴别诊断】

应与流行性感冒、支原体肺炎、衣原体肺炎、钩端螺旋体病、肾综合征出血热等相鉴别。

【治疗原则】

1. 一般治疗

一般治疗和对症治疗同流行性斑疹伤寒。患者应卧床休息，高热量、适量维生素、流食或半流食，多饮水。及早使用抗生素，避免出现并发症。对疑似病例可进行经验性治疗。

2. 病原治疗

（1）急性 Q 热治疗：首选多西环素治疗，成人及 8 岁以上儿童剂量为每日 100mg，2 次/日，疗程 14 日。疗程不宜过短以防复发，复发者再治仍有效。四环素与氯霉素对该病也具相当疗效。对于疑似病例，应在采集标本后即予治疗，不需等待病原学或血清学检测结果。

（2）慢性 Q 热治疗：一般采用至少两种有效药物联合治疗，可选用多西环素（剂量同前）联合羟基氯喹（200mg，3 次/日）或利福平（450mg，1 次/日）治疗。原发性瓣膜感染，治疗应至少持续 18 个月，人工瓣膜感染，治疗应至少持续 24 个月。治疗期间，患者应每月接受血清 IgG 和 IgM 抗体检测，并进行临床评估。

第五部分
寄生虫病

第三十九章　阿米巴病

阿米巴病是溶组织内阿米巴引起的疾病。按 WHO 提出的定义，"凡体内有溶组织内阿米巴寄生，无论其有无临床表现都称为阿米巴病"。通常将没有任何临床表现而只是在其粪便中查到包囊的感染者，称为带囊者；而将具有肠内外临床表现者，称为侵袭性阿米巴病。侵袭性阿米巴病可分为肠阿米巴病(如阿米巴痢疾、阿米巴肠炎等)和肠外阿米巴病(如阿米巴肝脓肿)。

第一节　肠阿米巴病

【诊断标准】

1. 流行病学

本病呈全球性分布，但以热带和亚热带地区为高发区，多呈散发性，慢性患者、恢复期患者及包囊携带者为传染源，由吞入污染包囊的食物和水而感染，污染的手、苍蝇、蟑螂等可携带包囊而传播疾病，人群普遍易感，感染后不产生免疫力，故易再感染。

2. 临床表现和临床分型

感染后大多数无症状，有症状者包括阿米巴痢疾、阿米巴肠炎等。潜伏期平均 7～14 天。临床上分为以下四型。

(1) 无症状型：患者无症状或偶有腹部不适，多在粪检时发现阿米巴包囊。此种状态可持续多年，但在机体免疫力低下时可发展为侵袭性病变。

(2) 普通型：起病多缓慢，全身症状轻，常无发热，腹痛轻微，腹泻，每日 10 次左右，大便量中等，带血和黏液，呈果酱样，具有腐败腥臭味。腹部压痛以右侧为主。症状持续数天或数周，可自行缓解。如不治疗，易复发。

(3) 暴发型：多发生于体质衰弱、孕妇及免疫力低下者，有明显中毒症状，恶寒、高热、中毒性肠麻痹等。剧烈腹痛，腹泻频繁，每日十几次，粪便呈血水样，如洗肉水或脓血黏液样，奇臭。腹部压痛明显，甚至出现肠出血、肠穿孔、腹膜炎等并发症，预后差。

(4) 慢性型：常因急性期治疗不当所致，腹泻与便秘交替出现，迁延 2 月以上或数年不愈。患者常觉下腹部胀痛，久之乏力、贫血及营养不良。易并发阑尾炎和肝脓肿。

3. 实验室检查

(1) 血常规检查：外周血白细胞总数和分类正常，暴发型和有继发感染时白细胞总数和中性粒细胞比例增高，慢性患者可有贫血。

(2) 粪便检查：典型者呈暗红色果酱样，特殊腥臭、粪质多，含有血及黏液。粪便涂片镜检见大量黏集成团的红细胞、少量白细胞和夏科–莱登晶体。如查到活动的吞噬红细胞的滋养体可确诊。对慢性患者成形便，可先查找包囊。

(3) 血清学检查：常用酶联免疫吸附试验(ELISA)、间接血凝试验(IHA)、间接荧光抗体试验(IFTA)等，检测溶组织内阿米巴滋养体的 IgG 或 IgM 抗体。血清学检查 IgG 阴性者，一般可排除本病，IgM 抗体阳性提示近期感染或现症感染，阴性者不排除本病。

（4）抗原检测：抗原检测灵敏，特异，快速，易于执行。

（5）分子生物学检测：DNA 探针杂交技术、聚合酶链反应(PCR)检测溶组织内阿米巴 DNA，有助于诊断，比抗原检测灵敏度好。

（6）乙状结肠镜检查：可见大小不等的散在潜形溃疡、边缘略隆起，溃疡间黏膜正常。取溃疡及其边缘有血和黏液部分涂片及活检可见滋养体。

4. 诊断

临床上主要根据流行病学(有不洁饮食史或与慢性腹泻患者接触史)、临床症状(起病缓慢，中毒症状轻，腹泻次数少，果酱样便，有特殊腥臭味，易反复发作)和实验室检查(粪便中找到阿米巴滋养体和包囊可以确诊，在血液中检测抗溶组织阿米巴滋养体的抗体、粪便中检测到抗原或 DNA 也有助于诊断等)。

【鉴别诊断】

与细菌性痢疾、肠结核、血吸虫病、结肠癌、结肠炎或其他肠道原虫病等相鉴别。

【治疗原则】

1. 一般治疗

急性期肠道隔离，流质或少渣饮食。慢性期加强营养，避免刺激性食物。暴发型给予输血、输液等支持治疗。

2. 病原治疗

（1）硝基咪唑类：对阿米巴滋养体有强大杀灭作用，是治疗肠内、外各型阿米巴病的首选药。副作用：偶有恶心、头昏、心悸，白细胞降低等。本品有致畸作用，妊娠 3 个月内、哺乳期禁用。

①甲硝唑：成人口服 500～750mg，每日 3 次，10 天一疗程，不能口服者可静脉滴注，成人 0.5g，每隔 8 小时一次，病情好转后 12 小时一次。

②替硝唑：本品无致畸作用，对甲硝唑无效者仍有效。成人 2.0g/d，清晨顿服，5 天一疗程。也可选用奥硝唑。

（2）二氯尼特：是目前最有效的杀包囊药。成人口服 0.5g，每日 3 次，连服 10 天。孕妇禁用。

（3）巴龙霉素：每天口服 25～30mg/kg，分三次服用，7 天一疗程。

重症患者，可联合治疗。对于由溶组织内阿米巴引起轻度至中度阿米巴结肠炎的孕妇，推荐使用巴龙霉素治疗。但是，在严重阿米巴结肠炎的情况下应该避免使用巴龙霉素。对于由溶组织内阿米巴引起的严重阿米巴结肠炎的孕妇，建议使用甲硝唑治疗。

第二节　肝阿米巴病

肝阿米巴病是由溶组织内阿米巴通过门静脉到达肝脏，引起肝细胞溶化、坏死，形成脓肿，又称阿米巴肝脓肿，是肠阿米巴病最常见的肠外并发症。

【诊断标准】

1. 流行病学

本病呈全球性分布，肠阿米巴病患者高发。

2. 临床表现

起病缓慢，临床表现的轻重与脓肿的位置、大小及是否合并细菌感染等有关。

长期不规则发热，体温可达 39℃ 以上，以弛张热型多见。脓肿形成后可无发热或仅有低热。

肝脏进行性肿大、肝区疼痛、压痛伴叩击痛。脓肿位于肝前下缘时，常表现为右上腹痛、压痛、反跳痛、肌紧张，似胆囊炎；脓肿位于右叶中央时，症状不明显；左叶肝脓肿时，疼痛出现早，类似溃疡穿孔表现。

常伴有食欲缺乏、恶心、呕吐、腹胀及体重下降。

3. 实验室检查

(1) 血常规检查：外周血白细胞总数和中性粒细胞升高。

(2) 粪便检查、血清学检查和分子生物学检测：同肠阿米巴病。

(3) 肝功能检查有轻度肝功能受损。

(4) B 超及 CT 等检查可发现肝大，并可明确脓肿的数目、部位、大小。

4. 诊断

有慢性腹泻病史，典型临床症状(长期不规则发热，肝脏进行性肿大、疼痛，食欲下降，腹胀等)和实验室检查阳性结果(粪便中找到阿米巴滋养体和包囊；血液中检测抗溶组织阿米巴滋养体的抗体；肝脓肿穿刺引流液呈巧克力色，有助于诊断，可找到阿米巴滋养体和包囊，通过检测抗原或核酸)即可诊断。

【鉴别诊断】

与细菌性肝脓肿、原发性肝癌、急性血吸虫病及肝包虫病等相鉴别。

【治疗原则】

1. 病原治疗

同肠阿米巴病。

2. 肝穿刺引流

脓肿靠近体表，药物治疗无显著改善者，可考虑超声引导下的肝穿刺引流，有助于退热、减轻中毒症状及脓腔的更快愈合。

3. 外科治疗

内科治疗疗效不好、穿刺引流不畅或不适合穿刺的肝脓肿患者可考虑外科手术治疗。

第四十章 疟 疾

疟疾是由疟原虫寄生于人体引起的传染性寄生虫病，主要通过媒介雌性按蚊传播感染人体，其他少见传播方式包括母婴传播及输血传播。主要分为恶性疟、间日疟、三日疟、卵形疟和诺氏疟五种类型，其中以恶性疟及间日疟最为常见。典型临床表现为周期性定时发作，每天、隔天或隔两天发作一次。发作时有寒战、发热、出汗等临床症状。发作多次可出现脾肿大和贫血。重症病例可出现昏迷、抽搐等症状。

【诊断标准】

1. 流行病学

曾于疟疾传播季节在疟疾流行区住宿、夜间停留或近两周内有输血史。

2. 临床表现

（1）不典型临床表现具有发热、畏寒、躯体疼痛、头痛、咳嗽、腹泻等，但热型和发作周期不规律。

（2）典型的临床表现呈周期性发作。每天或隔天或隔两天发作一次。发作时有虚脱、意识障碍、呼吸窘迫、抽搐、肺水肿、异常出血、黄疸、无尿及反复呕吐等症状，发作多次后可出现脾大和贫血。重症病例出现昏迷、休克等症状。

3. 诊断性治疗

用抗疟药作诊断性治疗，3 天内症状得到控制。

4. 实验室检查

（1）光学显微镜检查血涂片查见疟原虫：厚层血涂片提高灵敏度，薄层血涂片可供观察疟原虫形态及定量检测。检测阈值约为 50 个寄生虫/μl（非恶性疟原虫），200 个寄生虫/μl（恶性疟原虫）。

（2）疟疾快速诊断实验法：为目前一线检测方法。采用间接荧光抗体试验（IFA）或 酶联免疫吸附试验（ELISA）方法检测疟原虫抗原阳性。

（3）核酸检测：更加精准。

5. 诊断

根据流行病学史、临床表现以及实验室检测结果等，予以诊断。

（1）带虫者：无临床症状，同时显微镜检查血涂片查见疟原虫。多见于流行区。

（2）疑似病例：应同时曾于疟疾传播季节在疟疾流行区住宿、夜间停留或近两周内有输血史，并具有发冷、发热、出汗等症状，但热型和发作周期不规律。

（3）临床诊断病例：同时具有流行病学史和典型的临床表现；或者同时具有流行病学史、不典型的临床表现以及抗疟药作诊断性治疗 3 天内症状得到控制。

（4）确诊病例：同时符合流行病学史、典型临床表现和显微镜检查血涂片查见疟原虫；或者，同时符合流行病学史、典型临床表现和血清免疫学疟检查原虫抗原阳性；或者，同时流行病学史、不典型临床表现和显微镜检查血涂片查见疟原虫；或者，同时符合流行病学史、不典型临床表现和疟原虫抗原检测阳性。

（5）重症病例：确诊病例出现昏迷、高热（≥40℃），并有抽搐（24 小时内发生两次以上）、严重贫血(血红蛋白≤50g/L)、无尿、呼吸困难、低血压[儿童收缩压≤6.67kPa(50mmHg)；成人收缩压≤9.33kPa(70mmHg)]、低血糖(全血葡萄糖浓度≤2.2mmol/L)、血尿、黄疸(血清总胆红素浓度≥51.3μmol/L)、酸中毒(二氧化碳结合力≤13mmol/L)，其中一项或多项症状者为重症病例。主要为恶性疟原虫引起的脑型疟。

【鉴别诊断】

临床诊断病例需与以发热为主要症状的其他疾病，如日本血吸虫病、急性上呼吸道感染、伤寒、结核、回归热、败血症、钩端螺旋体病、登革热、黑热病等相鉴别。

【治疗原则】

1. 间日疟、三日疟和卵形疟的治疗

氯喹10mg/d分服(第0小时，第24小时)，氯喹5mg/d(第0小时，第48小时)。应在对间日疟原虫或卵圆体进行初步治疗后，服用伯氨喹以防止复发。

2. 恶性疟和诺氏疟的治疗

(1) 蒿甲醚–鲁米芬定：蒿甲醚1.4～4mg/kg联合鲁米芬定10～16mg/kg，每天两次，持续3天，与高脂食物同服。

(2) 二氢青蒿素–哌喹：二氢青蒿素4mg/kg联合哌喹18mg/kg哌拉喹，每天一次，持续3天(体重<25kg的儿童每天至少应接受二氢青蒿素2.5mg/kg和哌喹20mg/kg)。

(3) 青蒿琥酯4mg/(kg·d)联合美氟喹8mg/(kg·d)，持续3天。

(4) 青蒿琥酯4mg/(kg·d)联合阿莫地喹10mg/(kg·d)，持续3天。

(5) 青蒿琥酯4mg/(kg·d)，连续3天联合单剂量磺胺多辛–乙胺嘧啶25～40mg/kg。

对于以上四种方案的选择需要根据地区药物抗性决定。

3. 重症病例治疗

(1) 药物治疗

①静脉青蒿琥酯：成人首剂2.4mg/kg，体重<20kg儿童首剂3.0mg/kg(每小瓶青蒿琥酯60mg，用时加入5%碳酸氢钠注射液0.6ml，摇动至完全溶解)，用5%葡萄糖液稀释至6ml缓慢静脉注射。首剂注射后，间隔12小时再次注射，之后每24小时注射1次。

②静脉奎宁：静脉注射首剂20mg/kg，溶于5%或10%葡萄糖液或葡萄糖生理盐水500ml于4小时内缓慢滴注，间隔8小时以10mg/kg重复给药，24小时内不超过3次。肌内注射首剂3.2mg/kg，之后每24小时肌注1.6mg/kg。

③一旦患者启动口服治疗，即刻予3天青蒿素联合治疗。

(2) 其他对症治疗和并发症处理。

4. 疑似病例诊断性治疗

氯喹0.6g顿服，在氯喹抗性地区用哌喹0.6g顿服。儿童酌减。确诊后按以上常规方案治疗。

5. 间日疟抗复发治疗

流行季节前，对1或2年内有疟疾史者，成人用乙胺嘧啶100mg 2日分服，加伯氨喹90mg 4日分服。

【预防】

1. 药物预防

在高度流行区，对儿童、工地民工、疫点居民和流动人口，在流行季节成人用乙胺嘧啶 50mg 加伯氨喹 22.5mg 顿服，孕妇改用氯喹或哌喹 0.3g 顿服，均每 10 天一次。在氯喹抗性地区用哌喹 0.6g，或磺胺多辛 500mg 加乙胺嘧啶 37.5mg，均每 10 天一次，首次连服 2 天。

2. 接种疫苗

儿童的 RTS、S/AS01（5～17 个月儿童服用 4 剂）是惟一注册的疟疾疫苗，但仍在评估中。

3. 媒介控制和咬伤预防

在高度流行区或疫点，用 DDT（2g/m²）滞留喷洒住屋和牲畜棚，在普遍使用蚊帐地区用溴氰菊酯（10～20mg/m²）或二氯苯醚菊酯（200～300mg/m²）浸泡（或喷洒）蚊帐。提倡使用蚊帐、蚊香，利用蒿、艾等野生植物烟熏驱蚊，有条件住户装置纱窗、纱门。改变露宿习惯，减少蚊虫叮咬。

4. 环境治理

结合农田水利和新农村建设，填平坑洼，排除积水，平整田地，修整沟渠，加深蓄水。在有条件地区，稻田养鱼或润湿灌溉。在大劣按蚊为媒介地区，结合生产开发村庄周围的灌木林。

第四十一章　杜氏利什曼原虫感染

杜氏利什曼原虫感染可导致内脏利什曼病，又称黑热病，是杜氏利什曼原虫通过媒介白蛉叮咬感染人体并寄生在肝、脾、骨髓、淋巴结等器官的巨噬细胞内，无鞭毛体在巨噬细胞内繁殖，使巨噬细胞大量破坏和增生，引起发热、肝脾肿大、贫血、鼻衄等全身症状。其致病力较强，很少能够自愈，如不治疗常因并发症而死亡。免疫缺陷并发各种感染是造成黑热病患者死亡的主要原因。

【诊断标准】

1. 流行病学

黑热病流行区内的居民，或曾在 5～9 月白蛉成虫活动季节内在流行区居住过的人员均被认为具有流行病学史。

2. 临床表现

潜伏期 2～3.5 个月。

（1）典型临床表现：长期不规则发热，盗汗，消瘦，进行性脾大，轻度或中度肝大，全血细胞减少和高球蛋白血症，或有鼻出血及齿龈出血等症状。

（2）特殊类型临床表现

①内脏型黑热病：主要特征为持续性不规则发热及脾大，疾病进展可能会出现全血细胞减少、肝大、高球蛋白血症及体重减轻。儿童可表现为急性营养不良和消耗状态。内脏黑热病起病急骤或隐匿，潜伏期平均为 2 周～8 个月。

②皮肤型黑热病：可与内脏利什曼病同时并发，可发生在内脏利什曼病消失多年之后；还有少数原发患者。皮肤损伤可表现为色素减退、口腔周围和躯干部的红斑型斑丘疹，可累及全身。在结节内可查到无鞭毛体。

③黏膜型黑热病：此类型更常见于免疫缺陷患者。病变通常开始于鼻孔或嘴唇，表现为鼻中隔、唇和腭的破坏性损伤，约 90%的黏膜型黑热病患者存在黑热病病史，皮肤破损处多有陈旧瘢痕。

④淋巴结型黑热病：此型患者的特征是无黑热病病史，局部淋巴结肿大，大小不一，位置较表浅，无压痛，无红肿，外周血嗜酸性粒细胞增多。淋巴结活检可在类上皮细胞内查见无鞭毛体。

3. 实验室检查

（1）病原学检测：骨髓、脾或淋巴结等穿刺物涂片上查找利什曼原虫无鞭毛体，或将穿刺物注入三恩氏（NNN）培养基内培养利什曼原虫前鞭毛体，敏感度分别为 90%，50%～80%，＜50%。在合并 HIV 感染的患者中，外周血中发现无鞭毛体的敏感度较非 HIV 感染患者高。

（2）血清学抗体检测：直接凝集试验（DAT）、间接荧光抗体试验（IFAT）、酶联免疫吸附试验（ELISA）和免疫印迹法（Western blot）检测特异性抗体。快速诊断实验法（rk39-RDT）敏感度在 85%～95%。以上抗体检测方法均需结合临床表现进行判断，不能诊断复发患者及免疫缺陷患者。

（3）抗原检测：英国 KAtex 试剂盒特异度高达 93%，灵敏度只有 64%；尿中抗原 ELISAkit 检测试剂盒，敏感度高达 90%，并且与治愈程度密切相关；IgG1 可能与急性期内脏利什曼病有关，可能对无症状感染有预后价值。

（4）分子生物学检测：在皮肤型及黏膜型黑热病的诊断中处于重要地位。但因其检测方法复杂、价格昂贵，并不作为常规检测方法。

4. 诊断

根据流行病学史、临床表现以及免疫学检测和病原学检查结果予以诊断。

（1）疑似病例：同时符合流行病学史和典型临床表现。

（2）临床诊断病例：同时符合流行病学史、典型临床表现，并同时做直接凝集试验（DAT）、间接荧光抗体试验（IFAT）、酶联免疫吸附试验（ELISA）、rk39-RDT 检测特异性抗体或抗原检测、分子检测为阳性者。

（3）确诊病例：同时符合流行病学史、典型临床表现，并同时在骨髓、脾、淋巴结穿刺物、外周血涂片上查见利什曼原虫无鞭毛体，或将穿刺物注入三恩氏（NNN）培养基内培养出利什曼原虫前鞭毛体。

【鉴别诊断】

黑热病应与播散性组织胞浆菌病、马尔尼菲青霉菌病以及恶性组织细胞病（恶性组织细胞增生症）等相鉴别。

【治疗原则】

患者在治疗期间，应卧床休息，预防感冒，给予营养丰富和高热量的食物，如鸡蛋、猪肝、豆腐等，每日口服足量的多种维生素，以利病体的恢复。

1. 初治患者

采用葡萄糖酸锑钠（斯锑黑克）6 日疗法或对重症黑热病患者的 3 周疗法，应尽可能作静脉注射，把葡萄糖酸锑钠从静脉缓缓注入。成人一次 90～120mg/kg，一天一次，连用 6 天为一疗程；小儿总量 120～240mg/kg，分 6 次注射，每日 1 次。对重症体弱者，总量 150mg/kg，分 6 次注射，每周 2 次。注射液极量每次 12ml。在用 6 天疗法治疗过程中，如患者出现高热、鼻衄和脾区疼痛等副作用，可停针数日，待症状缓解后再继续注射，药物总量可与先前注射的合并计算。

2. 未治愈患者

患者经一个疗程葡萄糖酸锑钠治疗后半个月复查时，如体温仍高于正常，白细胞计数未见增加，脾肿依旧，原虫并不消失，应认为治疗无效，可加大葡萄糖酸锑钠的剂量，比原剂量增加 1/3，采取 8 日疗法进行第二个疗程。

3. 复发患者

黑热病经治疗后体温已恢复正常，一般情况和血常规都有好转，脾肿亦见缩小，穿刺检查不复能找到利什曼原虫，但相隔数月后（一般在半年内）体温上升，脾肿复见增大，骨髓涂片上又查见原虫，即为复发。仍可用葡萄糖酸锑钠治疗，应在原剂量基础上加大 1/3。

4. 抗锑患者

经锑剂三个疗程以上仍未痊愈的患者。临床上称为抗锑性黑热病患者，可采用以下两种芳香双脒类药物进行治疗。

(1) 戊脘脒：肌内注射，4mg/kg，每天一次，静脉滴注或肌内注射，连续 15 天为一疗程，总剂量为 60mg/kg。

(2) 羟脒芪：缓慢肌内注射，或将药物溶于 50%的葡萄糖液内，使成 2%的溶液，作静脉注射，剂量为 2～3mg/kg，每天一次，总剂量为 85mg/kg 左右。

重症患者需在抗黑热病治疗同时，进行对症治疗以及并发症的治疗。

经多种药物治疗无效而脾大且有脾功能亢进者，可考虑脾切除。

【预防】

我国在黑热病防治工作方面成绩卓著，到 1958～1960 年先后达到了基本消灭的要求。由于在流行区采取查治患者、杀灭病犬和消灭白蛉的综合措施，患者数已由 1951 年的 53 万人降为 1990 年的 360 人。为进一步巩固防治成效，应继续采取查治患者、杀灭病犬和消灭白蛉的有效综合措施。

第四十二章　弓 形 虫 病

弓形虫病是由刚地弓形虫引起的人畜共患病。它广泛寄生于人和动物的有核细胞内，猫科动物为其惟一终末宿主。弓形虫是孕期宫内感染导致胚胎畸形的重要病原体之一。也是造成免疫缺陷患者机会性感染的重要病原。在成人多为隐性感染，免疫缺陷患者临床表现复杂，主要侵犯眼、脑、肝、心、肺、淋巴结等。

【诊断标准】

1. 流行病学

弓形虫病呈全球流行。我国属低感染区，感染率为 0.09%～34%，但呈现逐年上升趋势。特殊人群如肿瘤患者、精神病患者、先天性缺陷婴幼儿、免疫抑制或免疫缺陷患者感染率较高。

2. 临床表现

一般分为先天性和后天获得性两类，均以隐性感染为多见。临床症状多由新近急性感染或潜在病灶活化所致。

(1) 先天性弓形虫病：妇女妊娠初期弓形虫感染可出现流产、死产、畸形，妊娠中晚期弓形虫感染可造成胎儿出生后有脑、眼、肝、心、肺等部位的病变或畸形。但本病婴儿期不出现明显的症状和体征，临床表现复杂，诊断较难。当各种原因造成免疫力低下时，可出现中枢神经系统损害、脉络膜视网膜炎、脑积水、小头畸形、颅内钙化等应考虑本病可能。

(2) 获得性弓形虫病：免疫功能正常的宿主感染弓形虫后多无明显临床症状和体征，表现为隐性感染，少数患者可表现急性淋巴结病变，即弓形虫淋巴结炎。免疫缺陷患者可侵犯各器官引起弓形虫脑病、弓形虫眼病、弓形虫肝病、弓形虫心肌心包炎、弓形虫肺炎等，如 AIDS 患者合并脑弓形虫病可表现为脑实质内多发、高密度病灶，并伴有水肿。可有临床头疼、颈强直等症状。

3. 实验室检查

(1) 血清学检查：可检测特异性 IgG、IgM 抗体。

(2) 弓形虫循环抗原(CAg)阳性。

(3) 分子生物学检查：PCR 方法检测特异性核酸阳性。

(4) 病原学检查：血液、体液或穿刺液涂片或病理切片染色镜检发现弓形虫。

(5) 血液、体液或穿刺液涂片经动物接种分离发现弓形虫。

4. 诊断

(1) 弓形虫感染：无明显症状和体征，同时具备流行病学史和 3(4) 或 3(5)。

(2) 弓形虫病：疑诊病例同时具备流行病学史及典型临床表现；临床诊断病例为疑诊病例同时符合 3(1) 或 3(2) 或 3(3)；确诊病例为临床诊断病例同时符合 3(4) 或 3(5)。

【鉴别诊断】

先天性弓形虫病应与 TORCH 综合征(风疹、其他先天异常、巨细胞病毒感染、单纯疱疹和弓形虫病)中的其他疾病相鉴别。此外尚需与先天性梅毒等相鉴别。

弓形虫淋巴结炎应与淋巴结结核、细菌性淋巴结炎和淋巴瘤等相鉴别。

急性弓形虫病伴有全身症状应与 EB 病毒或巨细胞病毒感染、败血症、猫抓热、兔热病、布鲁菌病等相鉴别。

中枢神经系统弓形虫病应与病毒性、细菌性、结核性与真菌性脑膜炎、脑炎和脑膜脑炎等相鉴别。

【治疗原则】

目前抗弓形虫药物对滋养体疗效可靠，但对包囊尚无有效药物，因此近期疗效好但易复发。

1. 治疗弓形虫病应注意的问题

(1) 宜联合用药，用药量及疗程应规范。

(2) 应密切注意药物的不良反应，孕妇用药应更慎重。

(3) 不宜以"弓形虫 IgG 抗体效价的下降"作为考核疗效的标准。

2. 各种患者的治疗方案

(1) 免疫功能正常者

方案 1：磺胺嘧啶+乙胺嘧啶：磺胺嘧啶 80mg/(kg·d)，分 3～4 次口服，首剂加倍，疗程 15 天。或复方新诺明 2 片/次，每日 2 次，首剂加倍，疗程 15 天。乙胺嘧啶 25mg/次，每日 2 次，首次加倍，疗程 15 天。

方案 2：乙酰螺旋霉素：3～4g/d，分 3 次口服，20 天为一疗程，可与磺胺药联合应用(用法同前)。

方案 3：阿奇霉素：5mg/(kg·d)，顿服，首次加倍，10 天为一疗程，可与磺胺药联合应用(用法同前)。

方案 4：克林霉素：10～30mg/(kg·d)，分 3 次口服，10～15 天为一疗程，可与磺胺药联合应用(用法同前)。

以上治疗方案需根据病情，间隔 5～7 天后再重复 1～2 个疗程。

(2) 免疫功能低下者可采用上述各种用药方案，但疗程宜延长一倍，最少不低于两个疗程。可同时加用 γ-干扰素治疗。

(3) 孕妇

方案 1：乙酰螺旋霉素(或克林霉素)：用药方法同前，早孕者建议用两个疗程。

方案 2：阿奇霉素：早孕者建议用两个疗程；中、晚期妊娠者可用一个疗程。

(4) 新生儿：可采用螺旋霉素(或乙胺嘧啶)+磺胺嘧啶，或阿奇霉素治疗，用法同前。

(5) 眼弓形虫病

方案 1：磺胺类药物+ 乙胺嘧啶(或螺旋霉素)，疗程至少一个月。

方案 2：氯林可霉素：300mg/次，每日 4 次，至少连服 3 周。炎症累及黄斑区者加用肾上腺糖皮质激素。

第四十三章　肺孢子菌病

肺孢子菌病是由肺孢子菌引起的呼吸系统机会性感染。临床表现为发热、呼吸困难、干咳等，未经及时治疗常死于呼吸衰竭。主要见于免疫功能缺陷的患者，是艾滋病患者最重要的机会性感染之一，也见于移植、激素和免疫抑制剂等治疗后的非 HIV 感染的免疫功能低下患者。

二十世纪初曾认为其病原卡氏肺孢子虫归为原生动物门、单孢子虫纲、弓形虫目。随着基因组学完善，发现卡氏肺孢子虫序列与真菌更为相似，归为不典型真菌，属子囊菌纲，更名为肺孢子菌。根据分子和抗原学研究发现，感染人类与不同动物的肺孢子菌之间不同。2001 年正式将感染人的肺孢子菌命名为耶氏肺孢子菌(PJP)，而卡氏肺孢子菌肺炎更名为肺孢子菌肺炎，英文缩写仍为 PCP。

【诊断标准】

(1) 亚急性起病，呼吸困难逐渐加重，伴有发热、干咳、胸闷，症状逐渐加重，严重者发生呼吸窘迫。

(2) 肺部阳性体征少，或可闻及少量散在的干湿啰音，体征与疾病症状的严重程度往往不成比例。

(3) 胸部 X 线检查可见双肺从肺门开始的弥漫性网状结节样间质浸润，肺部 CT 显示双肺毛玻璃状改变，13%～18%的患者同时合并细菌或分枝杆菌感染，肺部影像学可有相应表现。

(4) 血气分析提示低氧血症，严重病例动脉血氧分压明显降低，常在 60mmHg 以下。

(5) 血乳酸脱氢酶常＞5000mg/L。

(6) 确诊依靠病原学检查如痰液或支气管肺泡灌洗(肺组织活检)等发现肺孢子菌的包囊或滋养体。

【鉴别诊断】

本病应注意与细菌性支气管肺炎、病毒性肺炎、衣原体性肺炎、肺部真菌病、肺结核等相鉴别。

【治疗原则】

1. 对症治疗　卧床休息，给予吸氧，注意水和电解质平衡。

2. 病原治疗

首选复方磺胺甲噁唑(SMZ-TMP)，轻中度患者口服甲氧苄胺嘧啶(TMP)15～20mg/(kg•d)＋磺胺甲噁唑(SMZ)75～100mg/(kg•d)，分 3～4 次用，疗程 21 天，必要时可延长疗程。重症患者给予静脉用药，剂量同口服。SMZ-TMP 过敏者可试行脱敏疗法。替代治疗：克林霉素 600～900mg，静脉滴注，每 8 小时 1 次，或 450mg 口服，每 6 小时 1 次；联合应用伯氨喹 15～30mg，口服，1 次/天，疗程 21 天。氨苯砜 100mg，口服，1 次/天；联合应用 TMP 200～400mg，口服，2～3 次/天，疗程 21 天。或喷他脒 3～4mg/kg，1 次/天，缓慢静脉滴注(60 分钟以上)，疗程 21 天。

3. 肾上腺糖皮质激素的使用

中重度患者(动脉血氧分压<70mmHg 或肺泡–动脉血氧分压差>35mmHg),早期(72小时内)可应用糖皮质激素治疗,泼尼松 40mg 口服,2 次/天,5 天,之后改为 20mg 口服,2 次/天,5 天→20mg,1 次/天,至疗程结束;静脉用甲泼尼龙剂量为上述泼尼松的 75%。

4. 辅助通气

如患者进行性呼吸困难明显,可给予辅助通气。

5. HAART

尽早进行 HAART,通常在抗 PCP 治疗的 2 周内进行。

【预防】

1. 指征

CD4[+] T 淋巴细胞计数<200 个/μl 的成人和青少年,包括孕妇及接受 HAART 治疗者。

2. 药物选择

首选 SMZ–TMP,一级预防为 1 片/天(1 片剂量 0.48g),二级预防 2 片/天。若患者对该药不能耐受或者过敏,替代药品有氨苯砜。PCP 患者经 HAART 治疗使 CD4[+] T 淋巴细胞增加到>200 个/μl 同时并且病毒载量(HIV–RNA)<50 拷贝/μl,并持续≥6 个月时,可停止预防用药。如果 CD4[+] T 淋巴细胞计数又降低到<200 个/μl 时,应重新开始预防用药。

第四十四章　血　吸　虫　病

引起人类感染的血吸虫有五种，其中三种主要血吸虫分别是曼氏血吸虫（非洲和南美洲）、日本血吸虫（东亚）和埃及血吸虫（非洲和中东）。本章仅介绍日本血吸虫病。

日本血吸虫病由日本血吸虫寄生在人体门脉系统所引起的传染病。主要病变是肝与结肠由虫卵引起的肉芽肿。急性期患者有发热、肝肿大，伴有腹泻或排脓血便；慢性期以肝脾肿大或慢性腹泻为主；晚期可发展为肝硬化，表现为门脉高压、巨脾和腹水。

【诊断标准】

1. 流行病学

多发生于夏、秋季，男性青壮年与儿童居多，我国主要分布于湖北、湖南、安徽、江苏等地，受感染的人和动物是传染源，通过皮肤或黏膜接触含有尾蚴的疫水感染，人对血吸虫普遍易感。

2. 临床表现

潜伏期长短不一，大多为 30～60 天，由于感染的程度、时间、部位和病程的不同，临床表现各异。大多数感染者不会出现症状性疾病。感染的自然过程取决于初次接触的年龄，持续接触的强度，对重复感染的免疫力的发展以及遗传易感性。有症状者一般分以下四型。

(1) 急性血吸虫病：当尾蚴侵入皮肤后，部分患者局部出现丘疹或荨麻疹，称尾蚴性皮炎，2～3 天自行消退。从尾蚴侵入至出现症状的潜伏期平均约 40 天。

①发热：患者均有发热，热度高低及期限与感染程度成正比。体温在 38～40℃之间，热型以间歇热、弛张热为多见，一般发热前无寒战。

②过敏反应：表现为荨麻疹、血管神经性水肿、淋巴结肿大及支气管哮喘等。血中嗜酸性粒细胞显著增多。

③消化系统症状：伴食欲减退、腹部不适、轻微腹痛、腹泻、呕吐等。

④肝脾肿大：90%以上患者肝大伴压痛，以左叶为显著。半数轻度脾大。

(2) 慢性血吸虫病：由急性期未经治疗或治疗不彻底发展而来，或在流行地区小量多次感染后形成。

①无症状型：多数患者无明显症状和不适，仅在粪便中发现虫卵，或体检时发现肝大，肝脏 B 超检查可呈网络样改变。

②有症状型：表现为慢性腹泻、粪便中带有黏液及脓血、肝脾肿大、贫血和消瘦等。

(3) 晚期血吸虫病：病程多在 5～15 年，发展为血吸虫性肝硬化。临床以门脉高压为主。可分为巨脾、腹水、结肠肉芽肿及侏儒四型。

①巨脾型：脾进行性肿大，下缘超过脐水平线，质地坚硬，可有压痛，伴有脾功能亢进，易发生上消化道出血及腹水。

②腹水型：肝硬化晚期标志，患者可因上消化道出血诱发肝衰竭、肝昏迷或继发感染死亡。

③结肠肉芽肿型：以腹痛、腹泻、便秘等较常见，有时有水样便、血便或黏液脓血便，

可出现腹胀及肠梗阻。

④侏儒型：儿童和青少年如感染严重，使垂体前叶功能减退，可影响生长发育和生殖而致侏儒症。

（4）异位血吸虫病

①肺型血吸虫病：虫卵沉积于肺部引起间质改变。咳嗽、咳痰、胸痛轻微，痰少、咳血少见。

②脑型血吸虫病：表现酷似脑膜炎，常与肺部病变同时出现。

3. 实验室检查

（1）血常规：外周血白细胞总数增多，嗜酸性粒细胞增多占 20%～40%。

（2）病原检测：通过显微镜检查粪便或尿液样本中的血吸虫卵或孵化出毛蚴是诊断血吸虫病的金标准，而且还可用于血吸虫种类的鉴定和测量寄生虫负荷。

（3）免疫学检查：常用方法有：①环卵沉淀试验（COPT）是检测成熟血吸虫毛蚴是否存在的方法。②间接血凝集试验（IHA）测定血中特异性抗体，其敏感性和特异性均较高，可作为诊断和疗效考核的依据。但血清学检测可能会在暴露后 6～12 周才转为阳性。

（4）抗原和 DNA 检测：还可检测粪便或尿液中的血吸虫抗原或 DNA。

（5）直肠活检：通过直肠或乙状结肠镜黏膜活检，留取病变处黏膜标本，检查血吸虫卵可确诊。

（6）影像学检查：如超声可判断肝脏病变程度、肝脾体积大小、门脾静脉的宽度；CT 可显示肝包膜增厚、钙化等。

4. 诊断

结合流行病学史（有疫区生活、旅游、居住史，疫水接触史）、临床表现（发热，腹泻，肝、脾肿大，肝纤维化门脉高压等）和实验室检查（外周血嗜酸性粒细胞增多，粪检查获血吸虫卵或孵化出毛蚴，以及特异性抗原、抗体、DNA 检测等）分别做出临床诊断和确定诊断。

【鉴别诊断】

（1）急性期应与疟疾、伤寒和其他沙门菌感染、阿米巴肝脓肿、粟粒性肺结核、败血症等相鉴别；与其他引起嗜酸性粒细胞增多的疾病相鉴别，如囊尾蚴病、华支睾吸虫病、片吸虫病及旋毛虫病等。

（2）慢性期应与慢性痢疾、肠结核、无黄疸型病毒性肝炎等相鉴别。

（3）晚期应与肝炎后肝硬化、内脏利什曼病、慢性白血病、骨髓增生综合征和地中海贫血等相鉴别。

【治疗原则】

1. 对症治疗

急性期患者应住院治疗，卧床休息、补充营养及支持治疗，高热、中毒症状重者可给予小剂量肾上腺糖皮质激素（如每天 20～40mg 泼尼松龙治疗 5 天），随后，再给予吡喹酮治疗。由于吡喹酮治疗可能加重急性血吸虫病的症状，因此，务必在急性症状消退后才开始使用吡喹酮，并应与皮质类固醇同时使用。

晚期患者根据不同的并发症分别给予相应治疗，如肝脾血吸虫病可引起严重的门静脉高压症和胃肠道出血，治疗与肝硬化类似。

2. 病原治疗

吡喹酮为一广谱抗蠕虫药，治疗血吸虫病疗效卓著。常见不良反应有头昏、头痛、乏力、四肢酸痛等；消化道症状轻微，可有轻度腹痛与恶心，偶有食欲减退、呕吐等。一般程度较轻，持续时间较短，不影响治疗，不需处理。少数病例出现心悸、胸闷、黄疸；心电图显示 T 波改变和过早搏动，偶见室上性心动过速、心房纤颤。偶可诱发精神失常或出现消化道出血。

具体用药方法如下：

（1）急性血吸虫病：总剂量按 120mg/kg，每日量分 2～3 次服，连服 4 日。体重超过 60kg 者仍按 60kg 计算。

（2）慢性血吸虫病：一般可采用总剂量 60mg/kg 的 1～2 日疗法，每日量分 2～3 次餐间服；儿童体重在 30kg 以内者总量可按 70mg/kg，30kg 以上者与成人相同剂量。

（3）晚期血吸虫病：应适当减少总剂量或延长疗程为宜，以免引起中毒反应。一般可按总剂量 40mg/kg，2 天分次服完，每日量分 2～3 次服。

3. 治疗后随访

治疗后随访包括监测临床表现，嗜酸性粒细胞计数（嗜酸性粒细胞增多症患者）和粪便中虫卵的显微镜评估。

在流行地区，应在治疗后 6 周内进行粪便显微镜检查随访，以评估治愈情况。在非流行区域，可在治疗后 3～6 个月进行显微镜检查随访。

第四十五章　华支睾吸虫病

华支睾吸虫病是由华支睾吸虫寄生于人体肝胆管内所引起的以胆汁淤积和肝损害为主的寄生虫病，亦称肝吸虫病。华支睾吸虫的发育过程经过虫卵、毛蚴、尾蚴、囊蚴、幼虫、成虫等阶段。成虫主要寄生在人体的胆管内。其临床特征为肝肿大、上腹隐痛、疲乏以及精神不振等，严重者可发生胆管炎、胆结石及肝硬化等并发症。

【诊断标准】

1. 流行病学

据估计，全世界有超过 3500 万人受到感染，其中有 6 亿人处于危险之中。流行地区的流行率差异很大。我国大部分省区均有本病，广东、东北地区感染率较高，在日本、中国台湾、越南和韩国也属于地方病。主要传染源是患者和自然界中的储存宿主如猫、猪、狗、鼠等。经口传播，进食未经煮熟含有活的华支睾吸虫囊蚴的淡水鱼（或虾）等而患病。人对本病普遍易感。感染率的高低与饮食习惯密切相关。

2. 临床表现

潜伏期为 1～2 个月。轻度感染很少引起症状，仅在粪便中发现虫卵。

（1）急性期：一次大量感染华支睾吸虫囊蚴者可引起急性华支睾吸虫病，常在 1 个月内出现症状，有症状的感染者仅有 5%～10% 的患者出现相对较重的症状，而且多数为非特异性症状，如右上腹痛、消化不良、腹泻、胃肠胀气和疲劳，3～4 天后出现发热，继而出现肝肿大、肝区痛、黄疸，并伴有荨麻疹和外周血嗜酸性粒细胞增多，部分患者有脾肿大，肝功能损害。

（2）慢性期：慢性期症状主要由于慢性机械损伤和成虫导致的胆管阻塞。慢性华支睾吸虫病起病隐匿，症状复杂。起病缓慢，可有食欲不振、上腹隐痛、腹泻、腹胀等消化道症状，肝轻度肿大，部分患者可出现有心悸、失眠、眩晕等症状。偶可因大量成虫阻塞胆总管而出现胆绞痛、梗阻性黄疸、胰腺炎。少数反复感染者，最终可发展为肝硬化，表现为消瘦、贫血、水肿、肝、脾肿大、腹水、黄疸等。严重感染的儿童，可出现营养不良和生长发育障碍，甚至引起侏儒症。

3. 实验室检查

（1）血常规和生化检查：急性患者可有血液白细胞计数增高，嗜酸性粒细胞增多，IgE 升高。慢性患者可呈轻度贫血，血沉加快，血清碱性磷酸酶、丙氨酸转氨酶和 γ–谷氨酰转肽酶增高。

（2）免疫学检查

①间接血凝试验：治疗后抗体效价下降较慢，不能做疗效考核；

②酶联免疫吸附试验：检测患者血中特异性抗体，因与其他吸虫有交叉阳性，且不能区分急性感染和慢性感染，仅作为辅助诊断；

③皮肤试验：成虫抗原皮内试验，可作辅助诊断及流行病学调查。

（3）虫卵检查：粪便直接涂片或浓缩法找虫卵，十二指肠引流液或胆汁样本找到虫卵为病原诊断"金标准"。

（4）抗原和 PCR 检查：采用 LAMP 检测粪便样本中的寄生虫抗原和聚合酶链反应（PCR）检测寄生虫核酸，有助于诊断。

（5）影像学检查：用 B 型超声波检查有较特异的波形，但只能作为辅助手段。CT 及胆管造影、MRI 也有助于诊断。

4．诊断

根据患者病前有进食未经煮熟的淡水鱼或虾的历史；有消化道症状，伴有胆囊胆管炎、胆结石等症状，肝肿大；粪便、十二指肠引流液检查发现华支睾吸虫卵即可明确诊断。

（1）轻度感染：临床症状不明显。

（2）中度感染：以消化系统症状为主，表现为：腹痛、慢性腹泻、消化不良、上腹不适、疲乏、肝肿大、肝区不适、头晕等，伴有嗜酸性粒细胞增多。

（3）重度感染：可有发热、胆绞痛、阻塞性黄疸、胆囊炎、胆管炎、肝硬化腹水等临床表现。

【鉴别诊断】

临床表现方面与其他原因所致的急慢性肝炎、胆管炎、胆囊炎和肝硬化等相鉴别。虫卵方面与肝片吸虫病、异型吸虫病及猫后睾吸虫病等相鉴别。

【治疗原则】

1．病原治疗

（1）吡喹酮：是治疗本病的首选药物，治疗后 3 个月粪便虫卵阴转率达 90%以上。总剂量为 210mg/kg，每日 3 次，连服 3 日。对一般情况较差者可酌情减量，延长疗程。吡喹酮的副作用包括头痛、头晕、失眠、恶心和呕吐。

（2）阿苯达唑：10～20mg/(kg·d)，分 2 次口服，跟脂肪食物同服，7 天为一疗程。孕妇慎用，2 岁以下儿童不宜服用。与吡喹酮疗效相当。

2．对症和支持治疗

感染重和营养差者应加强支持治疗，给予足够的热量、蛋白质、多种维生素等。

3．其他治疗

肝功能损害可给予护肝治疗，待肝功能恢复后再行驱虫治疗；继发胆道细菌感染可酌情选用抗生素；合并急性或慢性胆囊炎、胆总管炎、胆石症者，可能需要抗菌药物、胆道引流和(或)外科手术治疗。

第四十六章　并殖吸虫病

并殖吸虫病又称肺吸虫病，是由并殖吸虫寄生于人体所致的一种寄生虫病，人因生食或半生食含并殖吸虫活囊蚴的溪蟹或蝲蛄而感染，引起胸肺、腹、淋巴结或脑部症状。许多野生食肉类动物也能感染，它是一种重要的自然疫源性人兽共患病。在我国流行的并殖吸虫，主要有卫氏和斯氏并殖吸虫，在人体有不同生活史、临床表现，故分别简述。

【诊断标准】

1. 流行病学

并殖吸虫在世界各地分布较广，在亚洲、非洲和南美洲国家均有流行。其中以卫氏并殖吸虫和斯氏并殖吸虫(或称四川并殖吸虫)分布较广泛，感染人数最多，也是我国最重要的致病虫种。

(1) 传染源：能排出虫卵的受染人和肉食类哺乳动物是本病传染源。本虫的储存宿主种类多，如虎、豹、狼、狐、豹猫、大灵猫和果子狸等多种野生动物皆可感染此虫。感染的野生动物则是自然疫源地的主要传染源。

①中间宿主：第一中间宿主为生活在淡水的一些螺类，第二中间宿主为淡水蟹，如溪蟹、华溪蟹、拟溪蟹、石蟹和绒螯蟹等，以及东北的蝲蛄。淡水虾也可作为中间宿主。

②转续宿主：野猪、猪、兔、鼠、蛙、鸡和鸟等多种动物可作为转续宿主。大型肉食类动物，如虎、豹等，因捕食这些转续宿主而感染。

(2) 传播途径：在流行区，多因生食或半生食溪蟹或蝲蛄而感染，亦可因饮用含有囊蚴的生水而引起感染。另外，也有因生吃转续宿主肉而感染的患者。

(3) 易感人群：不同性别和年龄人群均易感，以青少年、儿童尤其学龄前儿童感染率最高。

2. 临床表现

并殖吸虫病通常起病隐匿，病程缓慢。通常引起胸肺、腹、淋巴结或脑部症状。我国主要有卫氏并殖吸虫感染引起的肺型肺吸虫病和斯氏并殖吸虫感染引起的肺外型肺吸虫病。按器官损害主要可分为以下类型。

(1) 胸肺型：以咳嗽、胸痛、咳出果酱样或铁锈色血痰等为主要症状。血痰中可查见虫卵。当虫体在胸腔窜扰时，可侵犯胸膜，导致渗出性胸膜炎、胸腔积液、胸膜粘连、心包炎和心包积液等。

(2) 腹型：虫体穿过肠壁，在腹腔及各脏器间游窜，出现腹痛、腹泻和大便带血等症状。腹痛部位不固定，多为隐痛。也可引起腹部器官广泛炎症、粘连，偶可引致腹膜炎，出现腹水。当虫体侵及肝脏时可致肝损害或肝大。

(3) 皮下包块型：以游走性皮下包块为主要表现。包块大小不一，表面皮肤正常，肿块触之可动，常呈单个散发，偶可见多个成串。常发部位为腹壁、胸背和头颈等。几乎所有人体表面各处都有出现肿块的可能。

(4) 脑脊髓型：虫体移行或定居成囊造成的脑脊髓损害。虫体破坏脑组织，早期为渗出性炎症，后出现水肿，继而形成囊肿。由于虫体游窜，造成多处损伤。患者常出现阵发性剧烈头痛、癔病发作、癫痫和瘫痪等症状。也可表现为颅内占位性病变、脑膜炎、视神经受损和蛛网膜下隙出血等症状。若虫体侵犯脊髓则主要表现为脊髓受压、下肢运动或感觉障碍，甚至截瘫等。

（5）亚临床型：没有明显器官损害，皮试及血清免疫学检测阳性，嗜酸性粒细胞增加，有时伴肝功能损害。这类患者可能为轻度感染者，也可能是感染早期或虫体已消失的感染者。

3. 实验室检查

（1）一般检查：血常规提示白细胞总数及嗜酸性粒细胞数常增高。急性期白细胞总数可达 $40×10^9/L$，嗜酸性粒细胞可达 80%以上。脑脊液、胸水或腹水中嗜酸性粒细胞数亦增高。血沉增快。

（2）病原检查：卫氏并殖吸虫病患者痰液、粪便可检出虫卵，脑脊液和胸腹水中也偶可找到虫卵。斯氏并殖吸虫病患者痰液与粪便中均找不到虫卵。皮下结节或包块活组织病理检查能见典型的嗜酸细胞肉芽肿，可找到虫卵、童虫或成虫。斯氏并殖吸虫不能在人体内成熟，而以幼虫在体内移行，形成游走性包块，包块内仅有童虫。

（3）免疫学检查：并殖吸虫病免疫学诊断技术的主要方法有皮内试验(ID)、酶联免疫吸附试验(ELISA)和斑点酶联免疫吸附试验(Dot-ELISA)、斑点金免疫渗滤试验(DIGFA)、免疫酶染色试验(IEST)及一些其他试验。检测并殖吸虫抗体和循环抗原。

（4）影像学检查：包括胸部 X 线，头部 CT、MRI 及脑血管造影、脊髓造影等检查。

4. 诊断

符合流行病学、典型的临床表现、血清学或病原学检查结果阳性即可诊断。

【鉴别诊断】

本病需与肺结核、其他脑部寄生虫病(如脑型血吸虫病、囊虫病等)、脑肿瘤、病毒性肝炎等疾病相鉴别。

【治疗原则】

1. 病原治疗

目前国内主要应用吡喹酮。常用剂量和疗程为：75～90mg/(kg·d)，分 3 次服用，连服2～3 天为 1 个疗程。脑型患者可间隔 7 天后再给 1 个疗程。有时可出现腹痛、腹泻、恶心和呕吐等不良反应(表 46-1)。

2. 对症治疗

咳嗽、胸痛者给予镇咳、止痛剂，癫痫发作给予苯妥英钠或安定等，颅内高压给脱水剂。脑脊髓型有压迫症状者可考虑外科手术。但并殖吸虫病的肺部病变，因病灶分散，不宜手术治疗。

表46-1 肺吸虫病治疗药物吡喹酮的特点

药名	适应证	禁忌证	剂量和疗程	不良反应和处理
吡喹酮	为广谱抗吸虫和绦虫药物。适用于各种血吸虫病、华支睾吸虫病、肺吸虫病、姜片虫病以及绦虫病和囊虫病	眼囊虫病患者禁用	75～90mg/(kg·d)，分 3 次服用，连服2～3 天为 1 个疗程。脑型患者可间隔 7 天后再给 1 个疗程	①常见不良反应有头昏、头痛、恶心、腹痛、腹泻、乏力、四肢酸痛等，一般程度较轻，持续时间较短，不影响治疗，不需处理。②少数病例出现心悸、胸闷等症状，心电图显示 T 波改变和期外收缩，偶见室上性心动过速、心房纤颤。③少数病例可出现一过性转氨酶升高。④偶可诱发精神失常或出现消化道出血

第四十七章 丝 虫 病

丝虫病是由丝虫寄生于淋巴组织、皮下组织或浆膜腔所致的寄生虫病。我国主要是班氏丝虫病与马来丝虫病。早期主要表现为淋巴管炎和淋巴结炎，晚期则出现淋巴管阻塞所引起的一系列症状、体征。

【诊断标准】

1. 流行病学

班氏丝虫病分布广，遍及亚洲、非洲及拉丁美洲，马来丝虫病分布于亚洲。我国流行区为山东、河南、贵州、四川、江苏、浙江、福建、广西、广东等地。

(1) 传染源：血中有微丝蚴的患者和无症状的带虫者。

(2) 传播途径：班氏丝虫病的主要传播媒介为淡色库蚊和致倦库蚊，马来丝虫病的主要传播媒介为中华按蚊和嗜人按蚊。

(3) 易感人群：普遍易感。

2. 临床表现

(1) 急性丝虫病

①淋巴结炎和淋巴管炎：好发部位为腹股沟和股部淋巴结，局部淋巴结肿大、疼痛、发热，淋巴管肿胀、压痛，患肢远端毛细淋巴管炎(丹毒样皮炎)，足趾皮肤潮湿、破损可继发细菌、真菌感染。急性班氏丝虫病除肢体外还可发生腹部和盆腔等深部淋巴结炎和淋巴管炎，表现为发热、寒战和腹痛等。急性马来丝虫病症状局限于肢体。

②精索炎、睾丸炎、附睾炎：见于班氏丝虫病，急性起病，寒战、高热、单或双侧腹股沟或阴囊持续性疼痛，可放射至腹部，误诊为急腹症。精索粗厚，附睾和睾丸肿大，精索、睾丸和附睾表面出现肿块。随炎症消退，肿块变硬并逐渐缩小成黄豆或绿豆大的坚硬结节。

(2) 慢性丝虫病

①淋巴水肿和象皮肿：淋巴水肿和象皮肿是慢性病程的两个阶段。局部淋巴水肿持续不消，皮肤异常粗厚可发展成象皮肿。男性可累及下肢、上肢及外生殖器。女性累及外生殖器。肢体淋巴水肿和象皮肿可单侧或双侧，但不对称。

②乳糜尿：为班氏丝虫病的常见晚期症状，间歇性发作，严重者为持续性。发作前常可出现尿浑浊及腰、盆腔、腹股沟部酸痛等先兆症状，随后出现乳糜尿或乳糜血尿。如尿内有凝块，可导致排尿困难和疼痛。

③鞘膜积液：为班氏丝虫病常见体征。为一侧，少数为双侧。重者积液较多，有下坠感，患侧阴囊体积增大，呈卵圆形，不对称，皮肤紧张，表面光滑，皱褶消失，阴茎内缩。检查无压痛，囊样，同侧睾丸不易触及，透光试验阳性。

3. 实验室检查

(1) 血清学检查：快速免疫色谱试验(ICT)检测班氏丝虫抗原阳性或 ELISA 检测丝虫特异性 IgG 抗体阳性。

（2）病原学检查

①夜间采血检查微丝蚴阳性，可采用微孔膜滤过法检测微丝蚴并进行定量。但病情进展为淋巴水肿时，外周血中很难查到微丝蚴。

②成虫检查法：在尿、淋巴液、鞘膜积液(或其他抽出液)内查见微丝蚴，在淋巴管、淋巴结内查见成虫，或在病理组织切片查见丝虫断面。取病变组织作病理学检查时可见到成虫。

③特异的 DNA 探针：已应用于检测马来、班氏及其他多种丝虫病。各种重组抗原已被利用来检测各种丝虫病。

4. 诊断

符合流行病学史，具有典型的临床表现，同时血清学或病原学检查阳性即可诊断。

【鉴别诊断】

（1）丝虫病急性淋巴结炎和淋巴管炎或精索炎、睾丸炎、附睾炎应与细菌性淋巴结炎和淋巴管炎或结核性精索炎、睾丸炎、附睾炎相鉴别。

（2）丝虫病淋巴水肿和象皮肿应与细菌感染性、先天性、家族性及淋巴结摘除术等引起的相似症状相鉴别。

（3）丝虫病乳糜尿应与妊娠、肿瘤、结核、胸导管受压或损伤等引起的相似症状相鉴别。

（4）丝虫病鞘膜积液应与阴囊血肿、斜疝或肿瘤相鉴别。

【治疗原则】

1. 病原治疗

（1）乙胺嗪(海群生)

①班氏丝虫病：乙胺嗪(海群生)总剂量 4.2g，7 天疗法(总量 70～84mg/kg)，即 0.2g/次，每天 3 次，连服 7 天(成人量，儿童用量应递减，孕妇、哺乳期妇女及有严重疾患者应缓治或免予治疗)为一疗程，需复治 2～3 个疗程，间隔半月以上。

②马来丝虫病：乙胺嗪(海群生)总剂量 2.0g，4 天或 2 天疗法(总量 33～40mg/kg)，即 0.5g 顿服，连续 4 天或 0.5g，2 次/天，连续 2 天，复治 2～3 个疗程，间隔半月以上。

（2）阿苯达唑：400mg/次，2 次/天，连服 2 周。可杀死丝虫的成虫，但它对微丝蚴没有直接作用。与海群生联合使用，可增强海群生对微丝蚴的杀伤效果。

丝虫病常用药物特点见表 47-1。

2. 对症治疗

（1）急性淋巴结炎：受累部位淋巴结可给予局部护理，如足部护理，可清洗感染部位，重点是足趾间及皮肤褶皱处，2 次/天，用毛巾擦干。及时给予抗生素治疗；足部每天涂抹抗真菌药膏；夜间抬高患足，减轻水肿。

（2）慢性丝虫病

①肢体淋巴水肿、象皮肿烘绑疗法：对患肢采用辐射热或微波透热烘疗后用弹性绷带包扎。20 天为 1 疗程，间隔半个月，治疗 2～3 个疗程。

②乳糜尿：发作时应卧床休息，忌食油类、肉类和蛋类食物。出现乳糜凝块、排尿困难和尿潴留者，应减少饮水量，以手按摩下腹部。可用 1%～2%硝酸银或 12.5%碘化钠溶液作肾盂加压灌注。

③鞘膜积液：严重者用鞘膜翻转术治疗。

表 47-1 丝虫病常用药物的特点

药名	适应证	禁忌证	剂量和疗程	不良反应和处理
乙胺嗪（海群生）	主要用于根治马来丝虫病、班氏丝虫病和罗阿丝虫病，也用于治疗盘尾丝虫病，但不能根治	孕妇、哺乳期妇女及活动性肺结核、严重心脏病、肝脏病、肾脏病及急性传染病患者均应暂缓治疗	班氏丝虫病：每次 0.2g，每天 3 次，连服 7 天(成人量，儿童用量应递减)为 1 疗程，需复治 2～3 个疗程，间隔半月以上。马来丝虫病：0.5g 顿服，连续 4 天或 0.5g，每天 2 次连续 2 天，复治 2～3 个疗程，间隔半月以上	偶可引起食欲减退、恶心、呕吐、头晕、头痛、乏力、失眠、关节痛、皮疹、发热等，可给予抗过敏药物或糖皮质激素对症处理
阿苯达唑	广谱驱虫药，可用于治疗钩虫、蛔虫、鞭虫、蛲虫、旋毛虫、丝虫等线虫病，以及囊虫病、包虫病、广州管圆线虫病	严重肝、肾、心脏功能不全及活动性溃疡病患者。孕妇及 2 岁以下儿童禁用	400mg 次，2 次/天，连服 2 周	可有短暂的头晕、恶心、食欲下降及脱发等，少数患者可出现皮疹或发热，为虫体死亡后引起的异体蛋白反应和虫体毒素被人体吸收所致，一般不需停药。可给予抗过敏药物或糖皮质激素对症处理

第四十八章 旋毛虫病

旋毛虫病是旋毛线虫引起的人畜共患的动物源性寄生虫病。通过食入生的或者半熟的猪肉或其他动物肉而受到感染。主要的临床表现为胃肠道症状、发热、肌痛、水肿和血嗜酸性粒细胞增多。

【诊断标准】

1. 流行病学

世界各地均有流行，以食生肉习惯的地区多见。我国云南、西藏、广东、湖南、福建、四川、辽宁、湖北、天津、河北、广西等地均有病例报道。

（1）传染源：食肉家畜及野生哺乳动物是主要传染源，猪是人体旋毛虫病的重要传染源，也可见到狗、鹿、牛的感染。

（2）传播途径：生食或半生食含有旋毛虫的猪肉或其他动物的肉类所致。

（3）易感人群：普遍易感。感染旋毛虫后有一定的免疫力，但不足以消除感染。

2. 临床表现

潜伏期2~46天。

（1）早期：起病第1周可有胃肠道症状如恶心、呕吐、腹痛、腹泻、食欲减退、发热为主。部分患者可无症状。本期症状轻而短暂。

（2）急性期：表现为持续性高热、体温常在38~40℃之间，弛张热或不规则热，伴有头痛、眼睑及颜面部水肿、严重者有下肢及胸腔、腹腔、心包积液。全身肌痛较为突出，腰背肌、咀嚼肌、全身肌肉压痛，以腓肠肌及肱二头肌为甚，严重者可伴有咀嚼、吞咽和说话困难，呼吸和动眼时均感疼痛。严重者可有心肌炎、肺炎、血栓性疾病和脑炎。部分患者可出现荨麻疹、丘疹或皮肤瘙痒。

（3）恢复期：患者上述症状逐渐消退，全身症状减轻，但肌痛、乏力可持续数月。

3. 实验室检查

（1）血常规及生化学检查：急性期患者白细胞总数$(10~20)×10^9$/L。嗜酸性粒细胞明显升高，占20%~40%甚至更高。但重症患者嗜酸性粒细胞可不增高。肌组织特异性酶，如肌酸磷酸激酶、乳酸脱氢酶活性明显增高。

（2）血清学检查：间接血凝试验（IHAT）、间接荧光抗体试验（IFAT）、酶联免疫吸附试验（ELISA）检测血清特异性抗体。单抗与多抗双抗体夹心ELISA法检测患者血清循环抗原可作为早期诊断、有无活虫或疗效的指标。

（3）病原学检查：取肌肉组织（胸大肌或腓肠肌）压片镜检，查到旋毛虫幼虫或梭形包囊即可确诊。用胃蛋白酶和稀盐酸消化活检肌肉标本后离心，检查沉淀中的幼虫，阳性率更高，病程早期阳性率很低。PCR法检测血中旋毛虫DNA，可成为早期诊断和检测的方法。

4. 诊断

符合流行病学史，具有显性临床表现，同时血清学或病原学检查阳性即可诊断。

【鉴别诊断】

早期应与食物中毒、菌痢或其他消化道感染疾病相鉴别。肌肉疼痛剧烈需与皮肌炎、风湿病相鉴别；眼眶周围和面部水肿伴有发热时应与急性肾小球肾炎、血清病、变态反应、多发性肌炎、皮肌炎及结节性动脉周围炎等相鉴别。

【治疗原则】

1. 病原治疗

阿苯达唑(丙硫咪唑)：是首选药物，对移行期及包囊期幼虫及成虫均有杀伤作用。用法为 20mg/(kg·d)，分两次口服，7 天为 1 疗程。轻症者服用 1 疗程，重症者间隔 2 周后可重复 1～2 个疗程。

2. 对症治疗

早期注意心脏情况，警惕心力衰竭发生，给予易消化食物，注意水、电解质紊乱。防治心肌炎的发生。

糖皮质激素可减轻免疫反应对机体的损害，缓解发热、肌痛及神经系统症状，但必须与阿苯达唑联合应用。

第四十九章 囊虫病

囊虫病又称囊尾蚴病，是由猪带绦虫的幼虫即猪囊尾蚴寄生于人体各组织器官所致的疾病。囊尾蚴最常寄生于人体的肌肉、皮下组织、脑和眼，是一种常见的人畜共患病。

【诊断标准】

1. 流行病学

囊虫病危害严重、分布广泛，在墨西哥、中南美洲、非洲、亚洲均有流行，是一种全球范围内流行的寄生虫病。我国各地都有病例报道。

（1）传染源：猪带绦虫病患者是囊虫病的惟一传染源。患者粪便排出的虫卵对自身和周围人群均具有传染性。

（2）传播途径：吞食猪带绦虫卵经口感染为主要的传播途径。人体感染方式有三种：①外源性异体感染：进食被他人排出的虫卵污染的食物、水等而被感染。②外源性自身感染：患者进食被自己排出的虫卵污染的食物、水等而引起再感染。③内源性自身感染：猪带绦虫病患者反胃、呕吐时，肠道的逆蠕动将孕节反流入胃中引起感染。

（3）易感人群：不同性别和年龄人群均易感，以21～40岁年龄段为主，农民居多，近年来儿童和城市居民患病率也有所增加。

2. 临床表现

囊尾蚴最常寄生于人体的肌肉、皮下组织、脑和眼，其次为心、舌、口、肝、肺、腹膜、上唇、乳房、子宫、神经鞘、骨等部位。人体囊虫病根据主要寄生部位可分为以下三类。

（1）皮下及肌肉囊虫病：皮下结节数可从1个至数千个不等，以躯干和头部较多，四肢较少。结节在皮下呈圆形或椭圆形，直径约0.5～1.5cm，硬度近似软骨，手可触及，与皮下组织无粘连，无压痛，无炎症反应及色素沉着。常分批出现，并可自行逐渐消失。感染轻时可无症状。寄生数量多时，可自觉肌肉酸痛无力、发胀，麻木或呈假性肌肥大症等。

（2）脑囊虫病：脑囊虫病的三大主要症状是：癫痫发作、颅内压增高和精神症状，临床分型可分为癫痫型、脑实质型、蛛网膜下隙型、脑室型、混合型和亚临床型，其中以癫痫型为最多见。囊尾蚴寄生于脑实质、蛛网膜下隙和脑室，均可引起颅内压增高、神经疾患和脑血流障碍，其症状有记忆力减退，视力下降，头痛、头晕，呕吐，神志不清，失语，肢体麻木，局部抽搐，听力障碍，精神障碍，痴呆，偏瘫和失明等，脑囊虫病合并脑炎可使病变加重而致死亡。

（3）眼囊虫病：囊尾蚴可寄生在眼的任何部位，但绝大多数寄生在眼球深部，玻璃体及视网膜下寄生。通常累及单眼，少数双眼同时有囊尾蚴寄生。症状轻者表现为视力障碍，眼底镜检有时可见头节蠕动。眼内囊尾蚴存活时，一般患者尚能忍受。但囊尾蚴一旦死亡，虫体的分解物可产生强烈刺激，造成眼内组织变性，导致玻璃体浑浊，视网膜脱离，视神经萎缩，并发白内障，继发青光眼、细菌性眼内炎等最终导致眼球萎缩而失明。

3. 实验室检查

(1) 血常规：大多在正常范围，嗜酸性粒细胞多无明显增多。

(2) 脑脊液：脑脊液压力可增高。囊尾蚴性脑膜炎的脑脊液改变为有核细胞数和蛋白质轻度增加，糖和氯化物正常或略低。

(3) 免疫学检查：目前囊虫病免疫学诊断技术的主要方法有酶联免疫吸附试验（ELISA）、斑点酶联免疫吸附试验（Dot-ELISA）、单克隆抗体酶联免疫吸附试验（McAb-ELISA）、酶联免疫电转移印记技术（EITB）、金免疫层析技术（GICA）、金标抗人 IgG4 单抗浸测试验、斑点金免疫渗滤法（DIGFA）及其他一些检测方法。检测血清或脑脊液中囊尾蚴特异性 IgG 抗体或循环抗原。

(4) 影像学检查：包括 X 线检查、颅脑 CT 或 MRI 检查等。

(5) 病原学检查：取皮下结节作活体组织检查，对脑囊虫病可以确诊。

4. 诊断

符合流行病学史，具有典型临床表现，实验室检查免疫学或病原学结果阳性可诊断。

【鉴别诊断】

脑囊虫病应与原发性癫痫、颅内肿瘤、结核性脑膜炎、隐球菌性脑膜炎等相鉴别。

【治疗原则】

1. 病原治疗

(1) 阿苯达唑：常用剂量为：总剂量为 20mg/(kg•d)，分两次于就餐前半小时口服，连服 10 天为一疗程。

(2) 吡喹酮：皮肌型囊虫病的剂量，成人为 600mg/次，3 次/天，10 天为一个疗程。脑囊虫病采用吡喹酮的剂量应根据脑内囊尾蚴的部位与数量而不同。如果脑内虫数少，可采用吡喹酮 10mg/(kg•次)，3 次/天，4 天为一个疗程，总剂量为 120mg/kg。如果脑囊尾蚴为多发性，应进行眼底检查有无视神经盘水肿，并测定颅内压，颅内高压者应先用地塞米松和甘露醇静脉滴注，降低颅内压，使其降至正常或接近正常，眼底视盘水肿明显好转时才可用吡喹酮治疗，常采用小剂量长疗程与多个疗程为宜。剂量为 20mg/(kg•d)，3 次分服，9 天为一个疗程，总剂量 180mg/kg。间隔 3～4 个月重复一个疗程，一般需要 2～3 个疗程。

2. 对症治疗

颅内压增高者应予甘露醇、地塞米松治疗。癫痫发作频繁者，除上述处理外，可酌情用安定、异戊巴比妥钠及苯妥英钠等药物。

3. 手术治疗

发作频繁的癫痫或颅内压增高者、眼囊虫病患者必要时可行手术治疗。

第五十章 包 虫 病

包虫病或称棘球蚴病是人感染棘球绦虫的幼虫(棘球蚴)所致的慢性寄生虫病。本病的临床表现视包虫囊部位、大小和有无并发症而不同。本病是一种人畜共患病，在流行区带有职业性损害的特点，被列为某些人群的职业病。

【诊断标准】

1. 流行病学

本病呈全球性分布，主要流行于畜牧地区，在中国以甘肃、宁夏、四川西部、青海、内蒙古、新疆、西藏、陕西为多见。

(1) 传染源：本病的主要传染源为狗。在流行区的羊群中常有包虫病存在，而居民常以羊或其他家畜内脏喂狗，使狗有吞食包虫囊的机会，感染常较严重，肠内寄生虫数可达数百至数千，其妊娠节片具有活动能力，可黏附于皮毛上，并引起肛门发痒。当狗舔咬时把节片压碎，粪便中虫卵污染全身皮毛，如与其密切接触，则容易感染。

(2) 传播途径：主要由于与动物密切接触，其皮毛上虫卵污染手指后经口感染。若粪便中虫卵污染蔬菜或水源，尤其人畜共饮同一水源，也可造成间接感染。在干旱多风地区，虫卵随风飘扬，也有经呼吸道感染的可能。

(3) 易感性：人感染主要与环境卫生以及不良卫生习惯有关。因包虫囊生长缓慢，一般在儿童期感染，至青壮年期才出现明显症状。男女发病率无明显差别。

2. 临床表现

包虫病可在人体内数年至数十年不等。临床表现视其寄生部位、囊肿大小以及有无并发症而异。因寄生虫的虫种不同，临床上可表现为囊型包虫病(单房型包虫病)、泡型包虫病(多房型包虫病)、混合型包虫病，后者是由伏氏棘球绦虫或少节棘球绦虫的幼虫致病。

根据致病部位的不同，临床上主要分为以下几种类型。

(1) 肝包虫病：肝包虫囊极度肿大时右上腹出现肿块，患者出现饱胀感，并可有压迫症状。囊肿大多位于右叶，且多位于表面。囊肿位于右叶中心部时肝脏呈弥漫性肿大，向上发展压迫胸腔可引起胸腔积液、肺不张等；向下向前发展则向腹腔鼓出。大多数患者体检时发现肝脏极度肿大，局部有圆形表面平滑囊肿感。

(2) 肺包虫病：由于肺组织较为松弛，肺包虫囊生长相对较快，常出现干咳、咯血等症状。2/3 患者病变位于右肺，且以下叶居多。

(3) 脑包虫病：发病率较低(1%～2%)，多见于儿童，以顶叶为常见，临床表现为癫痫发作与颅内压增高症状。包囊多为单个，多数位于皮层下，病变广泛者，可累及侧脑室，并可压迫、侵蚀颅骨，出现颅骨隆凸。

(4) 骨骼包虫病：较为少见，国外报告约占全身包虫病的 1%～2%。以骨盆和脊椎发生率最高，其次为四肢长骨、颅骨、肩胛骨、肋骨等。细粒棘球蚴侵入长骨后，感染通常从骨端开始，疏松海绵骨首先受侵。由于骨皮质坚硬、骨髓腔狭小呈管状，限制包虫的发展，故病程进展缓慢，晚期可能出现病理性骨折、骨髓炎或肢体功能障碍。

(5) 其他：心包、脾、肾、肌肉、胰腺等包虫病均属少见，其症状似良性肿瘤。人感染包虫病后，常因少量抗原的吸收而致敏，如囊肿穿破或手术时囊液溢出可致皮疹、发热、腹痛、腹泻、谵妄、昏厥、昏迷等过敏反应，重者可因过敏性休克死亡。

3. 实验室检查

(1) 影像学检查：肝脏超声、肝同位素扫描、肝 CT；胸部 X 线；脑血管造影、脑 CT、脑 MRI 等均有助于诊断。

(2) 血清学检查：免疫学检查特异抗体可有助于诊断。

4. 诊断

(1) 肝包虫病：肝功能大多正常，白、球蛋白比例倒置。肝脏超声、肝同位素扫描、肝 CT 检查均示肝脏占位性病变。通常由细粒棘球蚴所致，称为单房型包虫病；而由多属棘球蚴所致的称为多房型包虫病，简称泡球蚴病。

(2) 肺包虫病：在无并发症的病例，胸部 X 线检查可见单个或多个圆形、卵圆形或多环形、边缘清晰而光滑的肿块(有继发感染时边缘模糊)。囊肿随呼吸而变形，罕见钙化，大小不一，最大者可占一侧肺野。囊肿穿破囊液完全排出，在 X 线上可呈空洞型；囊肿破入胸腔时可发生严重液气胸。

(3) 脑包虫病：脑血管造影、脑 CT、脑 MRI 均有助于诊断。

(4) 骨骼包虫病：X 线可有助于诊断。

【鉴别诊断】

本病应与肝脏非寄生虫性良性囊肿、肝脓肿、肠系膜囊肿、巨型肾积水、肺脓肿、肺结核球、脑瘤、骨肿瘤等相鉴别，根据各种疾病自身的特点一般不难作出诊断。

【治疗原则】

1. 支持治疗

应卧床休息，适当加强营养。

2. 药物治疗

阿苯达唑，国际推荐的治疗剂量是 8～15mg/(kg·d)，连续服药 4 周停药 2 周，可反复进行 3～4 个疗程。国内普遍使用片剂的剂量为 20mg/(kg·d)，但疗效未见提高。

3. 手术疗法

单房巨囊型可争取在未发生压迫症状前手术摘除。巨大的肝、脾及其他脏器包虫病均可行内囊摘除术，手术中应注意仔细操作，防止包囊破裂。

第五十一章 广州管圆线虫病

广州管圆线虫病是食源性寄生虫病，又名嗜酸性粒细胞增多性脑膜炎，是由于鼠类的心、肺部寄生的线虫，即广州管圆线虫幼虫(或成虫)寄生在人的中枢神经系统所致。可发生嗜酸性粒细胞增多性脑膜炎或脑膜脑炎。人是广州管圆线虫的非正常宿主，是偶然宿主。如果人获得感染，该虫很少在人体肺部发育为成虫。

【诊断标准】

1. 流行病学

广州管圆线虫是 1933 年由我国学者陈心陶在广州的家鼠肺部发现并命名的，属圆线虫目、后圆线虫科、后圆线虫亚科、管圆线虫属。成虫寄生在肺动脉血管内，幼虫侵入中枢神经系统可致嗜酸性粒细胞增多性脑膜脑炎。主要分布在太平洋、印度洋某些岛屿和东南亚国家。

(1) 传染源：感染本虫的鼠类。

(2) 传播途径：人生食或半生食含有广州管圆线虫三期幼虫的螺肉而感染；在流行区进食生的或不熟的转续宿主(鱼、虾、蟹、蛙、蛇等)的肉亦可感染。染有本虫的中间宿主在蔬菜等植物上爬行时，可将第三期幼虫黏附其上，如生吃未能洗净菜类亦可受染。

(3) 易感人群：普遍易感。

2. 临床表现

(1) 发热：早期多有发热，热度不等，多在 37.2～39℃，呈持续性或间歇性。多于数日后降至正常，少数患者可持续数周。

(2) 神经系统表现

①头痛：是最常见和最主要的症状，表现为胀痛、刺痛、搏动样痛等，活动时加剧。部位多在额部，其次为颞部和枕部，亦可同时出现在多个部位。多属间歇性痛，可持续半小时至数小时，甚至延续数周。可伴有恶心、呕吐。

②颈项强直感：为最常见和最主要的症状之一。查体可有颈部轻度抵抗，但病理反射多为阴性(症状、体征分离)。

③感觉异常：多数患者可有不同部位(躯干或四肢)的感觉异常，如麻木、疼痛、烧灼感、针刺感等，可伴痛觉过敏、温度觉异常等；或有不同程度的面部或肢体麻痹。

④部分患者可有抽搐、癫痫、精神失常、嗜睡等症状。少数患者可昏迷，为病情凶险征兆。

(3) 其他部位的表现

①眼部：畏光、复视、视力障碍，甚至视野缺损、失明，少数患者可有眼肌麻痹。

②肺部：有咳嗽等症状，肺内可出现阴影。

3. 临床分期

由于本病病程较长，可将本病分为潜伏期、前驱期、急性发作期、恢复期四个时期，每一时期有其特点。

（1）潜伏期：从食用污染螺肉到出现临床症状之前的日期称为潜伏期。潜伏期一般为1～36天，平均半个月左右。此期无任何临床症状。

（2）前驱期：本病的前驱期症状不明显，症状亦较轻微。患者可有低热或中度发热、头痛、头晕、疲倦乏力、食欲减退、腹痛、腹泻，但症状不重。少数轻症病例在本期可自愈。

（3）急性发作期：发热，头痛加重，出现颈项强直感，可伴有恶心、呕吐，皮肤感觉异常(如麻木、疼痛、针刺感、烧灼感等)为本病特征性表现；或有面部或肢体麻痹、畏光、复视等表现。此期因病情而异，轻型病程在一周左右，中型、重型可持续一周至两个月，甚至更长时间。

（4）恢复期：患者临床症状缓解，逐渐康复。本期可持续数周。一些客观指标(如嗜酸性粒细胞计数、脑脊液压力、头颅 MRI 阳性表现、肺部阴影等)以及轻度感觉异常等可能持续更长时间。

4. 临床分型

（1）根据病情轻重分型

①轻型：症状少而轻，患者仅有头痛、低热或局部感觉异常等症状，颅压在正常范围。病程较短，可在数日内自愈。

②中型：有发热，严重头痛，颅压明显升高，同时有其他神经系统或其他部位症状。

③重型：除中型临床表现外，尚有持续性高颅压；有脑部、肺部定位性损伤造成的相应表现；可有嗜睡、意识丧失、昏迷等表现，严重者可致死。

（2）根据病变部位分型：可分为：脑膜炎型、脑炎型、脊髓膜炎、脊髓型、肺型、眼型等。临床上常见前四型的混合型。

5. 实验室检查

（1）血液检查：嗜酸性粒细胞百分比或绝对值轻至中度增高。

（2）脑脊液检查：脑脊液压力增高。嗜酸性粒细胞增多。蛋白升高，氯化物可轻度降低或正常。

（3）免疫学检查：常用的方法为酶联免疫吸附试验(ELISA)和金标法，检测广州管圆线虫 IgG、IgM 抗体和循环抗原(CAg)。检测标本为患者的血清或脑脊液。

（4）病原学检查：从脑脊液、眼或其他寄生部位查见本虫幼虫或成虫，但阳性概率很小。

（5）影像学检查：肺部 X 线片及计算机断层扫描(CT)可显示肺部小结节影等表现；头颅核磁共振成像(MRI)表现多种多样，脑脊髓膜内多发长条形影或结节状强化病灶。

6. 诊断

符合流行病学史、有典型临床表现，同时免疫学或病原学结果阳性可诊断。

【鉴别诊断】

需与结核性脑膜脑炎、病毒性脑膜脑炎、流行性脑膜炎、神经性头痛，以及其他脑寄生虫病(肺吸虫、血吸虫、裂头蚴及棘颚口线虫等)等相鉴别。

【治疗原则】

1. 病原学治疗

阿苯达唑(丙硫咪唑)20mg/(kg·d)(体重超过 60kg 者按 60kg 计算)，分 3 次服用，连服

7～10 天。

2．对症、支持治疗

（1）颅压高者静脉滴注甘露醇，根据病情决定用药次数。

（2）可采用肾上腺糖皮质激素，病情较轻者亦可口服，剂量根据病情而定。

（3）头痛严重者可酌情给予镇痛剂。

（4）可酌情给予神经营养药物。

（5）间断、低流量吸氧。

（6）其他对症治疗。

第六部分

巴尔通体病

第五十二章 巴尔通体病

巴尔通体是一群革兰阴性、氧化酶阴性、营养条件要求苛刻的兼性细胞内寄生的需氧杆菌。巴尔通体病是由不同种与亚种巴尔通体引起的一类世界性分布的人兽共患传染病，是近年来在我国新发传染病之一，分布十分广泛。巴尔通体引起的疾病谱广泛，临床表现复杂。致病性巴尔通体可引起人类卡瑞恩病、战壕热、猫抓病(CSD)、心内膜炎、菌血症和 HIV 感染者的杆菌性血管瘤和杆菌性紫癜等疾病。

【诊断标准】

1. 流行病学

有猫、狗、鼠等密切接触史，或有蚤、虱、蜱等叮咬史。

2. 临床表现

(1) 卡瑞恩病：通过白蛉传播的，在秘鲁、厄尔瓜多、哥伦比亚流行的一种地方病，其急性及慢性期分别称为奥罗亚热(Oroya 热)和秘鲁疣。秘鲁医生 Daniel Alcides Carrion 证实奥罗亚热和秘鲁疣是由同一种致病因子——杆菌样巴尔通体引起的，故将该病命名为 Carrion's 病。

Oroya 热以严重的溶血性贫血为特征，是由于杆菌样巴尔通体侵入红细胞所致。潜伏期平均 60 天(10～210 天)，前驱期症状为肌痛、发热、头痛、寒战，背及四肢疼痛及衰竭。病情发展迅速，患者很快表现为面部苍白、呼吸困难、黄疸，并发展至肝脾肿大和全身性淋巴结病；同时可伴有精神状态的改变(嗜睡、谵妄、昏迷等)；急性非心源性水肿，有时可为全身性水肿。这一阶段通常持续 2～4 周；如果患者为孕妇，则可致胎儿死亡、胎盘移位、孕妇死亡；患者还可并发其他严重疾病，包括严重的皮下水肿、心包出血、急性非心源性水肿、心肌炎、昏迷、谵妄等。急性期的患者可有 30%发生机会性感染，如果不治疗，病死率可高达 90 %，适当和及时的治疗可使病死率减少到 9%。

秘鲁疣临床表现主要在四肢皮肤，也可出现于颜面及躯干皮肤的大小不等的瘤样病灶，未经治疗情况可持续 3～6 个月，少数患者可伴有关节痛、肌痛及偶有发热。瘤样病灶为皮肤血管增生所致，与五日热及汉赛巴尔通体所致 BAP 病理改变类似。皮损无痛感，触之出血，可继发感染和溃疡。除了皮肤，也可累及口腔黏膜、关节及鼻黏膜。秘鲁疣通常为自限性，但病期可能会延长。在病区的居民，特别是学龄儿童通常只表现为秘鲁疣，而无 Oroya 热。

(2) 猫抓病：猫抓病为最常见的巴尔通体感染疾病，其最常见的病原体为汉赛巴尔通体，此外也有报道由克氏巴尔通体或其他病原体感染所致者。感染常常发生在被猫抓过后，因此得名猫抓病。机械损伤 1 周后呈皮肤肉芽肿样，皮损周围地区有组织细胞、淋巴细胞和巨噬细胞的浸润。感染后 2～3 周，伤口所在部位的局部回流淋巴结单侧发炎，淋巴细胞和巨噬细胞浸润，导致淋巴滤泡增生肥大，累及颈部、腋下肱骨内上髁或腹股沟淋巴结。还可出现中度发热和胃肠炎症状，常见于儿童、青少年，高发年龄为 2～14 岁，可能与儿童逗耍宠物较易被抓咬所致。

(3) 五日热：是由五日热巴尔通体引起的体虱传染性疾病，全球均有分布。第一次世界大战期间，欧洲东西线战场约有 100 万人流行着一种由体虱反复叮咬而传播，以反复回归性发热及持续胫部疼痛为特征的疾病。人体感染后可表现为发热、斑疹、骨痛、脾肿大等，病程多持续 4～5 天(5 日热来由)。因该病多发生在战壕里的战士中，故称战壕热，因发热周期多为 5 天，又称五日热，以其临床特征，又称为胫骨痛。20 世纪 90 年代后欧美学者陆续有五日热巴尔通体引起 HIV 感染者、酗酒者、无家可归者菌血症、慢性淋巴结病及心内膜炎，所谓"城市战壕热"的报道。表现为中度发热、身体不适、寒战、肌肉骨骼酸痛，尤以胫骨明显。

(4) 杆菌性血管瘤(BA)和杆菌性紫癜(BP)：多发生于免疫缺陷者，如 HIV 阳性者、肿瘤患者等，病原体为五日热巴尔通体和汉赛巴尔通体。免疫缺陷患者感染后发生的全身血管增生性病变，主要表现为皮肤损害和内脏发生紫癜，患者皮肤表面出现单个或多个红色丘疹或结节伴有发热、寒战、头痛、全身不适、体重下降等全身症状。BA 能引起呼吸道及消化道黏膜、心脏、肝脏、脾脏、骨髓、肌肉、淋巴结等的损害。汉赛巴尔通体还可引起紫癜样肝病，出现恶心、呕吐、腹泻及肝脾肿大。皮肤损害可表现为散在皮疹、疣(有蒂)、像细菌性脓肿一样的皮下结节，最大直径可达 10cm，可以是单个也可以是数个成片，覆盖全身，可分为以下四种：①类似于脓性肉芽肿样球形疣或皮疹；②类似卡波西肉瘤样的紫色疣；③苔藓样皮疹；④皮下结节伴有或无溃疡。

(5) 心内膜炎和菌血症：汉赛巴尔通体、五日热巴尔通体及伊丽莎白巴尔通体均可引起免疫功能正常人及免疫缺陷患者的心内膜炎；巴尔通体心内膜炎最常见损害部位为主动脉瓣、二尖瓣，二者同时损害少见；大多数患者确诊时已经有严重的瓣膜损害，需进行瓣膜置换术。临床症状有发热、盗汗、体重减轻、杵状指、下肢水肿，并有出血点和紫癜；还可出现肝脾肿大、腹水、血沉加快、C 反应蛋白增高，血尿和蛋白尿等。心脏听诊可闻及收缩期和舒张期杂音和奔马律。巴尔通体引起的菌血症多出现于杆菌性血管瘤阴性和免疫功能损害的患者。1992 年 Welch 等从 9 例患者体内分离出汉赛巴尔通体，其中 4 例为 HIV 感染，2 例骨髓移植，1 例接受免疫抑制剂治疗，3 例免疫功能正常；其中 HIV 感染患者表现为全身不适、疲劳、低体重和反复发热，而非 HIV 感染的患者以急性发热为主要表现。

3. 实验室检查

可通过血清学、免疫荧光或 PCR 检测病原体的存在。通过 Warthin-Starry 银染色证实 B.henselae 及 B.quintana 的存在。该菌在淋巴结早期检出率较高，尤其是伴有广泛坏死的病例。组织中的巴尔通体很小，弯曲，革兰染色阴性；杆状，Warthin-Starry 银染色阳性。

4. 诊断

(1) 与猫或犬频繁接触和被抓伤或有原发损害(皮肤或眼部)；

(2) 特异性抗原皮试呈阳性；

(3) 从病变淋巴结中抽出脓液，并经培养和实验室检查，排除了其他病因引起的可能性；

(4) 淋巴结活检出现特征性病变，饱和银染色找到多形革兰阴性小杆菌。

一般病例满足 4 个条件中 3 个即可。

【鉴别诊断】

发热期间需与细菌性脓肿、组织胞浆菌病、芽生菌病、球孢子菌病、曲菌病、肺栓塞并梗死、Wegener's 肉芽肿、支气管肺癌、淋巴瘤、转移癌、结核病等相鉴别。

【治疗原则】

1. 对症治疗

2. 病原学治疗

氨基糖苷类抗生素对巴尔通体有杀灭作用。复方磺胺甲噁唑、多西环素、红霉素及其衍生物、氨基糖苷类、利福平、环丙沙星等在体外实验抗菌药物敏感。对重症病例如高热者、伴发脑炎者及免疫缺陷者宜采用多西环素、环丙沙星、利福平或红霉素与氨基糖苷类的联合治疗，疗程 7 天或更长。

3. 淋巴结切开引流

淋巴结化脓时可穿刺吸脓以减轻症状，必要时 2～3 天后重复进行，不宜切开引流。淋巴结肿大 1 年以上未见缩小者，可考虑进行手术摘除。

第七部分

临床病症或综合征的
诊断分析及治疗

第五十三章 不明原因发热

发热是人体对于致病因子的一种全身性反应。当体温超过正常范围或一日体温变动在 1℃ 以上时称为发热。通常认为口温（舌下测量）高于 37.3℃，肛温超过 37.6℃ 为发热。

不明原因发热（FUO）的概念是由 Petersdorf 和 Beeson 在 1961 年提出的，其定义为体温大于 38.3℃（肛温）至少 3 周，并且住院 3 天以上或至少 3 次门诊就诊并经详细检查评估，均未找到发热的原因。定义 3 周以上是为了排除自限性的病毒感染引起的发热，规定 1 周的住院时间是为了保证能完成相应的各项检查。

1999 年"全国发热性疾病学术研讨会"将不明原因发热（FUO）定义为：发热持续 3 周以上，体温在 38.5℃ 以上，经详细询问病史、体格检查和常规实验室检查仍未能明确诊断者，称为不明原因发热，习惯上又称为"发热待查"。2017 年，发布了《发热待查诊治专家共识》，将发热待查分为 4 类：经典型发热待查和特殊人群的发热待查，特殊人群的发热待查又包括住院患者的发热待查、粒细胞缺乏患者的发热待查和 HIV 感染者的发热待查。

经典型发热待查：发热持续 3 周以上，口腔体温至少 3 次＞38.3℃（或至少 3 次体温在 1 天内波动＞1.2℃），经过至少 1 周在门诊或住院的系统全面的检查仍不能确诊的一组疾病。系统、全面的检查应至少包括血、尿、便常规三大常规，粪便隐血试验、肝功能、肾功能、电解质、血培养、胸部 X 线片和腹部 B 超。

住院患者的发热待查：患者入院时无发热，入院后发热超过 3 天，口腔测体温至少 3 次＞38.3℃（或至少 3 次体温 1 天内波动＞1.2℃）。

粒细胞缺乏患者的发热待查：患者存在粒细胞缺乏（中性粒细胞计数＜0.5×10⁹ 个/L）；发热超过 3 天，口腔测体温＞38.3℃（或体温 1 天内波动＞1.2℃）；体液标本经培养＞48 小时后结果显示阴性。

HIV 感染者的发热待查：确诊 HIV 感染，住院患者发热超过 3 天或门诊患者发热超过 3 周，口腔测体温＞38.3℃（或体温 1 天内波动＞1.2℃）

发热待查是一组内科疑难病症，其病因大致概括为四大类，即感染、肿瘤、血管－结缔组织病、病因不明。近期国内一项前瞻性队列研究和一项欧洲的回顾性研究报道，FUO 的病因中感染占 15%～30%，肿瘤占 10%～30%，结缔组织病占 33%～40%，其他疾病（如药物热、甲状腺功能亢进、伪热）占 5%～14%，直到最后仍诊断不明者占 20%～30%。

【诊断步骤】

1. 重视流行病学资料

关注患者工作环境、外出旅行史，有无去过疫区或昆虫叮咬史等可能对诊断有所帮助。

2. 详细询问病史

现病史中的伴随症状和既往史的重点需补充。FUO 在感染性发热性疾病中常见疾病有结核病（结核菌感染）、感染性心内膜炎、局部脓肿、深部真菌感染。某些病毒性疾病如 EB 病毒、巨细胞病毒感染也可出现长期发热而不能明确诊断者。在肿瘤性疾病中最常见仍然是血液系统疾病如淋巴瘤、白血病以及实体瘤如肾癌、肝癌等。在结缔组织病中常见的系统性红斑狼疮、风湿热、类风湿关节炎、成人 Still 病，老年人以血管炎常见。FUO 其他的疾病中以药物热、伪热和功能性发热多见。与发热性疾病相关的常见症状和体征见表 53-1。

表 53-1　与发热性疾病相关的常见症状和体征

意识状态改变	结核性脑膜炎、隐球菌脑膜炎、肿瘤性脑膜炎、布鲁氏菌病、伤寒、结节病性脑膜炎
关节炎和关节痛	系统性红斑狼疮、感染性心内膜炎、莱姆病、性病性淋巴肉芽肿、惠普尔病、布鲁菌病、炎症性肠病
动物接触	布鲁菌病、弓形体病、猫抓病、鹦鹉热、钩端螺旋体病、Q 热、鼠咬热
咳嗽	结核病、Q 热、伤寒、结节病、军团菌病、曲霉菌病
结膜充血	钩端螺旋体病、回归热、落基山斑点热
鼻出血	韦格纳肉芽肿、回归热、鹦鹉热
附睾睾丸炎	结核病、淋巴瘤、结节性多动脉炎、布鲁菌病、钩端螺旋体病、传染性单核细胞增多症
肝脾大	淋巴瘤、播散性结核病、肝转移瘤、酒精性肝、病原发性肝癌、回归热、嗜酸细胞性肝炎、Q 热、伤寒、疟疾、内脏利什曼原虫病
淋巴结肿大	淋巴瘤、猫抓病、结核病、性病性淋巴肉芽肿、传染性单核细胞增多症、巨细胞病毒感染、弓形体病、艾滋病、布鲁菌病
肾区压痛	肾周脓肿、慢性肾盂肾炎
脾大	白血病、结核病、布鲁菌病、亚急性细菌性心内膜炎、巨细胞病毒病、EB 病毒性单核细胞增多症、风湿性关节炎、结节病、鹦鹉热、回归热酒精性肝病、伤寒、菊池病
脾脏脓肿	亚急性细菌性心内膜炎、布鲁菌病、肠热、类鼻疽
结膜下出血	感染性心内膜炎、钩端螺旋体病、旋毛虫病
葡萄膜炎	结核病、结节病、成人 Still 病、系统性红斑狼疮、白塞病

3. 全面体格检查

阳性体征对病因诊断可能有帮助。如心脏杂音尤其是新近出现的心脏杂音就要考虑感染性心内膜炎；肺部湿啰音就要考虑肺部感染或心力衰竭；眼眶周围出现皮疹和 Gottron 征要想到皮肌炎；玫瑰疹和相对缓脉要想到伤寒；颈动脉处听到血管明确的杂音要想到大动脉炎等。

4. 实验室检查

实验室检查是诊断 FUO 最主要的手段之一，有针对性地应用检测手段和准确的检测结果有助于疾病的确诊。

炎症标志物检查如白细胞总数及分类、血沉、C-反应蛋白、血清铁蛋白、降钙素原（PCT）等初步判断发热是否为炎症性疾病的基础。

病原学检查如各种病原微生物的培养、临床标本涂片染色镜检：革兰染色、抗酸染色、墨汁染色有助于检测致病病原体。分子生物学 PCR 技术检测病原核酸等以及免疫学方法检测病原微生物特异性抗原、抗体等是确诊感染性疾病的依据。近年来二代测序技术为一些病原体感染的诊断提供了帮助，而病理组织中发现病原体为确诊的金标准尤其是看到真菌存在。

肿瘤标记物与内分泌激素检测也可有助于诊断。

影像学检查：根据临床需要与病变部位作相应检查。如 B 超、CT、MRI、X 线、超声心动图、造影、内窥镜以及 PET-CT 等对感染部位或病因的确立有着重要的意义。

病理组织的检查如淋巴结活检、骨髓检查以及病变部位的穿刺等对确诊疾病尤其是肿瘤性疾病是不可缺少的步骤。

对疑为血管-结缔组织性疾病者自身抗体检查如抗核抗体、ENA、ANCA、RF、CCP等检查对诊断有着重要的意义。

近年来 PET-CT 扫描在 ESR 和 CRP 增高的患者中对诊断 FUO 的原因有着重要的作用。一项前瞻性和回顾性研究对 302 例 FUO 患者进行 PET-CT 检查，约三分之一的患者中发现病变部位。有报道 PET-CT 扫描的敏感性为 56%～100%，特异性为 75%～81%，阴性预测值为 100%。

【诊断思路】

1. 判断有无发热

通过详细的询问病史，初步判断发热的热型、诱因、发热特点以及伴随症状，诊疗过程。

2. 鉴别器质性与功能性发热

前者是存在着病理因素，除发热外常伴有相应的组织器官病变、损伤的临床表现和实验室检查的异常；后者多为自主神经功能紊乱，影响正常的体温调节过程，常常为低热，多在 37.4℃下波动，常伴由自主神经功能失调的其他表现。

3. 区分感染性与非感染性发热

前者发热时常伴有中毒症状，实验室检查有明显的炎症反应指标的明显增高；时间越长后者的可能性越大，尤其病程超过 2 个月者，在排除结核病时更是如此，后者常伴有淋巴结增大、皮疹、关节病变等多器官的异常。

4. 病因诊断分析

这是诊断的根本。根据详细病史、体格检查，结合选择性实验室检查、影像学检查、内窥镜检查、病变部位穿刺活检结果等综合分析，多数可获明确诊断，必要时剖腹探查或给予诊断性治疗以助诊断。

【处理原则】

对于任何一个发热原因不明的患者，在临床上一定先要判断患者的病情，根据具体情况给予相应的治疗。对 FUO 但临床稳定的患者，观察体温和病情变化是合理的。在观察期间一定要重新评估患者的病史和体格检查，回顾性分析既往的资料，再考虑行必要的重复检查，但一定要个体化。

在诊断未明确之前，应遵循以下原则。

1. 重视病原学检查的重要性

对于怀疑感染性疾病者应尽量采集各种标本(体液、分泌物、血液等)进行细菌和(或)真菌培养等，但对于高热病情严重患者并疑为细菌感染时，应先采集合适标本送检培养后才给予相应抗菌药物经验治疗。临床不稳定或中性粒细胞缺乏并发热的患者需给予经验性抗感染治疗。临床高度怀疑结核病但又不能确诊时可给予经验性抗结核治疗，治疗反应有助于临床判断。

2. 慎用糖皮质激素类药物

糖皮质激素有良好的退热作用。激素有免疫抑制作用，长期应用可掩盖病情或加重原有的感染性疾病，甚或诱发二重感染。因此对 FUO 的患者不建议常规应用糖皮质激素，对其中高度怀疑结缔组织病如成人 Still's 病的患者可试用。

3. 对症处理

对经详细评估但诊断仍然不明的患者可给予非甾体类抗炎药物(NSAIDs)退热，这种治疗在某些情况下如炎症性疾病时是有益的。有时患者对于非甾体类抗炎药物的反应能够帮助医生区分肿瘤性疾病和其他引起不明原因发热的疾病的理论。但有时非甾体类抗炎药物改变了发热的本来面貌，影响诊断与对治疗效果的观察。物理降温如酒精或温水擦浴以及冰袋或冰帽对体温较高的患者降温效果比较理想。输液治疗可以减少发热不显性失水，对患者是必要的。

4. 诊断性治疗要有一定的依据

对于 FUO 的患者，确切的病因难以查明，在不影响进一步检查的情况下，可按引起发热可能性最大的病因进行诊断性治疗，需要指出的是一定要边治疗边密切观察病情变化。目前诊断性治疗的适应证有赖于临床判断及病情评估，如高度怀疑结核病，其次是疟疾和成人 Still's 病。

如果诊断仍不明确，来自于各个专科如风湿免疫科、血液科、肿瘤科和感染科的进一步评价应该被考虑并且可能对诊断有帮助。

第五十四章 黄 疸 待 查

黄疸是指高胆红素血症，临床表现即血中胆红素增高而使巩膜、皮肤、黏膜以及其他组织和体液出现黄染。正常血清总胆红素最高为 17.1μmol/L，其中结合胆红素 3.42μmol/L，非结合胆红素 13.68μmol/L，当血清胆红素浓度为 17.1～34.2μmol/L（1～2mg/dl）时，肉眼难以看出称隐性黄疸。如血清胆红素浓度高于 34.2μmol/L（2mg/dl）时则为显性黄疸。

【胆红素代谢】

1. 胆红素的来源

约 80%～85%胆红素来源于血循环中衰老的红细胞，另一部分胆红素来自肝细胞中血红素蛋白质（如细胞色素 P450、细胞色素 b5、过氧化氢酶、过氧化物酶等）的分解以及骨髓幼稚红细胞的血红蛋白（即骨髓无效造血产生的胆红素），这部分胆红素也被称为旁路胆红素，约占总胆红素的 15%。

2. 非结合胆红素的形成

来源于肝、脾、骨髓的单核-巨噬细胞吞噬血循环中衰老的红细胞，被降解为血红蛋白，在组织蛋白酶的作用下形成血红素和珠蛋白，血红素在催化酶的作用下生成胆绿素，胆绿素再还原成为胆红素。这种未与葡萄糖醛酸结合的胆红素称为非结合胆红素（UCB）或游离胆红素。非结合胆红素难溶于水，不能由肾脏排出。因此，尿液中几乎不出现非结合胆红素，胆红素定性试验呈间接阳性反应。

3. 结合胆红素的形成

非结合胆红素与血清清蛋白结合，通过血循环运送至肝脏后，与清蛋白分离，经肝细胞与肝血窦之间的 Disse 间隙摄取，与 Y 蛋白和 Z 蛋白结合。其复合物被运送至内质网，在葡萄糖醛酸基转移酶的催化下，与葡萄糖醛酸结合转化成为水溶性结合物，称为结合胆红素（CB）或直接胆红素。由于结合胆红素有较强的亲水性，可通过肾小球滤过从尿中排出，胆红素定性试验呈直接阳性反应。

4. 胆红素代谢的肠肝循环

结合胆红素随胆汁排泄至肠腔后，在回肠末端在结肠肠道菌群的作用下脱去葡萄糖醛酸，形成尿胆原。大部分尿胆原从粪便排出，称为粪胆原。约 10%～20%尿胆原可被肠黏膜重吸收，经门静脉入肝，再通过胆道排入肠道，构成肠肝循环。小部分尿胆原经体循环随尿排出。

【分类】

按发病原因分为溶血性黄疸、肝细胞性黄疸、阻塞性黄疸（胆汁淤积性黄疸）、先天性非溶血性黄疸。

第一节 溶血性黄疸

凡能引起红细胞大量破坏而产生溶血的疾病都能引起溶血性黄疸，属于肝前性黄疸。

按照发病诱因的不同，分为：①先天性溶血性贫血：如地中海贫血(血红蛋白病)、遗传性球形红细胞增多症；②后天获得性溶血性贫血：如自身免疫性溶血性贫血、遗传性葡萄糖-6-磷酸脱氢酶缺乏(蚕豆病)、异型输血后溶血、新生儿溶血、恶性疟疾、伯氨喹等药物、蛇毒、毒蕈中毒、阵发性睡眠性血红蛋白尿等。

【诊断标准】

1. 临床表现

一般为轻度黄疸，不伴皮肤瘙痒。急性严重溶血时可有发热、寒战、头痛、腰痛、贫血、血红蛋白尿、急性肾衰竭，慢性可出现贫血、脾大。

2. 实验室检查

(1) 粪胆原及尿胆原含量增加，急性严重发作时有血红蛋白尿，呈酱油色；

(2) 血清胆红素增加，一般不超过 $85\mu mol/L$，主要为间接胆红素增高；

(3) 血中网织红细胞增多；

(4) 血清铁含量增加；

(5) 骨髓红系增生旺盛；

(6) 在遗传性球形细胞增多时，红细胞脆性增加，地中海贫血时脆性降低。

【治疗原则】

尽早明确引起溶血的病因并根据病因治疗。

(1) 造血细胞本身异常导致肝前性黄疸的治疗：一般采用输血治疗，红细胞破坏过多导致肝前性黄疸和贫血，重度贫血时需要输浓缩红细胞治疗。葡萄糖-6-磷酸脱氢酶缺乏症患者发生溶血性贫血时，需输注 G6PD 活性正常的红细胞或全血。珠蛋白调控失常引起的地中海贫血需采用规范性长期输血治疗。

(2) 红细胞膜病变导致肝前性黄疸的治疗：依库珠单抗(EM)通过移植末端补体活化，修复红细胞膜来治疗 PNH，取得了良好的疗效，但存在不能治愈、耐药突变等问题。环孢素、环磷酰胺、硫唑嘌呤等免疫抑制剂适用于对糖皮质激素治疗无效的自身免疫性溶血性贫血患者的治疗。

(3) 造血干细胞基因突变导致肝前性黄疸治疗：造血干细胞移植分为自体干细胞移植和异体造血干细胞移植。适用于重型再生障碍性贫血、地中海贫血、骨髓增生异常综合征等造血干细胞基因突变或造血干细胞衰竭引起的血液系统疾病，被认为是惟一可治愈的手段。

(4) 脾功能亢进导致肝前性黄疸的治疗：大多数血液系统疾病导致的肝前性黄疸均伴有脾肿大或脾功能亢进，脾切除常作为二线治疗方案，适应证包括糖皮质激素治疗无效患者。无法耐受脾切除术或不接受手术的患者可选择脾动脉栓塞术及脾脏射频消融术。

第二节　肝细胞性黄疸

由于各种病因引起肝细胞发生了广泛性损害(变性、坏死)，致使肝细胞对非结合胆红素的摄取、结合发生障碍，故血清中非结合胆红素浓度增高，而部分未受损的肝细胞仍能继续摄取、结合非结合胆红素，使其转变为结合胆红素，但其中一部分结合胆红素未能排泌于毛细胆管中，而是经坏死的肝细胞间隙反流入肝淋巴液与血液中，或因肝细胞变性、肿胀、汇管区炎性病变以及毛细胆管、小胆管内胆汁淤积，胆栓形成，使结合胆红素的排泄受阻，结果造成结合胆红素经小胆管溢出(小胆管内压增高而发生破裂)反流入肝淋巴流与血液，最终导致血清中结合胆红素浓度也增高而出现黄疸。

凡能造成肝细胞功能障碍，影响胆红素摄取、结合和排泌的疾病均可引起肝细胞性黄疸，常见于各种肝实质性疾病，如病毒性肝炎、自身免疫性肝病、药物性肝损伤、中毒性肝炎、酒精性肝病、遗传代谢性肝病(如肝豆状核变性、血色病等)、全身感染性疾病导致的肝脏损害(如败血症、疟疾、钩端螺旋体病、伤寒、布鲁菌病、结核病、肾综合征出血热、登革热等)以及各种原因导致的肝硬化、肝脏肿瘤等，其中病毒性肝炎约占肝细胞性黄疸病因的 90%以上。

【诊断标准】

1. 肝脏疾病相关流行病学史

2. 临床表现

(1) 肝病本身表现：急性肝炎可有发热、乏力、纳差、肝区痛等表现；慢性肝病可有肝掌、蜘蛛痣、脾脏肿大或腹水等；肝衰竭时可伴有皮肤瘀点、瘀斑，腹水，自发性腹膜炎，肝肾综合征，肝性脑病等相关表现。

(2) 皮肤和巩膜呈浅黄至金黄色，部分患者可有一过性粪色变浅、皮肤瘙痒、心动过缓等梗阻性黄疸表现。

(3) 胆红素对人体最严重的危害是胆红素脑病，当血中非结合胆红素 > $342\mu mol/L(20mg/dl)$ 时，游离胆红素易进入脑组织，侵犯脑神经细胞核和基底核。游离胆红素抑制细胞内氧化磷酸化作用，阻断脑的能量供应，从而导致中枢神经功能障碍，引起锥体外系运动功能障碍和严重抽搐痉挛，常可迅速致死或产生严重的后遗症。

3. 实验室检查

(1) 血清总胆红素升高，非结合胆红素和结合胆红素均升高，其中以结合胆红素升高较明显。

(2) 尿中胆红素阳性，尿胆原常增加，同样粪胆原含量可正常、减少或缺如。

(3) 肝功能试验根据不同肝病可出现下列某些试验异常：①转氨酶升高；②凝血酶原时间延长；③严重肝病时，也可出现胆固醇、胆固醇酯、胆碱酯酶活力下降等。④伴有肝内淤胆时，碱性磷酸酶和γ–谷氨酰转肽酶(γ–GT)升高；⑤血清白蛋白下降。

(4) 影像学资料：肝胆脾 B 超检查、肝脏弹性检查、腹部 CT、核磁 MRI。

(5) 内镜检查对诊断门静脉高压症有帮助。

(6) 肝脏组织学检查对弥漫性肝病的诊断有重要价值。

【治疗原则】

(1) 首先需确定病因，祛除病因治疗。酒精性肝病的治疗最首要的是戒酒，对病毒性肝炎患者，如慢性乙型肝炎，一般需核苷(酸)类似物(恩替卡韦、富马酸替诺福韦酯及丙酚替诺福韦等)和(或)干扰素类进行抗病毒治疗，丙型肝炎则需酌情应用直接抗病毒药物(DAA)抗病毒治疗，同时调节免疫，适当联用保肝退黄药物。其他非嗜肝病毒(如巨细胞病毒、EB 病毒等)引起的黄疸型肝炎，应着重原发病加保肝、降酶、退黄治疗。肝硬化首先需进行针对肝硬化的病因治疗，再者需重视对并发症的治疗。

(2) 酌情护肝退黄治疗。

(3) 加强对症支持治疗。

(4) 根据患者病情酌情考虑肝移植、人工肝支持治疗等。

第三节　梗阻性黄疸

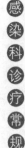

肝内外胆汁分泌的任何部位发生阻塞，使结合胆红素从破裂的胆管溢出，反流入血液中而发生黄疸。根据阻塞的部位可分为肝外胆管及肝内胆管阻塞两类。

【诊断标准】

1. 临床表现

(1) 皮肤呈暗黄或绿褐色，皮肤多有搔痕，结石性黄疸常呈波动性；癌性黄疸常呈进行性加深。

(2) 尿色加深，粪色变淡或呈陶土色，尿胆原减少或缺如。

(3) 可出现脂肪泻等。

2. 实验室检查

(1) 血清转氨酶可增高。

(2) 血清胆红素明显增高，其中以结合胆红素增高为主。

(3) 血清碱性磷酸酶(ALP)、γ谷氨酰转移酶(γGT)、胆固醇、胆汁酸等均有显著增高。

(4) 尿胆红素明显阳性，尿胆原减少，在胆道完全阻塞时，尿胆原可消失。

(5) 生化学和血清癌瘤标志物检测，如癌胚抗原、CA19-9、铁蛋白等，有助于癌性阻塞的病因诊断。

3. 影像学检测

B超、CT、核磁成像(MRI)，尤其是磁共振胆道成像(MRCP)检查有助于发现病灶。

【治疗原则】

1. 对症治疗

如已明确肝外梗阻性黄疸尽早请外科或介入科会诊，并作相应处理。

2. 肝内胆汁淤积的治疗

可选用：①S-腺苷蛋氨酸(SAMe)：口服和静脉滴注；②部分患者可酌情考虑糖皮质激素如泼尼松或泼尼松龙治疗；③其他对症治疗。

第四节　先天性非溶血性黄疸

胆红素的代谢有先天性的缺陷，发病多见于婴、幼儿和青年，可有家族史。主要有：①Gilbert 综合征：发生黄疸的机制是肝细胞摄取非结合胆红素障碍及肝细胞微粒体中葡萄糖醛酸转移酶不足所致，本病预后良好；②Dubin-Johnson 综合征：引起黄疸的原因是结合胆红素的转运及向毛细胆管排泌功能发生障碍；③Rotor 综合征：发生黄疸的原因是肝细胞摄取非结合胆红素以及结合胆红素向毛细胆管排泌均有部分障碍所致；④Crigler-Najjar 综合征：发生黄疸的原因是肝细胞微粒体内缺乏葡萄糖醛酸转移酶，使非结合胆红素不能转化为结合胆红素。本综合征可分为Ⅰ型或Ⅱ型，前者易发生胆红素脑病(核黄疸)，多见于新生儿，其预后极差，多在出生后 1 年内死亡；后者系肝细胞微粒体内部分缺乏葡萄糖醛酸转移酶，故其症状较轻，预后稍好；⑤其他遗传代谢性胆汁淤积性肝脏疾病如良性复发型肝内胆汁淤积、进行性家族性肝内胆汁淤积、Alagille 综合征等。

【诊断标准】

1. Gilbert 综合征

（1）临床表现：本病特征为慢性间歇性或波动性轻度黄疸，有发作诱因，可有家族史，一般状况良好，无明显症状。体格检查除轻度黄疸外，无其他异常体征，肝脾多不大。

（2）实验室检查：①一般肝功能血清总胆红素在 22.1～51.3μmol/L，少数至 85～102μmol/L 或更高，主要为血中非结合胆红素升高；②血清胆酸正常，ALT、AST、AKP、胆汁酸正常，仅有血浆非结合胆红素增高水平的波动性升高；③无溶血性、肝细胞性、阻塞性黄疸证据；④肝组织病理学检查正常；⑤胆囊显影良好，胆囊造影可无异常；⑥检测 UGT1 启动子内 TATAA 序列或基因有无突变有助于诊断。

2. Dubin－Johnson 综合征

（1）临床表现：长期黄疸，呈波动性，可有乏力、恶心、呕吐等。

（2）实验室检查：①血清结合胆红素增高；②口服胆囊造影剂后胆囊不显影；③肝活组织检查外观呈绿黑色，可见肝细胞内有弥漫的棕褐色色素颗粒沉着。

3. Rotor 综合征

（1）临床表现：慢性、轻度黄疸，呈波动性，可因疲劳等诱发。

（2）实验室检查：①血清非结合与结合胆红素都增高；②靛青绿(ICG)排泄试验障碍(减低)；③胆囊造影大多显影良好；④肝内无色素颗粒沉着，肝活体组织检查正常。

4. Crigler－Najjar 综合征

（1）Ⅰ型

①临床表现：新生儿出生后迅速出现黄疸，多在出生后 1～4 天即有显著黄疸，新生儿出生 2 周内常出现肌肉痉挛和强直、惊厥、角弓反张等胆红素脑病表现。

②实验室检查：胆红素浓度可高达 289～816μmol/L，90%为非结合胆红素；胆囊造影正常。肝功能及肝组织学检查正常。

（2）Ⅱ型

①临床表现：患者出生后不久出现黄疸，也有在幼年或成年期发病。有少数患者有震颤等锥体外系损害的表现。

②实验室检查：血清胆红素波动于 85～374μmol/L，其他肝功能检查皆正常。

【治疗原则】

先天性非溶血性黄疸：一般不需要特殊治疗，但是应注意避免导致黄疸加重的诱因。Gilbert 综合征可口服苯巴比妥、格鲁米特（导眠能）、氯贝丁酯(祛脂乙酯)，1 周后，血清间接胆红素会降至正常，但仅有暂时性效果。Dubin－Johnson 综合征、Rotor 综合征无特殊治疗，必要时可应用苯巴比妥，预后良好。Crigler－Najjar 综合征 Ⅰ 型惟一的治疗方法就是肝移植；Ⅱ 型苯巴比妥作为肝酶诱导剂，可以降低患者的胆红素，预后相对较好。

第五十五章　中枢神经系统感染

中枢神经系统感染指病毒、细菌、真菌、寄生虫等病原体侵犯脑膜、脊膜及脑实质细胞引起脑膜炎、脑脊髓膜炎及脑炎，出现发热、头痛、呕吐、意识障碍、脑膜刺激征及局灶体征等表现。本章主要讨论感染性脑膜炎。

【诊断标准】

1. 流行病学

细菌性脑膜炎(BM)可以发生在任何年龄段。成人常见，儿童患者尤为多见。多种细菌可引起本病，其中以脑膜炎奈瑟菌引起者多见，其次为流感杆菌、肺炎链球菌、其他革兰阴性杆菌(大肠埃希菌、铜绿假单胞菌等)、葡萄球菌、李斯特菌等。主要影响发病的因素包括性别、年龄、社会经济状况、近期鼻咽部致病菌株携带率、疫苗接种水平、免疫功能以及是否患肿瘤或某些慢性疾病(如肝硬化、糖尿病)等。疫苗接种水平对 BM 致病菌的种类和易感人群有明显影响。20 世纪 80 年代，我国流行性脑脊髓膜炎(简称流脑)呈周期性流行。1985 年开始广泛接种流脑多糖疫苗以来，流脑在细菌性脑膜炎中的比例明显下降。BM发病情况不同地区也有所不同。发达国家 BM 发病率低，而发展中国家发病率高。

结核性脑膜炎是由结核分枝杆菌引起的脑膜非化脓性炎症，可继发于粟粒性结核或其他器官的结核。婴幼儿、青少年及中老年等各年龄段均可发生，男女无差异，四季均可发病，但以儿童较多，春季多发。

肠道病毒性脑炎和(或)脑膜炎可见于世界各地，呈规模不等的流行或散在发病。柯萨奇病毒、埃可病毒及肠道病毒 71 型是引起肠道病毒脑炎和(或)脑膜炎的常见病毒。腮腺炎病毒脑膜炎多发于冬春季节，常为自限性。单纯疱疹病毒(HSV-1、HSV-2)可引起散发感染，无明显季节性。虫媒病毒为一类通过在脊椎动物和嗜血节肢动物宿主间传播而保存在自然界的病毒，分布在多个病毒家族中，至少有 80 种虫媒病毒可使人类染病，在流行病学上有其特殊的地理分布特点，并与季节关系密切。

真菌性脑膜炎中新型隐球菌脑膜炎(简称隐脑)多见，常发生于免疫功能低下、儿童、孕妇及生活条件差的人群。值得注意的是免疫功能正常者也可发生隐脑。

估计全球约有 10 亿人被弓形虫感染，多数属隐性感染。有 5%～10%的艾滋病患者合并脑弓形虫感染。

2. 临床表现

细菌性脑膜炎、病毒性脑炎和/或脑膜炎属急性脑膜炎；而结核性脑膜炎和隐球菌脑膜炎则属亚急性，或慢性脑膜炎，但也有起病较急者。

脑膜炎共同临床表现：发热、头痛、呕吐和脑膜刺激征。炎症波及脑实质可出现精神异常、抽搐、呼吸衰竭等脑实质受累表现。病情严重时出现不同程度意识障碍。病程中后期往往出现颅神经受累表现，结核性脑膜炎常出现面神经、动眼神经及外展神经受累表现：鼻唇沟变浅或消失、眼睑下垂、眼外斜、复视及瞳孔散大。部分患者出现脑积水甚至癫痫等。眼底检查可见视神经炎，视乳突水肿，脉络膜可偶见结核结节。半数以上的隐球菌脑膜炎患者伴脑神经受损，以视神经受累最常见，视物模糊、视力减退甚至失明。

脑膜炎患者查体有不同程度颈抵抗，阳性病理征、局灶性神经体征。细菌性脑膜炎颈项强直明显，流行性脑脊髓膜炎可以发现皮肤瘀点或瘀斑。脑弓形虫感染可出现局灶神经体征。部分肠道病毒脑膜炎患者可伴有皮疹。

3. 实验室检查

（1）脑脊液检查

①病毒性脑膜炎：脑脊液无色透明，压力略高，细胞数轻度增加，糖及氯化物正常或轻微改变，蛋白略升高。

②化脓性脑膜炎：脑脊液外观浑浊或脓样，颅压明显增高。脑脊液白细胞数 > 1000×10^6/L，以多核为主。糖及氯化物明显降低，蛋白显著增高。

③结核性脑膜炎：脑脊液压力增高明显，外观清亮或毛玻璃样或微显浑浊，细胞数一般为 $(50 \sim 500) \times 10^6$/L，细胞分类以单核细胞为主，糖和氯化物降低，蛋白明显升高，腺苷脱氨酶（ADA）活性往往显著升高。

④隐球菌脑膜炎：脑脊液压力明显增高，细胞数中等度升高，以单核细胞为主，糖和氯化物降低，蛋白升高。

（2）免疫学检查：使用相应单克隆抗体鉴定抗原或针对某种病原微生物检测特异 IgM、IgG 抗体的血清学技术是目前应用最广的实验诊断方法。脑脊液聚合酶链反应检测特异性抗原具有较高的灵敏度和特异性。隐球菌脑膜炎患者脑脊液采用乳胶凝集试验检测隐球菌抗原阳性。

（3）病原学检查：血、脑脊液涂片染色或培养可找到真菌或细菌。结核性脑膜炎患者脑脊液涂片抗酸染色可阳性。隐球菌脑膜炎患者脑脊液涂片墨汁染色和培养新型隐球菌阳性。病毒性脑炎和（或）脑膜炎患者脑组织、脑脊液等可分离到相应病毒，但实验要求高，耗时费力。

（4）影像学检查：影像学检查有助于弓形虫脑病的诊断。头颅影像学检查也有助于排除肿瘤、脓肿形成、脑血管意外等疾患。

4. 辅助检查

（1）头颅 CT 弓形虫脑病呈单个或多个低密度病灶，增强扫描呈环状或结节样增强，周围一般有水肿带。

（2）头颅 MRI 弓形虫脑病表现为颅内多发长 T1 和长 T2 信号。

（3）肺部影像学检查：部分结核性脑膜炎患者肺部有结核病变。

【鉴别诊断】

根据不同的临床特点区别化脓性脑膜炎、病毒性脑炎和（或）脑膜炎、结核性脑膜炎、真菌性脑膜炎、弓形虫脑炎及嗜酸粒细胞增多性脑膜炎等。

【治疗原则】

1. 对症支持治疗

高热者控制体温，抽搐者镇静止惊，有颅内压增高征象者应用甘露醇脱水治疗，呼吸衰竭者吸氧，必要时气管插管或气管切开行呼吸机辅助呼吸。保证热量，维持水、电解质平衡。

2. 病原治疗

(1) 细菌性脑膜炎：早期经验性抗菌治疗应根据患者年龄、临床特征和临床背景推测可能的病原菌，结合当地或本院常见致病菌对抗菌药物的敏感性资料、感染的来源(社区获得性或医院内感染)等选择合适的抗菌药物。尽早开始抗菌药物的经验性治疗，并宜选用易透过血－脑屏障的抗菌药物，用临床最大治疗量静脉给药，根据抗菌药物的 PK/PD 参数确定恰当的给药方式和给药间隔。在获知细菌培养和药敏结果后，结合前期疗效及时调整抗菌药物。

(2) 病毒性脑膜炎：多为良性、自限性疾病，一般不需抗病毒治疗，但需给予对症支持治疗。单纯疱疹病毒性脑膜炎可选用阿昔洛韦。更昔洛韦是巨细胞病毒性脑膜(脑)炎的首选药物。

(3) 真菌性脑膜炎：根据病原检查结果选择合适的抗真菌药物。

隐球菌脑膜炎病原治疗：①诱导治疗：二性霉素 B 0.7～1mg/(kg·d)或二性霉素 B 脂质体 3～4mg/(kg·d)联合氟胞嘧啶 100mg/(kg·d)2 周；②巩固治疗：氟康唑 400mg/d，8周；③维持治疗：氟康唑 200mg/d，1 年以上。

(4) 结核性脑膜炎：链霉素、异烟肼、利福平及吡嗪酰胺联合强化治疗 6～9 个月，巩固治疗一年以上。其中异烟肼为最主要的药物，须贯穿整个疗程。

(5) 原虫感染：弓形虫脑病选择乙胺嘧啶负荷量 200mg，随后 50～75mg，每日一次，联合磺胺嘧啶 1～1.5g，每 6 小时一次，加用甲酰四氢叶酸 10～20mg/d。疗程：免疫功能正常的急性感染患者为 1 个月，免疫功能减损者疗程宜适当延长，艾滋病患者应给予维持量长期服用。

第五十六章　肝硬化并发症

第一节　腹　水

任何病理状态下导致腹腔内液体量增加超过 200ml 时，称为腹水。腹水是多种疾病的表现，是失代偿期肝硬化患者常见且严重的并发症之一，也是肝硬化自然病程进展的重要标志。有研究提示肝硬化患者出现腹水后 1 年病死率约 15%，5 年病死率约 44%～85%。

【发病机制】

肝硬化时腹水的形成常是几个因素联合作用的结果，门静脉高压是腹水形成的主要原因及始动因素。肾素-血管紧张素-醛固酮系统(RAAS)失衡以及低蛋白血症也在腹水的形成中发挥作用，还包括其他血管活性物质分泌增多或活性增强、淋巴回流受阻等。

【诊断标准】

1. 临床表现

肝硬化患者出现乏力、食欲减退、腹胀、双下肢水肿、少尿等表现。查体见腹部膨隆等。移动性浊音阳性提示患者腹腔内液体＞1000ml，若阴性则不能排除腹水。

2. 化验、辅助检查

(1) 诊断性腹腔穿刺术：腹腔穿刺术以及腹水分析是诊断腹水病因最快最有效的方法。腹水检查包括常规、生化、培养(床旁接种至血培养瓶中)、特殊检查和细胞学检查等。其中腹水中性粒细胞计数和腹水培养以排除细菌性腹膜炎，腹水培养有助于指导抗生素应用。测定腹水总蛋白和血清腹水白蛋白梯度［SAAG，SAGG＝血清白蛋白(g/L)－腹水白蛋白(g/L)］，对抗生素应用有帮助。SAAG 是鉴别门脉高压性腹水与非门脉高压性腹水的最有效的化验检查，其准确率高达 97%。

(2) 脑钠肽或前脑钠肽的血浓度有助于鉴别心源性与肝源性腹水。

(3) 其他检查：包括肝功能、肾功能、血尿电解质等。

(4) 影像学检查：最常用的是腹部超声，简单、无创、价廉。超声可以确定有无腹水及腹水量，初步判断来源、位置(肠间隙、下腹部等)以及作为穿刺定位。其次包括腹部 CT 和 MRI 检查。

3. 腹水的分级

临床上根据腹水的量可分为 1 级(少量)、2 级(中量)、3 级(大量)。

(1) 1 级或少量腹水：只有通过超声检查才能发现的腹水，患者一般无腹胀的表现，查体移动性浊音阴性；超声下腹水位于各个间隙，深度＜3cm。

(2) 2 级或中量腹水：患者常有中度腹胀和对称性腹部隆起，查体移动性浊音阴/阳性；超声下腹水淹没肠管，但尚未跨过中腹，深度 3～10cm。

(3) 3 级或大量腹水：患者腹胀明显，查体移动性浊音阳性，可有腹部膨隆甚至脐疝形成；超声下腹水占据全腹腔，中腹部被腹水填满，深度 10cm。

4. 腹水的分型

根据腹水量、对利尿药物治疗应答反应、肾功能及伴随全身疾病的情况，临床上大致可将腹水分为普通型肝硬化腹水和顽固（难治）型肝硬化腹水。2012 年 AASLD 推荐的顽固型腹水诊断标准：①限盐（4～6g/d）及强化利尿药物（螺内酯 400mg/d、呋塞米 160mg/d）治疗至少 1 周或治疗性放腹水（每次＞5000ml），腹水无治疗应答反应（4 天内体质量平均下降＜0.8kg/d，尿钠排泄少于 50mEq/d；或已经控制的腹水 4 周内复发，腹水增加至少 1 级）。②出现难控制的利尿药物相关并发症或不良反应：如急慢性肾损伤、难控制的电解质紊乱、男性乳房肿大胀痛等。

【治疗原则】

一般情况下，临床上根据腹水的量及伴随疾病确定患者是否需要住院治疗。1 级腹水：多数患者无症状，伴肝硬化其他并发症少，对利尿药物治疗敏感，可门诊治疗，并应督促患者定期门诊随访。2 级腹水：大多数患者有症状，常伴肝硬化其他并发症，需要住院治疗。3 级腹水：必须住院治疗。

（1）治疗目标：腹水消失或基本控制，改善临床症状，提高生活质量，延长生存时间。

（2）一线治疗：包括：①病因治疗；②合理限盐（4～6g/d）及应用利尿药物螺内酯和（或）呋塞米；③避免应用肾毒性药物。

（3）二线治疗：包括：①合理应用缩血管活性药物和其他利尿药物，如特利加压素及托伐普坦等；②大量放腹水及补充人血白蛋白；③经颈静脉肝内门体静脉分流术（TIPS）；④停用非甾体抗炎药（NSAIDs）及扩血管活性药物，如血管紧张素转换酶抑制剂（ACEI）、血管紧张素受体拮抗剂（ARB）等。

（4）三线治疗：包括：①肝移植；②腹腔 α- 引流泵。

第二节　自发性腹膜炎

自发性腹膜炎（SBP）是在肝硬化基础上发生的腹腔感染，是指无明确腹腔内病变来源（如肠穿孔、肠脓肿）的情况下发生的腹膜炎，是病原微生物侵入腹腔，造成明显损害引起的感染性疾病，是肝硬化等终末期肝病患者常见并发症（40%～70%）。肝硬化腹水患者住院即行腹腔穿刺检测，SBP 发生率约 27%，有 SBP 病史的肝硬化患者 12 个月内的 SBP 复发率高达 40%～70%。

【诊断标准】

1. 临床表现

肝硬化 SBP 患者多数起病隐匿，临床表现多种多样，容易漏诊。约 1/3 患者具有典型腹膜炎的症状与体征，表现为发热、腹痛或腹泻，腹部压痛和（或）反跳痛。大部分患者无典型的腹膜炎症状与体征，可表现为顽固性腹水、休克、肝性脑病等。有以下症状或体征之一，有助于早期诊断。

（1）局部症状和（或）腹膜炎表现：腹部压痛、反跳痛、肌紧张，其他如腹肌张力增大、呕吐、腹泻或肠梗阻；

（2）腹水迅速增加；

（3）全身炎症表现：高热或低热，寒战，心动过速和/或呼吸急促；

（4）无明显诱因肝功能恶化；

（5）肝性脑病；

（6）休克；

（7）顽固性腹水或对利尿剂突发无反应或肾衰竭；

（8）急性胃肠道出血。

2. 辅助检查

（1）腹水检查：无合并 SBP 的肝硬化腹水为漏出液，血清–腹水白蛋白梯度（SAAG）＞11g/L，合并 SBP 时则为渗出液或中间型，腹水白细胞＞500×10⁶/L 或 PMN＞250×10⁶/L 可诊断 SBP。部分患者可出现腹水中性粒细胞计数＜250×10⁶/L 但腹水培养阳性，这种情况称之为细菌性腹水。

（2）血培养：在开始抗生素治疗之前，所有疑诊 SBP 的患者均应行血培养。最常见的病原菌包括革兰阴性菌（GNB），通常为大肠埃希菌和革兰阳性球菌（主要为链球菌和肠球菌）。

（3）PCT＞0.5ng/ml，排除其他部位感染。

【治疗原则】

1. 抗感染

（1）经验性抗感染治疗：对于社区获得性 SBP，其经验治疗要覆盖革兰阴性肠杆菌和革兰阳性球菌，并尽可能选择可以覆盖厌氧菌的抗菌药物。

（2）针对医院获得性 SBP 的经验性抗菌药物治疗，应根据当地微生物学调查结果来确定，为了实现对可能病原菌的经验性覆盖，需要使用包含广谱抗革兰阴性菌与厌氧菌的多药联合治疗方案。

（3）可疑 SBP 可选用头孢噻肟或类似三代头孢类抗菌药物，可以覆盖 95%的细菌。但是，长期经验性应用三代头孢类抗菌药物为基础的治疗方案，增加细菌耐药的风险及较差的临床预后。

2. 输注白蛋白

3. 特利加压素

肝硬化 SBP 是急性肾损伤及 HRS 的重要诱因。特利加压素联合人血白蛋白、三代头孢类抗菌药物可显著提高住院生存率。

4. 肠道非吸收抗菌药物

利福昔明（rifaximin）是利福霉素的衍生物，可广谱、强效抑制肠道内细菌生长，具有杀菌/肠道非吸收抗菌药物，可预防 SBP 的反复发生。

5. SBP 的预防

抗生素预防限于下述有高危 SBP 的患者：①急性消化道出血患者；②既往无 SBP 病史，但腹水白蛋白水平低于 15g/L 的患者（一级预防）；③既往有 SBP 病史的患者（二级预防）。

第三节 肝肾综合征

肝肾综合征（HRS）是严重肝病患者病程后期出现的功能性肾衰竭，肾脏无明显器质性病变，是以肾功能损伤、血流动力学改变和内源性血管活性物质明显异常为特征的一种综合征。HRS 是 AKI 的一种特殊形式，由极度血管舒张引起，且对扩容治疗无反应。肝硬化腹水患者合并急性肾功能衰竭，即出现 GFR 急性显著下降，SCr＞1.5mg/dl（133μmol/L）可诊断 AKI，排除其他引起 AKI 的病因，结合肾脏无明显器质性病变等可做出 HRS 的诊断。

【诊断标准】

1. 临床表现

自发性少尿或无尿、氮质血症、稀释性低钠血症和低尿钠，但肾却无重要病理改变。如患者存在上消化道出血、电解质紊乱、腹水感染控制不佳、大量放腹水、大量利尿及严重呕吐、腹泻等情况，且肾功能快速减退，要考虑 HRS。

2. 辅助检查

(1) 尿常规：蛋白尿＜500mg/d，无镜下血尿（每高倍镜电视野＜50 个红细胞）。

(2) 生化：SCr 升高大于基线水平 50%以上，＞1.5mg/dl（133μmol/L）。

(3) 肾脏超声正常。

3. HRS 的诊断标准

①肝硬化合并腹水；②无休克；③SCr 升高大于基线水平 50%以上，＞1.5mg/dl（133μmol/L）；④至少停用 2 天利尿剂（如使用利尿剂）并且使用人血白蛋白1g/（kg·d），直到最大 100g/d，扩容后肾功能无持续性改善（SCr＜133μmol/L）；⑤近期无肾毒性药物使用史（NSAIDs、氨基糖苷类抗菌药物、造影剂等）；⑥无肾实质疾病。

4. 根据患者病情进展及预后，HRS 分为两型

①1 型 HRS：快速进展性肾功能损害，2 周内 SCr 成倍上升，超过基础水平 2 倍或＞226μmol/L（2.5mg/dl），或 eGFR 下降 50%以上＜20ml/min。②2 型 HRS：缓慢进展性肾功能损害，中度肾衰竭，SCr 水平 133～226μmol/L（1.5～1.5mg/dl），常伴有顽固型腹水，肾功能下降过程缓慢。

【治疗原则】

HRS 预后差，一旦确诊，应尽早开始治疗，防止肾衰竭进一步恶化。

1. 一般措施

包括密切监测生命体征，常规肝肾功能检测，经常进行临床评估和治疗伴随的肝硬化并发症。应避免过量摄入液体，以防止液体超负荷和稀释性低钠血症发生（恶化）。因为有严重的高钾血症风险，禁用保钾利尿剂。

2. 药物治疗

(1) 血管收缩药物：主要通过收缩已显著扩张的内脏血管床，改善高动力循环，增加外周动脉压力，从而增加肾血流量和 GFR。目前主要有血管加压素及其类似物（特利加压素）、α-肾上腺素能受体激动剂（米多君和去甲肾上腺素）等。

(2) 白蛋白：血管收缩药物联合输白蛋白治疗。

3. 肾脏替代治疗

4. 肝移植

是 1 型和 2 型 HRS 的重要治疗方法。

第四节 肝性脑病

肝性脑病（HE）是由急、慢性肝功能严重障碍或各种门静脉-体循环分流（以下简称

门–体分流)异常所致的、以代谢紊乱为基础、轻重程度不同的神经精神异常综合征。发生于肝硬化等慢性肝损伤基础上的 HE 为 C 型 HE。

【诊断标准】

1. 临床表现

HE 是一个从认知功能正常、意识完整到昏迷的连续性表现。可以出现人格改变、行为异常、智力减退，以及不同程度的意识障碍，常伴有肌张力增高、腱反射亢进、扑翼征、踝阵挛阳性或巴氏征阳性等神经系统异常。可将 HE 分为无 HE、MHE、1–4 级 HE。

(1) 无 HE，也就是无精神、神经异常表现的患者。

(2) MHE：没有能觉察的人格或行为异常变化，神经系统体征正常，但神经心理测试异常。

(3) 1 级 HE：有神经精神学症状(即认知功能表现)，存在琐碎轻微临床征象，如轻微认知障碍、注意力减弱、睡眠障碍、欣快或抑郁；神经系统体征检查扑翼样震颤可引出，神经心理测试异常。

(4) 2 级 HE：有明显的行为和性格变化，嗜睡或冷漠，轻微的定向力异常(时间、定向)，计算能力下降，运动障碍，言语不清；扑翼样震颤易引出，不需要做神经心理测试。

(5) 3 级 HE：明显的定向力障碍(时间、空间定向)，行为异常，半昏迷到昏迷，有应答；扑翼样震颤通常无法引出，踝阵挛、肌张力增高，腱反射亢进，不需要做神经心理测试。

(6) 4 级 HE：昏迷(对言语和外界刺激无反应)，肌张力增高或中枢神经系统阳性体征，不需要做神经心理测试。

2. 辅助检查

(1) 血氨：升高。

(2) 神经心理学测试：对轻微型 HE 和 1 级 HE 的诊断有重要帮助。有传统纸–笔神经心理学测试、可重复性成套神经心理状态测验、Stroop 及 Encephal APP 测试、控制抑制试验、临界闪烁频率检测、扫描测试等。

(3) 神经生理学检查：包括脑电图检查、诱发电位检测等。

(4) 影像学检查：颅脑 CT 及 MRI 可发现脑水肿。可排除脑血管意外、颅内肿瘤等疾病。

【治疗原则】

早期识别、及时治疗是改善 HE 预后的关键。

(1) 去除诱因。

(2) 针对发病机制采取的措施

①降氨治疗：可用乳果糖、拉克替醇、L–鸟氨酸门冬氨酸等；

②预防 HE 发生的抗菌药物如利福昔明等；微生态制剂：包括益生菌、益生元和合生元等，可以促进对宿主有益的细菌菌株的生长。

③其他治疗药物：精氨酸等。

3. 镇静药物的应用

肝性脑病患者应用镇静药物应慎重，理论上应用氟马西尼、溴隐亭、左旋多巴和乙酰胆碱酯酶抑制剂均是可行的。对于有苯二氮䓬类或阿片类药物诱因的 HE 昏迷患者，可试用氟马西尼或纳洛酮。有研究表明，丙泊酚与地西泮比较，丙泊酚更安全、更有效控制 HE

的狂躁症状。与咪唑安定相比，丙泊酚组恢复时间更短，认知功能恢复更快。

4. 对症及支持治疗

(1) 肠内营养。

(2) 注意保持水、电解质和酸碱平衡。

(3) 加强基础治疗：纠正低蛋白血症、防治脑水肿、保持呼吸道通畅等。

第五节　肝肺综合征

肝肺综合征(HPS)是终末期肝脏病的一种严重并发症，临床上以呼吸困难和发绀等低氧血症为突出表现。目前认为肝肺综合征包括三个方面的改变：①基础肝脏病；②肺血管扩张；③动脉血氧合功能障碍所致的严重低氧血症。

【诊断标准】

1. 临床表现

典型的 HPS 临床表现包括呼吸系统症状和慢性肝病相关表现。隐匿出现的呼吸困难，尤其是活动后，是最常见但非特异性的主诉。平卧呼吸(坐起后气短，平卧后缓解)和立位性缺氧(立位时低氧血症加重)为经典描述，是重力增加对肺底部扩张血管内血流的影响所致。蜘蛛痣在 HPS 较常见，如果肝病患者出现了杵状指和肢端发绀则应该考虑到 HPS。

2. 辅助检查

(1) 动脉氧合的评价：直立性脱氧是诊断 HPS 的一项敏感和特异性的指标，亦是诊断 HPS 的必备条件，直立性和斜卧位时动脉氧分压 PaO_2 下降>1.33kPa(10mmHg)；肺泡-动脉氧 $A-aPO_2$ 梯度上升 2.00~2.67kPa(15~20mmHg)。分级标准：PaO_2<50mmHg 为极重度 HPS，50≤PaO_2<60mmHg 为重度，60≤PaO_2<80mmHg 为中度，PaO_2>80mmHg 为轻度 HPS。

(2) 胸部 X 线平片：表现无特异性。

(3) 胸部 CT：HPS 患者胸部 CT 可显示肺远端血管扩张，有大量异常的末梢分支，甚至波及胸膜血管，可提示 HPS 的存在，但无特异性。

(4) 肺血管造影：HPS 患者肺血管改变可有以下表现：Ⅰ型-弥漫性前毛细血管扩张：弥散分布的蜘蛛样影像，弥漫分布的海绵状或污渍样影像，吸 100%氧气可以使 PaO_2 升高。Ⅱ型或离散型-断续的局部动脉畸形或交通支：孤立的蚯蚓状或团状影像，吸 100%氧气对 PaO_2 无影响。目前认为肺血管造影术是确定肺血管改变和定位的金标准。然而肺血管造影为侵入性检查，且可能为假阴性，故不作为筛查首选。

(5) 超声心动图：对比-增强超声心动图是证实肺内血管扩张的非侵袭性检查的首选方法。

【治疗原则】

(1) 一般治疗和原发病治：改善肝脏功能或延缓肝硬化的进程，降低门脉压力；有腹水者应给予利尿剂或放腹水以改善肺容量及功能性肺泡面积。

(2) 吸氧及高压氧舱治疗：适用于轻型、早期 HPS 患者。

(3) 肺血管栓塞术：适用于孤立的肺动脉交通支的栓塞，即肺血管造影Ⅱ型的 HPS 患者。

(4) 经颈静脉肝内门体分流术(TIPS)。

(5) 药物治疗：目前 HPS 尚无有效药物治疗。

(6) 肝移植。

第六节　食管胃底静脉曲张破裂出血

门静脉高压症是指由各种原因导致的门静脉系统压力升高所引起的一组临床综合征，其最常见病因为各种原因所致的肝硬化。门静脉高压症基本病理生理特征是门静脉系统血流受阻和(或)血流量增加，门静脉及其属支血管内静力压升高并伴侧支循环形成，临床主要表现为腹水、食管–胃静脉曲张(GOV)、食管胃静脉曲张破裂出血(EVB)和肝性脑病等，其中 EVB 病死率高，是最常见的消化系统急症之一。

【诊断标准】

出血 12～24 小时内进行食管、胃十二指肠镜(简称胃镜)检查是诊断 EVB 的可靠方法。内镜下可见曲张静脉活动性出血(渗血、喷血)、在未发现其他部位有出血病灶但有明显静脉曲张的基础上发现有血栓头。

1. 临床表现

取决于出血量及出血速度。成人每日消化道出血＞5～10ml 便潜血阳性，每日出血量 50～100ml 可出现黑便，胃内积血量在 250～300ml 可引起呕血，一次出血量不超过 400ml 一般不引起全身症状，超过 400～500ml 可出现全身症状，如短时间出血量超过 1000ml，可出现周围循环衰竭表现，表现为心慌、头昏、乏力，突然起立发生晕厥、面色苍白、肢体冷感、心率加快、血压降低等，严重者呈休克状态。出血后可出现发热，还可诱发其他并发症，如肝性脑病等。

2. 实验室及辅助检查

(1) 血常规：红细胞计数(RBC)、血红蛋白浓度(Hb)、血细胞比容(HCT)不同程度的下降，网织红细胞升高。

(2) 大便或呕吐物潜血阳性。

(3) 氮质血症。

(4) 胃镜：作为一种侵入性的检查措施，目前仍是对静脉曲张进行筛查的主要方法；还可以用胶囊内镜检查、超声内镜检查。

(5) 腹部超声检查可反映肝硬化和门静脉高压的严重程度，辅助 GOV 的诊断。

(6) 多排螺旋 CT 可作为筛查门静脉高压症 GOV 的无创性检查方法。

(7) 磁共振弹性成像和动态增强磁共振成像等技术均可用于预测 GOV。

3. 提示 EVB 未控制的征象具有以下表现之一

(1) 在药物治疗或内镜治疗后≥2 小时，出现呕吐新鲜血液或鼻胃管吸出超过 100ml 新鲜血液。

(2) 发生失血性休克。

(3) 未输血情况下，在任意 24 小时期间，血红蛋白下降 30g/L(红细胞压积降低约 9%)。

4. 提示 EVB 再出血的征象

出血控制后再次有临床意义的活动性出血事件(呕血、黑便或便血；收缩压降低＞20mmHg 或心率增加＞20 次/min；在没有输血的情况下血红蛋白下降＞30g/L)。早期再出血：出血控制后 72 小时～6 周内出现活动性出血。迟发性再出血：出血控制 6 周后出现活动性出血。

【治疗原则】

1. 预防首次 EVB（一级预防）

防止曲张静脉形成和进展、预防中-重度曲张静脉破裂出血，防止并发症的发生，提高生存率。不推荐内镜下硬化剂治疗用于一级预防，不推荐各种外科手术和 TIPS 用于一级预防，不推荐 EVL 联合非选择性 β 受体拮抗剂同时用于一级预防，不同程度静脉曲张的预防措施如下。

（1）无食管静脉曲张：不推荐使用非选择性 β 受体拮抗剂用于一级预防。

（2）轻度食管静脉曲张：若 Child-Pugh B、C 级或 RC 阳性，推荐使用非选择性 β 受体拮抗剂预防首次静脉曲张出血；出血风险不大时，不推荐使用非选择性 β 受体拮抗剂。

（3）中、重度食管静脉曲张：出血风险较大者（Child-Pugh B、c 级或 Rc 阳性），推荐使用非选择性 β 受体拮抗剂或 EVL 预防首次静脉曲张出血；出血风险不大者，首选非选择性 β 受体拮抗剂，对非选择性β受体拮抗剂有禁忌证、不耐受或依从性差者可选 EVL。

（4）胃静脉曲张的预防：推荐非选择性 β 受体拮抗剂用于胃静脉曲张出血的一级预防。

2. 控制急性 EVB

（1）急性 GOV 出血的治疗：①药物治疗：包括一般处理、血容量的恢复、早期降低门静脉压力药物的应用、抗生素的应用等，生长抑素及其类似物、特利加压素均推荐作为一线治疗方法，疗程 3～5 天；抗生素可降低 GOV 再出血率及出血相关病死率，作为肝硬化急性 GOV 出血的辅助治疗；PPI 可提高止血成功率、减少内镜治疗后溃疡及近期再出血率，作为合并胃黏膜病变或内镜治疗后的辅助治疗；②内镜治疗：EVL 治疗、EIS 治疗、药物辅助内镜治疗、自膨式覆膜食管金属支架；经首次治疗，1～2 周进行内镜复查，静脉曲张尚未达到根除或溃疡完全愈合的患者，根据曲张静脉情况可行第 2、3 次内镜治疗，直至静脉曲张消失或基本消失。③三腔二囊管压迫止血；④经颈静脉肝内门体分流术（TIPS）。⑤外科手术药物或内镜治疗不能控制的出血或出血一度停止后 5 天内再次出血，Child-Pugh A/B 级者行急诊手术有可能挽救生命，对 Child-Pugh C 级者肝移植是理想的选择。

3. 预防再次 EVB（二级预防）

目的是根除食管静脉曲张，减少再出血率及病死率。①时机：既往有食管静脉曲张出血史或急性 GOV 出血 5 天后开始二级预防治疗；②未接受一级预防的患者，二级预防可选非选择性 β 受体拮抗剂或内镜单独治疗或二者联合治疗；对于已接受非选择性 β 受体拮抗剂一级预防应答差或不能耐受者，可改为内镜治疗；TIPS、外科手术可作为 Child-Pugh A/B 级患者药物或内镜治疗失败的挽救治疗；Child-Pugh C 级者优先进入肝移植等待名单，根据医院条件和医生经验，选择合适的二级预防方法作为肝移植的"桥梁"。肝硬化合并顽固性腹水者，无论一级或二级预防均禁用非选择性 β 受体拮抗剂。

4. 改善肝功能储备

重视原发疾病的综合治疗，如抗病毒治疗、营养支持治疗、对症治疗等。

第七节　原发性肝癌

原发性肝癌(PLC)是全球第五大常见肿瘤，也是第二大癌症致死病因，其中 90%为肝细胞癌(HCC)。

【诊断标准】

1. 临床表现

早期缺乏典型症状，中晚期可出现以下症状和体征。

(1) 肝区疼痛：持续性胀痛或钝痛，如肝癌破裂可突发剧痛。

(2) 肝大：肝呈进行性增大，质地坚硬，表面凹凸不平，有结节或巨块，边缘顿而不齐，伴压痛。

(3) 黄疸：晚期出现，由于肝细胞损害或胆管受压所致。

(4) 肝硬化征象：脾大、腹水、静脉侧支循环形成。

(5) 恶性肿瘤的全身性表现：进行性消瘦、食欲减退、乏力、营养不良、恶病质、伴癌综合征等。

(6) 转移灶表现：转移至肺、骨、胸腔等，出现胸水征、局部压痛等。

2. 实验室检查及辅助检查

(1) 肿瘤标记物的检测：AFP 广泛应用于 PLC 的普查、诊断、判断疗效、预测复发。AFP 阳性：①AFP＞500μg/L，持续 4 周；②AFP 由低浓度逐渐升高不降；③AFP 在 200μg/L 以上的中等水平持续 8 周。其他如 γ−谷氨酰转移酶同工酶Ⅱ(γ−GT2)，异常凝血酶原(AP)，α−L−岩藻糖苷酶(AFU)同时异常。联合监测有利于早期发现病灶，改善整体生存期。

(2) 影像学检查：超声检查，多层螺旋 CT，磁共振成像(MRI)，正电子发射计算机断层成像−CT(PET−CT)，选择性肝动脉造影。

(3) 肝穿刺活检：各版指南均推荐通过无创影像学(包括增强 CT、常规增强 MRI 及钆塞酸二钠增强 MRI)诊断 HCC，不推荐常规肝活检。动脉晚期不均质强化、门静脉期或延迟期造影剂廓清，是 HCC 的典型影像表现。我国同样推荐超声造影(CEUS)诊断 HCC。

3. 肝细胞癌的分期

基于肿瘤负荷、患者体力状况、肝功能分级综合进行，是临床治疗决策依据，目前欧美指南仍沿用巴塞罗那(BCLC)分期，我国根据诊治经验制定了Ⅰ～Ⅳ期的分期方案。

【治疗原则】

1. 手术治疗

①手术切除肿瘤：是 HCC 治疗的主要手段，各版指南中手术适应证不尽相同；②肝移植：肝移植是肝癌根治性手段，尤其适用于存在门静脉高压或失代偿期肝硬化伴早期 HCC 患者，主要受限于肝移植供体的严重匮乏。

2. 局部区域治疗

局部消融治疗被国内外指南推荐用于早期肿瘤(数量≤3 个、直径≤3cm、肝硬化 Child-pugh A 级，或 BCLC 分级 0/A 级)的手术替代治疗，被 EASL 指南推荐为极早期肝细胞癌的一线治疗。化疗性栓塞 TACE 治疗最常用的非手术治疗方案，各版指南推荐作为中期、无血管侵犯或肝外转移 HCC 患者的一线治疗方案。

3. 放射治疗

4. 全身治疗

对于无明显禁忌证的肝癌晚期患者，全身治疗可减轻肿瘤负荷，延长生存时间，在各版指南中均有推荐。

（1）分子靶向药物：一线治疗药物有索拉非尼、乐伐替尼；二线治疗药物有瑞戈非尼及其他药物。

（2）免疫检查点抑制剂：目前最有前景的药物为抗 PD-I 单克隆抗体 Nivolumab，该药已被证实可延长晚期 HCC 患者整体生存期，治疗活性与肿瘤 PD-L1 表达无关。

5. 其他

包括内科基础治疗、并发症治疗、抗病毒治疗、中医药治疗等。

第八部分

感染及抗菌药物使用

第五十七章　常见细菌的感控要点

一、甲氧西林耐药金黄色葡萄球菌

甲氧西林耐药金黄色葡萄球菌(MRSA)是指对甲氧西林耐药的金黄色葡萄球菌，通常对β内酰胺类和其他一些常见抗菌药物如氨基糖苷类、大环内酯类、氟喹诺酮类、林可霉素等耐药，仅对糖肽类、噁唑烷酮类、环脂肽类等少数抗菌药物敏感。社区获得性 MRSA 感染(CA-MRSA)大多数是皮肤软组织感染，也可引起坏死性肺炎和血流感染。CA-MRSA 常仅对β内酰胺类耐药。更为严重或危及生命的 MRSA 感染主要发生于医疗机构的患者当中，即医院获得性 MRSA(HA-MRSA)感染，因此 MRSA 在院内感染控制中具有十分重要的意义。

1. 特点

MRSA 可定植于鼻前庭，并可持续数月，30%～60%的定植者会发生感染。据报道，有 MRSA 感染或/和定植的医务人员常为 MRSA 院内暴发源头。

2. HA-MRSA 感染的危险因素

曾经住院，接受家庭护理，长期住院，抗菌药物使用，糖尿病，开放伤口，入住重症监护或烧伤病房，外科手术，与 MRSA 定植或感染者接触史。

3. 传播方式

医务人员的手直接接触患者和定植者，通过被短暂污染的工作人员手间接传播。

4. 院内传播的控制

(1) 洗手：专家共识肯定了手卫生在控制 MRSA 院内传播中的作用，是否使用抗菌皂洗手尚未达共识，且正确的洗手方法比皂液的种类更重要。

(2) 防护：对 MRSA 感染者和定植者进行接触防护，并根据情况确定是否使用防护屏障。

(3) 关于筛查培养：确认 MRSA 感染暴发时，累及病区的所有患者可能需采样做细菌培养，并应该对所有潜在发病的人员同时进行细菌培养。鼻腔是常见的定植部位应做鼻拭子培养。为患者提供服务的人员只在传播中有流行病学牵连时进行培养。如对工作人员进行培养，应该从鼻腔和所有皮肤破损处采集采样做细菌培养。但护理人员只在有强有力的证据显示作为传播者时才进行培养，培养阳性且有流行病学相关的护理人员，应该加强感染控制措施特别是加强手卫生教育，必要时，也可考虑将其调离看护高风险患者的岗位。

(4) 更严格的补充措施：包括 MRSA 培养阳性患者应该与阴性患者进行空间上的分隔，必要时工作人员分组无交叉工作；当交叉不可避免时，交叉之前应彻底进行手卫生，首先护理 MRSA 阴性患者，如有可能，固定交换；更严格的隔离措施如严密或接触隔离；识别 MRSA 阳性人群。

(5) 患者管理：有 MRSA 定植的患者或肺炎时，如患者理解并践行基本的卫生要求，许可其在医疗机构内其他区域走动或与其他患者交往。如果患者自控能力差，行动应被限制在暴发组所处的区域内；如果采取了对含有呼吸道分泌物的防控措施，MRSA 肺炎的患者可以被运送到辅助科室进行特殊操作。

(6) MRSA 感染的员工和患者的治疗：不建议常规对患者或员工的 MRSA 去定植；即

使在 MRSA 感染暴发期间，患者出入院管理仍需遵照通常规定办理，不应强制关闭病房。

二、耐万古霉素肠球菌

肠球菌可引起菌血症、心内膜炎以及泌尿系、腹腔和伤口等部位感染。产 β 内酰胺酶的肠球菌及耐高浓度氨基糖苷类的肠球菌，特别是耐万古霉素的肠球菌(VRE)的出现，给临床治疗造成了极大的困难。VRE 已成为欧美国家医院感染的主要病原菌之一，近年来国内该类感染病例报道也有逐渐增多趋势。控制 VRE 的院内传播对降低病死率、节省医疗资源意义重大。

1. 特点

多为无症状的下消化道定植，VRE 可以长时间存活于环境物表，肠球菌株之间通过质粒可传播耐药性，泌尿道感染最常见。

2. 危险因素

严重基础病、腹部外科手术、多种抗菌药物治疗、万古霉素治疗、结肠镜或乙状结肠镜检查、留置尿管或血管内置管、长期住院。

3. 传播方式

直接接触、通过被污染的器械或物表间接接触(如体温计)、通过医务工作者的手传播。

4. 院内传播的控制

(1) 员工的教育。

(2) 手卫生：无论是否使用手套，使用抗菌皂洗手或无水消毒产品进行手卫生。

(3) 以实验室为基础的监测进行病例识别：确定基线流行率，包括在此基础上对定植和感染的识别、院内和社区病例的识别。

(4) 主动筛查培养：在 VRE 暴发期间对高风险病区的患者进行点患病率培养调查；VRE 菌株应分离到种，必要时进行基因分型，菌株进行药物敏感性试验。

(5) 感染和定植患者应予接触隔离：①单间或集中安置 VRE 患者；②进入房间戴手套，离开时摘掉；③穿脱隔离袍：预计与患者或环境大量接触，患者腹泻，有回结肠造瘘口，无敷料覆盖的伤口引流时等情况应穿隔离袍。离开房间时脱掉；④常规物品如听诊器、血压计、温度计应给患者专设并标明，如果不能做到，则应给其他患者使用前对上述物品进行消毒；⑤新发现的 VRE 患者的同室患者应进行粪便或直肠拭子培养以确定他们的定植状态和是否需要隔离等。

(6) 清洁和消毒器械。

(7) 清洁和消毒环境。

以上措施不能奏效时，尽量减少 VRE 阳性和阴性患者的看护员工之间的接触，加强教育员工院感控制措施的重要性，核实器械和环境表面消毒效果，除非流行病学资料显示某员工和患者之间相关，一般不常规给员工采样培养。目前在控制 VRE 院内播散的策略尚未达成普遍共识，尚有很多争议的观点。

三、铜绿假单胞菌

1. 特点

铜绿假单胞菌广泛分布于自然界及正常人皮肤、肠道和呼吸道，是临床上较常见的条件致病菌之一。对多数抗菌药物耐药，氨基糖苷类、个别半合成广谱青霉素类、头孢他啶、氟喹诺酮类、碳青霉烯类可能敏感。

2. 危险因素

常因皮肤黏膜受损或医源性因素引起局部化脓性感染，如烧伤创面感染、角膜感染等，严重者可引起脓毒症。

3. 传播方式

通过直接接触或通过被污染的器械、医务工作者的双手间接接触传播。

4. 院内传播的控制

控制其院内传播必须规范消毒灭菌流程，践行手卫生规范，必要时隔离患者，严格实施接触隔离措施。

四、克雷伯杆菌属

克雷伯杆菌属为革兰阴性杆菌，属肠杆菌科，临床常见的是肺炎克雷伯杆菌。

1. 特点

肺炎克雷伯杆菌可引起严重的社区获得感染，更是医疗相关性感染的重要致病菌，包括肺炎、血流感染、手术部位感染、脑膜炎等。其耐药性日益严重，包括最近新出现的对碳青霉烯类耐药菌株。肺炎克雷伯杆菌可以在人体肠道定植(不致病)，粪便中也可检出。

2. 危险因素

在医疗机构中，克雷伯菌属感染通常发生在因其他原因接受治疗的患者中，如接受机械通气、静脉留置导管和长时间接受抗菌药物治疗的患者。

3. 传播方式

医疗机构中通过接触播散，例如通过被污染的医务人员或其他人的手从一个患者传给另一个患者，而环境污染导致的传播并不常见，该菌不通过空气传播。接受机械通气和/或静脉留置导管或创伤、手术的患者也可能直接暴露于该菌发生感染。

4. 院内传播的控制

控制措施主要是阻断接触传播，包括严格执行手卫生，减少侵入性操作等，进入耐多药或泛耐药克雷伯杆菌感染患者的病房要使用防护用品如隔离袍、手套。必须遵循严格的清洁程序，以防止克雷伯菌属的传播。

五、鲍曼不动杆菌

不动杆菌是存在于土壤和水中的一组常见细菌，属条件致病菌。虽然有很多种类，且几乎所有种类都可以引起人类疾病，但80%的感染病例由鲍曼不动杆菌引起。

1. 特点

不动杆菌感染的暴发通常发生在重症监护病房和医疗机构中的危重患者，医疗机构以外的不动杆菌感染很少发生。

2. 危险因素

免疫系统功能低下，慢性肺部疾病或糖尿病患者可能更容易发生不动杆菌感染，重症机械通气的住院患者最易感染。其次，住院时间长、有开放伤口、带有侵入性装置如留置尿管者也是不动杆菌感染的易感人群。

3. 传播方式

通过接触传播，如人与人接触或通过接触被不动杆菌污染的表面而传播。

4. 院内传播的控制

鲍曼不动杆菌可以生活在皮肤上，并可能在环境中存活数十天，需严格落实感染控制程序，如手部卫生和环境清洁等，做好标准防护和加强接触传播的阻断可以减少院内传播。

六、艰难梭菌

艰难梭菌旧称难辨梭状芽孢杆菌，为革兰阳性厌氧产芽孢杆菌，是人类肠道正常菌群之一。该菌导致的感染大多与抗菌药物使用相关。

1. 特点

可无症状定植于消化道，感染可以为内源性，也可在住院期间获得，导致抗生素相关性腹泻、结肠炎、伪膜性结肠炎，甚至导致患者死亡。

2. 危险因素

抗菌药物治疗，消化道内镜检查或手术，老龄患者。

3. 传播方式

通过医务工作者的手或通过被污染的器械或装置传播，环境在暴发中的作用尚不清楚。

4. 控制方法

(1) 给感染者使用物理屏障，特别是使用手套处理粪便和被粪便污染的物品。

(2) 单间，特别是大便失禁患者。

(3) 手卫生。

(4) 环境清洁。

(5) 使用 1 次性温度计。

(6) 限制抗菌药物的使用。

(7) 主动监测大便艰难梭菌培养及毒素检测结果，及时通知有关人员并采取控制措施。

七、非结核分枝杆菌

指除结核杆菌、麻风杆菌以外的分枝杆菌，在水、土壤、尘埃、人和动物体内广泛存在，属于条件致病菌。

1. 特点

引起医院感染暴发流行的非结核分枝杆菌均为快速生长 NTM，如龟分枝杆菌、脓肿分枝杆菌、偶然分枝杆菌等。主要引起皮肤软组织和手术切口感染。

2. 传播方式

常因在手术、插管、注射等侵入性操作过程中，医疗用水受污染或手术器械消毒不严格，环境污染经气流导向形成手术区污染引起。人与人的传播罕见。

3. 控制方法

护理 NTM 感染患者后应该使用皂液和流动水洗手，加强手术器械等医疗用品的消毒灭菌流程和效果监测，规范使用医疗用水等是防止院内感染和暴发的关键；对 NTM 化脓伤口的处理应避免使用吸引器。

第五十八章　粒细胞减少或免疫缺陷患者感染

感染是中性粒细胞减少(粒减)及其他免疫缺陷患者的主要死亡原因。这类患者感染的病原谱更加广泛，临床表现不典型。对其进行及时诊断，尽早开始有效的抗感染治疗是改善患者预后的关键。

第一节　粒细胞减少患者的感染

【诊断标准】

1. 病原学

可能的病原体有细菌、真菌、病毒、原虫等(包括各种机会性致病原)，以细菌感染最常见。侵袭性真菌感染多发生在粒细胞减少持续1～2周以上，有抗生素使用史的患者。主要病原体有念珠菌(白色念珠菌、光滑念珠菌、克柔念珠菌等)、曲霉菌(黄曲霉、烟曲霉等)及隐球菌、毛霉菌等。其次，还包括肺孢子菌、巨细胞病毒(CMV)、EB病毒、肝炎病毒、单纯疱疹病毒等的感染或复燃。

表58-1　粒细胞减少患者感染常见的细菌

常见革兰阳性菌	常见革兰阴性菌
凝固酶阴性葡萄球菌(CNS)	大肠埃希菌
金黄色葡萄球菌(包括MRSA)	肺炎克雷伯杆菌
肠球菌(包括VRE)	铜绿假单胞菌
草绿色链球菌	不动杆菌
肺炎链球菌	枸橼酸杆菌
化脓性链球菌	嗜麦芽窄食单胞菌

注：产超广谱β-内酰胺酶(ESBL)的革兰阴性菌、耐万古霉素肠球菌(VRE)、耐甲氧西林的金黄色葡萄球菌(MRSA)、产KPC等碳青霉烯酶的耐药菌正在增加

2. 临床表现

感染可以见于全身各个组织器官，但以呼吸道、口腔黏膜、消化道、皮肤软组织感染、导管相关感染(CRI)、会阴肛周感染等最常见。感染后不易形成局部感染灶，相当部分的患者感染局部的症状体征缺失，而在临床上仅表现为发热。也有些严重感染的患者，如革兰阴性菌败血症的患者，可能不发热或仅有低热，或仅表现为精神状态差和血流动力学的改变。

3. 诊断

外周血中性粒细胞绝对值(ANC)$<1\times10^9$/L(粒细胞减少)或$<0.5\times10^9$/L(粒细胞缺乏)，单次口腔温度≥38.3℃或≥38℃持续>1小时，称中性粒细胞减少伴发热(FN)。发热的患者高度怀疑感染的存在，此外，患者的自觉症状及阳性体征，血沉、C-反应蛋白、降

钙素原、病原学检查等都对诊断有帮助。血液、无污染的体液、穿刺液培养阳性有确定诊断价值。

【治疗原则】

所有符合 FN 诊断标准的患者以及虽然没有达到上述标准但是经过临床评判高度怀疑感染的粒细胞减少患者都应尽早开始经验性抗感染治疗（2 小时以内）。

（一）全面检查

在经验性抗感染治疗前进行全面的病史询问、体检及化验检查，以求找到潜在的感染灶及可能的病原体：①是否有 CRI；②对呼吸系统、胃肠道、皮肤、会阴生殖器、口咽、中枢神经系统等逐项进行评估及体检；③进行血常规、血涂片、肝肾功能、凝血功能、C-反应蛋白、降钙素原、血培养（至少两套，包括静脉和导管取血或不同部位的静脉血）、尿常规及培养、痰涂片及培养、大便涂片及培养（有腹泻）、腰穿检查（有中枢神经系统症状时）、皮损渗出物的涂片及培养等，胸片检查。④高分辨 CT（胸、腹）及支气管泡灌洗液检查。

（二）经验性抗生素治疗

总原则是及时、广谱、足量、足疗程，并根据对患者疾病进展及死亡风险的评估，采取不同的治疗策略。也可以借助多国癌症支持治疗学会（MASCC）评分体系区分高危与低危患者，见表 58-2。

表 58-2　多国癌症支持治疗协会（MASCC）对粒细胞减少伴发热患者危险度评分系统

条目	评分
粒细胞减少伴发热，临床症状较轻或没有临床症状	5
没有低血压（收缩压＞90mmHg）	5
没有慢性阻塞性肺病（COPD）	4
实体瘤或血液恶性肿瘤，没有发生过真菌感染	4
没有脱水	3
粒细胞减少伴发热伴中度的临床症状	3
起病时是门诊患者	3
年龄＜60 岁	2

注：累计评分≥21 分判为低危患者，＞21 分为高危者　请核对大于或小于正确与否

1. 低危患者

预计粒细胞减少时间＜7 天，没有基础性疾病，一般状况良好的患者，可以静脉也可以口服喹诺酮类单药或者联合 β-内酰胺类抗生素治疗（原卫生部规定喹诺酮类仅限于肠道感染、社区获得性尿路感染和社区获得性呼吸道感染的用药，其他情况下应严格限制其使用）。

2. 高危患者

预计粒细胞减少时间＞7 天，ANC＜0.1×10^9/L，和（或）有基础性疾病，或一般状况差的患者，静脉联合应用抗生素，抗菌谱应该覆盖铜绿假单胞菌、产 ESBL 和/或 AmpC 酶革兰阴性菌及主要革兰阳性菌（推荐一种抗铜绿假单胞菌的 β-内酰胺类抗生素，联合氨基糖苷类或氟喹诺酮类）。病情较轻的患者也可以考虑上述 β-内酰胺类抗生素单药治疗。

注：万古霉素、替考拉宁、利耐唑胺不作为常规一线经验用药，仅在不能除外革兰阳

性耐药菌感染或危重患者使用(如有肺炎、皮肤软组织感染、CRI、感染性心内膜炎及有血流动力学改变的患者)。

3. 治疗方案的调整

(1) 经验性治疗 2～4 天后,根据临床反应及细菌培养和药敏检查结果(或可能的感染部位及可能的病原体)疗效不佳者调整给药方案,由经验治疗调整为目标治疗(图 58-1)。

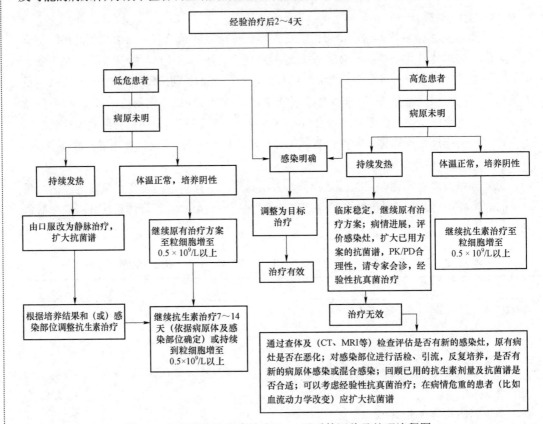

图 58-1 经验性抗生素治疗 2～4 天后的评估及处理流程图

(2) 病原未明,持续发热但病情稳定的患者一般不需要调整治疗;病情持续恶化的患者要进一步覆盖先前没有覆盖到的菌种(革兰阳性菌、厌氧菌、真菌、病毒、原虫)及耐药菌(MRSA、VRE、产 ESBL 革兰阴性菌、产碳青霉烯酶的革兰阴性菌等),评估是否有隐蔽的脓肿存在,尽快请感染科及微生物学专家会诊。

(3) 粒细胞减少>7 天,经 4～7 天广谱的抗生素治疗无效,未找到感染原的高危患者可以经验性抗真菌治疗(氟康唑、两性霉素 B 或卡泊芬净),一旦开始应持续到粒细胞恢复到 0.5×10^9/L 以上或至少应用 14 天。

4. 抗生素治疗的疗程

由感染部位及病原体种类决定恰当的疗程。

(1) ANC≥0.5×10^9/L,完成恰当疗程,可以停用抗生素。

(2) ANC<0.5×10^9/L,原有治疗方案持续到 ANC 恢复到 0.5×10^9/L 以上,或者完成恰当疗程,症状体征消失后改为口服氟喹诺酮类药物直至 ANC 恢复到 0.5×10^9/L 以上。

5. G-CSF 或 GM-CSF

对有发生感染风险的粒细胞缺乏患者可以预防性使用 G-CSF 或 GM-CSF，但不作为粒细胞减少伴感染患者治疗的常规药物。

第二节 其他免疫缺陷患者的感染

免疫缺陷分为先天免疫缺陷和获得性免疫缺陷，包括皮肤黏膜的完整性受损、中性粒细胞减少或吞噬细胞功能障碍、细胞免疫缺陷、体液免疫缺陷等多种类型。免疫缺陷越严重、持续时间越长，感染的概率越大。免疫缺陷的类型和程度不同，常见的病原体种类也有一定的差别，不同免疫缺陷类型的常见病原体列于表 58-3。发热仍是粒细胞减少以外的免疫缺陷患者出现感染时最主要临床表现。新出现发热的免疫缺陷患者，如果病情进展快，应高度怀疑细菌感染的可能，尽早开始经验性抗菌治疗；而病情进展缓慢的患者，真菌、结核等病原体感染的可能性较大，经验性抗生素治疗可以暂缓，但需全面查体并做相应血清学检查或采集合适临床标本进行培养或其他影像学检查，以尽可能地明确诊断特别是病原体的确定。其经验性抗生素治疗方案的选择及调整等可以参照粒细胞减少患者。

表 58-3 不同免疫缺陷患者常见感染病原体

疾病	免疫缺陷类型	常见的病原微生物
再生障碍性贫血、急性白血病、胶原病、自身免疫病、肿瘤化疗	中性粒细胞减少	肠杆菌科细菌、铜绿假单胞菌、金葡菌、凝固酶阴性葡萄球菌、真菌
器官移植后、淋巴瘤、肿瘤放疗	细胞免疫缺陷	李斯特菌、军团菌、结核分枝杆菌、病毒(水痘-带状疱疹病毒、巨细胞病毒)、真菌(念珠菌、隐球菌、曲霉菌)、肺孢子菌、弓形虫
补体缺乏症、丙种球蛋白减低、多发性骨髓瘤、脾切除	体液免疫缺陷	肺炎链球菌、流感嗜血杆菌、脑膜炎奈瑟球菌等有荚膜细菌、某些病毒
静脉导管、脑室导管、留置导尿管、气管切开等	皮肤黏膜完整性破坏	金葡菌、凝固酶阴性葡萄球菌、邻近器官寄殖菌

第五十九章　抗菌药物合理应用

抗菌药物合理应用应考虑患者、细菌和抗菌药物三者之间的关系。应掌握患者特殊病理、生理状况，常见细菌所致疾病的特点，针对不同部位感染的可能细菌选择合适抗菌药物，同时应参考本地区常见细菌对抗菌药物的体外敏感试验。临床给药方案应基于感染部位的药物浓度和抗菌药物的药代动力学/药效学特性制定，否则就有可能出现抗菌药物选择不合适或者采用不合理的给药方法，导致治疗失败。本章主要介绍如何根据药代动力学/药效学原理合理应用抗菌药物。

抗菌药物的药代动力学(PK)是一门用时间函数来定量描述抗菌药物在人体内吸收、分布、代谢和排泄过程的学科，研究不同给药途径时药物剂量与体内药物浓度的关系。当一种抗菌药物的"治疗窗"或安全范围较窄时，药代动力学的研究尤为重要，必要时需要进行血药浓度监测。对于口服抗菌药物，还需研究其生物利用度(BA)和药物相互作用，以保证有足够的药物通过口服吸收，避免进入体内的药物剂量无法有效治疗感染性疾病，如同时服用含有二价或三价阳离子药物会使喹诺酮类抗菌药的生物利用度降低 50%～90%。抗菌药物的药代动力学参数主要包括血清高峰浓度、最高血药浓度、半衰期、药时曲线下面积(AUC)和表观分布容积等。

抗菌药物在不同感染部位的分布受药物因素、解剖因素、炎症因素等影响。如对于呼吸系统感染，脂溶性低的抗菌药物如β-内酰胺类、氨基糖苷类和糖肽类渗透性较差，在肺组织内浓度大多不高，且难以通过真核细胞的细胞膜，对于胞内菌感染无效，但β-内酰胺类和糖肽类的抗菌活性强，因此广泛用于敏感胞外菌造成的呼吸道感染。而脂溶性高的药物如喹诺酮类、四环素类、氯霉素、利福平和恶唑烷酮类药物易于渗透，比脂溶性低的药物更容易在上皮衬液(ELF)中达到较高的药物浓度(表 59-1)，且容易通过真核细胞的细胞膜，可用于治疗胞内菌的感染。同时，脂溶性高的药物大多可在肺泡巨噬细胞内达到高浓度，如口服左氧氟沙星 500mg 4 小时后巨噬细胞内药物浓度可高达 83.9mg/L，口服阿奇霉素 500mg 4 小时后巨噬细胞内药物浓度可达 42.7mg/L，口服克拉霉素 500mg 4 小时后，巨噬细胞内药物浓度高达 480mg/L。此外，呼吸道分泌物的酸性 pH、Ca^{2+}、Mg^{2+}等可使氨基糖苷类抗菌药物灭活，同时因为氨基糖苷类的渗透性较差，很少单独用于呼吸道感染的治疗。肺表面活性物质可以使达托霉素灭活，因此，达托霉素在肺组织内浓度很低，不能用于治疗呼吸系统感染。

表 59-1　抗菌药物肺组织分布

抗菌药物	ELF(mg/L)	ELF/血药浓度
头孢他啶(4g/d)[d]	8.2[a]	0.21
美罗培南(1g)	7.07[b]	0.51
万古霉素(15mg/kg)	4.5[a]	0.19

续表

抗菌药物	ELF(mg/L)	ELF/血药浓度
利奈唑胺(600mg/12h)	14.4[b]	1.05
左氧氟沙星(500mg/24h)	11.9[c]	1.31
阿奇霉素(500mg 首剂，250mg/24h)	2.18[b]	24.22
克拉霉素(500mg/12h)	34.5[b]	17.25

注：[a] 为稳态浓度；[b] 为峰浓度；[c] 为平均浓度；[d] 持续静脉点滴

抗菌药物的药效动力学又称药效学(PD)，研究的是药物浓度与抗菌效果间的关系。抗菌药物的药效学参数主要包括最低抑菌浓度(MIC)、最低杀菌浓度(MBC)、抗菌后效应(PAE)、抗菌后亚抑菌浓度效应(PAE-SME)、抗菌后白细胞活性增强效应(PALE)等。

PAE 指的是在细菌离开抗菌药物后生长仍存在抑制的作用。长 PAE 意味着抗菌药物浓度降至 MIC 以下后仍能长时间抑制细菌的再生长。PAE 长的药物包括氨基糖苷类、喹诺酮类、大环内酯类、四环素类、氯霉素和利福平。β-内酰胺类中碳青霉烯类具有 PAE，其余β-内酰胺类的 PAE 几乎没有或很短。对于 PAE 长的抗菌药物可以适当延长给药间隔，而不仅仅是根据半衰期调整给药间隔。

抗菌药物的药代动力学和药效动力学是相互关联的两个方面，药代动力学/药效动力学(PK/PD)理论是近年来相关研究的重要成就，该理论描述了患者、细菌和抗菌药物三者之间的复杂关系。

根据抗菌药物 PK/PD 理论，抗菌药物主要分为时间依赖性抗菌药物和浓度依赖性抗菌药物(表 59-2)。最早描述 PK/PD 理论的是 Eagle，他于 20 世纪 40 年代就提出青霉素的杀菌作用为时间依赖性，而链霉素的杀菌作用为浓度依赖性。

目前，普遍用于疗效预测的 PK/PD 参数主要有三个：C_{max}/MIC，峰浓度与最低抑菌浓度的比值；AUC/MIC，药时曲线下面积与最低抑菌浓度的比值；%T>MIC，血药浓度高于最低抑菌浓度的时间与给药间隔时间的比值。

表 59-2　预测抗菌药物疗效 PK/PD 参数

抗菌药物类别	PK/PD 参数	抗菌药物
时间依赖性(短 PAE)	%T>MIC	青霉素类、头孢菌素类、氨曲南、碳青霉烯类、大环内酯类、克林霉素
时间依赖性(长 PAE)	AUC/MIC	链阳霉素、四环素、万古霉素、替考拉宁、阿奇霉素、噁唑烷酮类
浓度依赖性	AUC/MIC 或 C_{max}/MIC	氨基糖苷类、喹诺酮类、达托霉素、酮内酯、甲硝唑

185

时间依赖性抗菌药物的药物浓度达到一定程度后再增加浓度抗菌作用无明显增强，其抗菌效果与%T>MIC 相关，即感染部位游离药物浓度高于 MIC 时间越长，抗菌效果越好。这一类药物包括β-内酰胺类、碳青霉烯类、利奈唑胺和替加环素。

头孢菌素类药物，%T>MIC 大于 40%时表现为抑菌作用，大于 65%时表现为杀菌作用；碳青霉烯类药物达到抑菌作用时%T>MIC 为 20%，达到杀菌作用时为 40%；相对应的青霉素类达到抑菌作用和杀菌作用时的%T>MIC 分别为 30%和 50%。对于免疫功能低下患者，%T>MIC 则需要更高才可能获得满意的临床疗效。时间依赖性抗菌药物的抗菌效果同时与感染部位的药物浓度相关，在一定范围内，药物浓度与 MIC 的比值越高，杀菌效果越快，此时与 AUC/MIC 有一定关联。以万古霉素治疗金黄色葡萄球菌下呼吸道感染为例，AUC/MIC 大于 400 时有可能获得满意的临床疗效。万古霉素标准剂量为每日两次，每次 1g，此时 AUC 平均为 400mg·h/L。当金黄色葡萄球菌的 MIC 小于 1μg/ml 时，其 AUC/MIC 大于 400，但当 MIC 为 2μg/ml，其 AUC/MIC 为 200，其相应的临床疗效仅为 21%。

浓度依赖性抗菌药物如喹诺酮类和氨基糖苷类，药物浓度越高抗菌效果越好，抗菌治疗效果与 C_{max}/MIC 和 AUC/MIC 相关。使用喹诺酮类治疗革兰阴性菌感染时，达到最佳疗效的 AUC/MIC 比值需大于 100～125，治疗革兰阳性菌感染时，欲达到最佳疗效的 AUC/MIC 比值需达到 30～40。C_{max}/MIC 的比值大于 8～12 时临床疗效较好且不容易选择出耐药菌。此外，由于大多数氨基糖苷类和喹诺酮类药物都有明显的抗生素后效应，因此，浓度依赖性抗菌药物大多一日一次给药，以期获得最大的峰浓度，并使 AUC/MIC 和 C_{max}/MIC 最大化，获得最佳临床疗效。

细菌初次接触氨基糖苷类药物后可出现药物摄取下调现象，在下调期间，药物杀菌作用下降，MIC 提高，该现象可持续数小时。故一日一次给药可使下调作用在给药间歇期内消失。氨基糖苷类抗菌药物作为浓度依赖性药物，其肾毒性和耳毒性则具有时间依赖性特点，因此，保证氨基糖苷类药物峰浓度的一日一次给药方式既能保证临床疗效，又能减少多次使用造成的耳肾毒性。

严重感染患者由于大多伴有免疫力的低下，因此合理的抗菌药物选择及给药方式就显得更为重要。既往的药代动力学参数大多来源于健康人群，近来研究显示，重症感染患者由于血管通透性和肾功能的变化，抗菌药物的组织分布受到不同程度的影响，感染部位抗菌药物浓度低于正常状态下浓度，因此重症感染时需提高药物剂量以提高感染部位药物浓度，如果药物剂量无法增加，则考虑选择对该部位感染的病原菌敏感性判断折点较低的抗菌药物或通过联合用药降低药物的 MIC，否则难以达到满意的临床效果。

对于时间依赖性抗菌药物，血药浓度维持在 MIC 以上即血药谷浓度（C_{min}）高于 MIC 被认为是重症感染治疗时保证疗效的关键。半衰期越短的时间依赖性抗菌药物其给药间隔须越短，由于持续静脉给药可使每日剂量不变的情况下稳态浓度最高，可能是重症感染时时间依赖性药物的最佳给药方式。

合理应用抗菌药物的目的不单是治愈患者的感染性疾病，同时要降低不良反应以及尽可能地减少或延缓耐药菌的出现。PK/PD 原理不仅与临床疗效相关，近来的研究显示还与细菌耐药性的选择有关。

 防突变浓度（MPC）为防止因一步突变产生的耐药菌的最低抗菌药物浓度，细菌需要发生两次或两次以上的突变才会在 MPC 以上生存。细菌对喹诺酮类药物耐药的主要机制之一是喹诺酮类的作用靶位即拓扑异构酶的突变，其突变频率一般为 10^{-7}，因此需要大约 10^{14} 以上细菌才能得到两次突变的细菌，而感染部位的细菌数量一般为 10^{10}，因此感染部位的药物浓度如果超过 MPC，一步突变的细菌也会受到抑制，一般难以出现因两步突变而产生耐药菌株。不同抗菌药物对不同细菌的 MPC 各不相同（表 59-3）。MPC 与 MIC 之间的区域为突变选择窗，即在这个浓度范围内，敏感细菌被抑制，但一步突变后产生的耐药菌却无法被抑制，会逐渐成为优势菌群。

表 59-3 部分抗菌药物对部分细菌的 MPC

菌种	抗菌药物	MIC_{99} (mg/L)	MPC (mg/L)
大肠埃希菌	诺氟沙星	0.045	1.6
	利福平	7	> 4000
	妥布霉素	1.2	25
	氯霉素	1.9	12
	青霉素 G	2.4	300
金黄色葡萄球菌	环丙沙星	0.6	8
	加替沙星	0.03	0.4
肺炎链球菌	莫西沙星	0.25	1
	加替沙星	0.5	4
	左氧氟沙星	1	8

AUC/MIC 比值与喹诺酮类耐药性产生之间的关系已有很多研究，左氧氟沙星和加替沙星体外研究显示，当 AUC/MIC 分别高于 86 和 55 时，肺炎链球菌 4 天内未出现耐药菌，但若分别小于 86 和 55 时，则有耐药菌产生。一项体外药效动力学模型研究显示，当金黄色葡萄球菌暴露在不同浓度的万古霉素，其 AUC/MIC 在 16.1 和 107.0 之间时，可选择出对万古霉素不敏感金黄色葡萄球菌，其 MIC 出现 4~8 倍的增高，AUC/MIC≥165.6 时可避免耐药菌的出现。此外联合应用利福平和庆大霉素可减少万古霉素耐药菌的出现。因此需要针对不同抗菌药物和细菌研究不同的 AUC/MIC 折点，使得抗菌治疗时体内 AUC/MIC 大于相应折点，避免耐药菌的出现。

根据药物的 PK/PD 原理，通过使用防突变浓度低的药物或联合应用抗菌药物，选择合适的给药方案，缩小突变选择窗，可减少耐药菌的出现。

总之，选择抗菌药物用于治疗细菌感染性疾病时，要根据细菌的种类、不同抗菌药物的 PK、PD 特性，选择感染部位浓度高且抗菌活性好的抗菌药物，并根据抗菌药物的 PK/PD 原理，决定给药方式，增加临床疗效及细菌学清除率，减少耐药菌的出现和播散。

第九部分

消毒隔离和传染病预防控制

第六十章　消　毒　隔　离

在医院感染与控制工作中，消毒隔离工作是重要环节之一。从建立完善的消毒隔离制度到消毒隔离工作的具体实施，都与医院的医疗安全及感染控制密不可分。

一、消毒

1. 医院消毒工作的重要性

消毒是通过物理或化学的方法，清除或杀灭医疗器械及用品、人体皮肤或黏膜、医疗环境的病原微生物，以预防和控制医院感染的发生与传播。不重视医院的消毒、灭菌工作，将会造成严重医院感染的暴发流行，对此国内外都曾有过惨重的代价。近几年我国发生的多起因消毒隔离制度不健全、措施不到位、管理松懈而引起的血透患者感染丙型肝炎事件，就是最好的例证。因此医院消毒、灭菌工作在医疗安全、预防院内感染中起着不可估量的作用。

2. 医院消毒的新观念

消毒前的彻底清洗是控制院内感染的关键之一，清洗是去除医疗器械、器具和物品上污物的全过程。被污染的医疗器械及物品上会有蛋白质、碳水化合物、脂类、微生物负荷、内毒素等污物存留。清洗的意义就是降低生物负荷，去除有机、无机等污染物，帮助灭菌时达到无菌保障水平(SAL)。

目前，国内外不论采用何种方法对医疗器械进行灭菌时，所设置的灭菌程序、参数等都以器械彻底清洗为前提。因此彻底清洗是保证消毒或灭菌成功的关键。

3. 消毒的概念及分类

消毒是指杀灭或清除传播媒介上病原微生物，使其达到无害化的处理。消毒分为随时消毒、终末消毒、预防性消毒。

(1) 随时消毒：有传染源存在时对其排出的病原体可能污染的环境和物品及时进行的消毒。随时消毒在病原体排出后越早进行越好，防止造成疾病的传播。根据传染病不同的传播途径，可选用不同方法进行随时消毒。

(2) 终末消毒：传染源离开疫源地后进行的彻底消毒。终末消毒是指患者出院、转出或死亡后进行的一次彻底消毒。目的是完全消灭患者所播散的、遗留在居室和各种物体上存活的病原体，终末消毒进行得越及时、越彻底，防疫效果就越好。

(3) 预防性消毒：对可能受到病原微生物污染的物品和场所进行的消毒。因医疗机构就诊人群中经常存在未被发现或未管理的传染源，故日常消毒工作尤为重要，如医院的医疗器械消毒灭菌，一般诊疗用品的消毒，餐具的消毒等均为预防性消毒。

4. 消毒的方法

消毒通常分为物理消毒法和化学消毒法。

(1) 物理消毒法：最常用的是热消毒法和紫外线消毒法。

(2) 化学消毒法：是利用化学消毒剂杀灭病原微生物的方法。化学消毒的机制是化学消毒剂作用于病原微生物，使病原体的蛋白质产生不可修复的损伤，以达到杀灭病原体的目的。常用的化学消毒灭菌方法有以下几种：浸泡法、熏蒸法、喷洒法、擦拭法。

根据消毒因子的适当剂量(浓度)或强度和作用时间对微生物的杀灭能力可分为高、中、低水平消毒法，其相对应的杀菌范围、具体方法及危险物品等级见表60-1。

5. 影响消毒效果的因素

影响消毒效果的因素有微生物的种类和数量、消毒剂的浓度及酸碱度、消毒的对象、消毒的环境、消毒的时间以及实施过程等。另外，消毒剂的耐药性、病原体及其构成不断变迁(如：VRE、超级细菌等)、新细菌、新病毒的感染(如：非典型分枝杆菌、感染性蛋白因子：朊毒体等)对消毒效果亦有影响。

表60-1 不同水平消毒方法杀菌范围、具体方法及对应的消毒物品等级

消毒法	杀菌范围	具体方法	消毒物品等级
高水平消毒法	可以杀灭各种微生物，包括细菌芽孢	物理：高压蒸汽、电离辐射、等离子体、紫外线 化学：含氯、含溴消毒剂、臭氧、二氧化氯、甲醛、戊二醛、环氧乙烷、过氧乙酸等	高度危险物品(穿过皮肤或黏膜进入无菌组织或器官内部的器械，或与破损的组织、皮肤、黏膜密切接触的器械和用品。如：手术器械和用品、穿刺针、输液输血器械、注射药物和液体、透析器、血液和血液制品、导尿管、膀胱镜、腹腔镜、脏器移植物和活体组织检查钳等)
中水平消毒法	可以杀灭和去除细菌芽孢以外的各种病原微生物	物理：超声波 化学：碘类，醇类和氯己定，醇类和季铵盐类复方，酚类	中度危险物品(仅和破损皮肤、黏膜相接触，而不进入无菌组织内。如呼吸机管道、胃肠道内镜、气管镜、麻醉机管道、子宫帽、避孕环、压舌板、喉镜、体温表等)
低水平消毒法	只能杀灭细菌繁殖体和亲脂病毒	物理：通风换气，冲洗 化学：单链季胺盐类(新洁尔灭等)，双胍类(如氯己定)植物类消毒剂，汞、银、铜等金属离子消毒剂	低度危险性物品(虽有微生物污染，但一般情况下无害，只有当受到一定量的病原微生物污染时才造成危害的物品。仅直接和间接接触完整皮肤。如毛巾、面盆、痰盂、地面、便器、餐具、茶具、墙面、桌面、床面、听诊器、听筒、血压计袖带等)

二、隔离

1. 隔离的概念及目的

将处于传染期内的患者，可疑传染患者和病原携带者同其他患者分开，或将感染者置于不能传染给他人的条件下，即称之为隔离。隔离的目的是切断感染链中的传播途径，保护易感者，最终控制或消灭感染源。因此，它是防止感染性疾病传播的重要措施。

2. 感染在医院传播的三个环节

感染来源、易感宿主、传播途径合称为感染链。传播途径主要有接触传播、飞沫传播、空气传播。

(1) 接触传播：通过接触而传播的疾病，是医院感染主要而常见的传播途径，一般有下列两种形式。

①直接传播：由感染的患者直接(不经媒介)将病原传给易感宿主。

②间接传播：是指病原体传播需要有被污染的中介物或人。

(2) 飞沫传播：理论上是接触传播的形式，但又不同于接触传播。人在咳嗽、打喷嚏或谈笑时，会从口腔、鼻孔喷出很多微小液滴，称为飞沫(>5μm)，医护人员在进行诊疗

操作如支气管镜或吸痰操作时也可产生许多含微生物飞沫,若近距离(1米以内)易感者接触到含致病菌的飞沫,即可引发感染。

(3) 空气传播:是指通过空气飞沫核(≤5μm,含有病原微生物的飞沫蒸发后产生的小颗粒,可长期悬浮在空气中)或含有传染因子的灰尘粒子的播散而传播,以这种形式存在的病原微生物可通过空气流动远距离播散。经空气传播的微生物包括结核、水痘、麻疹等。

3. 隔离管理要求

依据医院卫生学的要求,医院的建筑布局应具备隔离预防的功能。①区域划分明确、标识清楚。②结合实际情况,制定隔离预防制度并实施。③隔离的实施应遵循"标准预防"和"基于疾病传播途径的预防"的原则。④加强传染病患者的管理,包括隔离患者,严格执行探视制度。⑤加强医务人员隔离与防护知识的培训。⑥严格执行隔离区域消毒的相关规定。

4. 隔离预防

隔离预防有两个预防内容,第一预防措施是面向所有的患者,无论患者是否有传染性,均实施以预防为主的"标准预防"。第二预防是对有传染性或疑似有传染性的患者,根据疾病的传播途径,在实施标准预防的基础上而采取的"基于疾病传播途径的预防"。

标准预防:是为防止经血液传播疾病在医院内传播而设立的防护措施。由于无法预知患者是否有经血传播疾病,因此,要求应视所有人的血液、体液都有潜在的传染性而采取防护措施。它可减低医务人员在工作场所感染 HIV、HBV、HCV 等血液传播疾病感染的机会,是对院内感染传播控制措施的补充。适用于所有患者和医务人员,以防止患者之间的传播和患者和医务人员之间的传播,强调双向防护。具体措施有以下几个方面。

(1) 洗手:无论是否穿戴手套,在接触血液、体液、分泌物、排泄物及污染物品后,必须洗手。摘下手套或者接触另一名患者前,必须洗手,以免把微生物转移给其他患者或地方。

(2) 戴手套:有伤口时应戴手套操作,加强防护。虽然戴手套不能防止针刺伤,但可以减少血液进入人体的量从而减少感染的机会;操作中,手套破损后要立即更换,脱手套后仍需立即彻底洗手;接触黏膜或未污染的皮肤时,应更换清洁的手套;接触血液、体液、分泌物、排泄物及污染物品时,必须戴上手套(清洁、不需消毒的手套即可);手套用后,应注意脱掉并洗手。特别是接触非污染的物体或表面前,以及诊治其他患者前,以避免把微生物转移给其他患者或地方。

(3) 隔离衣的应用:各种隔离衣可提供保护和屏蔽细菌减少传播的作用,但是并不是接触所有的患者都需要穿隔离衣。只有在有可能被传染性的血液、分泌物、飞溅的液体和大量的传染性材料污染时才使用。

(4) 面罩、护目镜和口罩:戴口罩及护目镜可以减少患者的体液、血液、分泌物等液体的传染性物质飞溅到医护人员的眼睛、口腔及鼻腔黏膜。

(5) 针头等锐器处理:所有锐物的处理应非常小心,必须小心防止针刺伤发生。谨记任何时候不能回插针头帽。把所有用过的针头、手术刀片以及其他尖锐工具放置于"锐器收集盒"内。

①基于疾病传播途径的预防:是针对有传染性或疑似传染性的患者的病原菌感染的预防,必须中断传播途径方可预防的感染包括三类:空气预防、飞沫预防和接触预防。

②空气预防：患者应安置在负压病房内。工作人员进入该环境应使用 N95 防护口罩。限制患者活动范围，减少转运。

③飞沫预防：患者最好安置在单人隔离房间，床间距大于 90cm。进入患者房间时要戴外科口罩。限制患者活动范围，减少转运。

④接触预防：患者最好安置在单人隔离房间，床间距大于 90cm，注意手卫生。直接接触患者皮肤、患者周围环境和患者用过的器械设备时应戴手套。限制患者活动范围，减少转运。

总之，隔离的目标是防止感染的扩散并最终消灭或控制感染源。任何一种隔离手段的实施，不仅取决于制定严格的隔离措施，而更重要的是认真地落实和执行。这对预防和控制医院感染的发生，保障患者和医务人员的健康与安全具有十分重要的意义。

第六十一章　传染病预防控制

一、传染病监测

传染病监测是长期地、连续地收集、核对、分析传染病的动态分布和影响因素的资料，并将信息及时上报和反馈，以便及时采取干预措施。传染病的动态分析不仅指疾病的时间动态分布，也包括从健康到发病的动态分布和地域分布。其影响因素包括影响疾病发生的自然因素和社会因素。传染病监测只是手段，其最终目的是预防和控制传染病的流行。

我国传染病监测覆盖面最广、系统最完善的是国家疾病监测信息报告管理系统。目前法定传染病共计 40 种，其中甲类传染病 2 种，乙类传染病 27 种，丙类传染病 11 种。甲类传染病也称为强制管理传染病，包括鼠疫、霍乱，共 2 种；乙类传染病也称为严格管理传染病，共 26 种，包括传染性非典型肺炎、艾滋病、病毒性肝炎、脊髓灰质炎、人感染高致病性禽流感、新型冠状病毒感染的肺炎、麻疹、流行性出血热、狂犬病、流行性乙型脑炎、登革热、炭疽、细菌性和阿米巴性痢疾、肺结核、伤寒和副伤寒、流行性脑脊髓膜炎、百日咳、白喉、新生儿破伤风、猩红热、布鲁菌病、淋病、梅毒、钩端螺旋体病、血吸虫病、疟疾、人感染 H7N9 禽流感；丙类传染病也称为监测管理传染病，包括流行性感冒、流行性腮腺炎、风疹、急性出血性结膜炎、麻风病、流行性和地方性斑疹伤寒、黑热病、包虫病、丝虫病，除霍乱、细菌性和阿米巴性痢疾、伤寒和副伤寒以外的感染性腹泻病、手足口病，共 11 种。

依据《中华人民共和国传染病防治法》的规定，传染病监测和报告遵循"分级管理、分级负责、属地管理、依法报告"的原则，各级各类医疗机构、疾病预防控制机构、采供血机构均为责任报告单位。其执行职务的人员和乡村医生、个体开业医生均为责任疫情报告人。任何人不得隐瞒、缓报、谎报或授意他人隐瞒、缓报、谎报。

我国传染病患者信息主要通过《中华人民共和国传染病报告卡》（以下简称传染病报告卡）来收集，2004 年之后通过《国家疾病监测信息报告管理系统》进行网络直报。各级医疗卫生机构的责任报告人在发现法定传染病患者后，填写传染病报告卡进行网络直报。发现漏报的传染病病例应及时补报。乡村医生、个体开业医生发现法定传染病患者时，也应填写传染病报告卡，报由当地负责传染病管理的乡镇卫生院或社区卫生服务中心核实后，在规定时限内按程序进行报告。

二、传染病的管理

传染病的管理必须遵循《传染病防治法》《传染病信息报告管理规范》等法律法规、规范性文件。执行职务的医疗保健人员、卫生防疫人员为传染病责任人，在发现传染病病例或疫情后应及时报告并采取措施防止疫情扩散。

1. 病例报告

责任人发现甲类传染病以及乙类传染病中的传染性非典型肺炎、肺炭疽、高致病性禽流感、新型冠状病毒感染的肺炎患者、病原携带者和疑似患者时，2小时内填写传染病报告卡通过疫情网络直报，并以最快的通讯方式向县级疾病预防控制中心报告。发现乙类传染患者、病原携带者和疑似患者和丙类传染病24小时内通过疫情网络报出传染病报告卡。

2. 病例救治

按照规定对传染病患者、疑似传染病患者提供医疗救护、现场救援、接诊，对不具备传染病诊疗条件的科室，在发现传染病患者或疑似病例时，要认真、详细地做好登记，按照传染病管理相关规定进行报告，非危重患者转到传染科(内科)归口治疗，危重患者先就地抢救，待病情稳定后再转诊到传染科进一步治疗。

3. 病例的隔离

对患者、病原携带者，予以隔离治疗，隔离期限根据医学检查结果确定；对疑似患者，确诊前在指定场所单独隔离治疗；拒绝隔离治疗或者隔离期未满擅自脱离隔离治疗的，可以由公安机关协助医院采取强制隔离治疗措施。发现乙类或者丙类传染病患者，应当根据病情采取必要的治疗和传播控制措施。要根据传染病的传播方式和传播能力采取单独隔离或分病种集中隔离措施。对于不明原因疾病要采取单独隔离措施。对患者的排泄物、分泌物、可能被污染的场所、物品以及医疗废弃物及污水，按规定实施消毒和无害化处理。

三、传染病突发公共卫生事件的管理

传染病突发公共卫生事件是指突然发生，造成或者可能造成社会公众健康严重损害的重大传染病疫情和群体性不明原因疾病。

在传染病监测和管理基础上，为进一步加大传染病重大疫情的预测、预报、预警工作并能够及时采取有效的公共卫生措施，国家颁布了《突发公共卫生事件应急条例》，加大了对群体性不明原因事件和传染病大规模流行的管理力度。2005年制定了《国家突发公共卫生事件相关信息报告管理工作规范(试行)》对各种需要报告的具体情形进行分类管理，从而在制度上规范了我国对群体性发病和新发传染病的管理。

突发公共卫生事件相关信息报告管理也遵循依法报告、统一规范、属地管理、准确及时、分级分类的原则。

1. 报告方式

获得突发公共卫生事件相关信息的责任报告单位和责任报告人，应当在2小时内以电话或传真等方式向属地卫生行政部门指定的专业机构报告，具备网络直报条件的同时进行网络直报，直报的信息由指定的专业机构审核后进入国家数据库。

2. 报告内容

突发公共卫生事件的报告内容更为详细，信息报告主要内容包括：事件名称、事件类别、发生时间、地点、涉及的地域范围、人数、主要症状与体征、可能的原因、已经采取的措施、事件的发展趋势、下一步工作计划等。在完成初次报告后，还应有进程报告和结案报告。

3. 报告范围

突发公共卫生事件的确认、分级由卫生行政部门组织实施，目前《国家突发公共卫生事件相关信息报告管理工作规范(试行)》规定以下25种传染病事件应进行报告。

鼠疫：发现 1 例及以上鼠疫病例。

霍乱：发现 1 例及以上霍乱病例。

传染性非典型肺炎：发现 1 例及以上传染性非典型肺炎病例患者或疑似患者。

人感染高致病性禽流感：发现 1 例及以上人感染高致病性禽流感病例。

炭疽：发生 1 例及以上肺炭疽病例；或 1 周内，同一学校、幼儿园、自然村寨、社区、建筑工地等集体单位发生 3 例及以上皮肤炭疽或肠炭疽病例；或 1 例及以上职业性炭疽病例。

甲肝/戊肝：1 周内，同一学校、幼儿园、自然村寨、社区、建筑工地等集体单位发生 5 例及以上甲肝/戊肝病例。

伤寒(副伤寒)：5 例及以上伤寒(副伤寒)病例，或出现 2 例及以上死亡。

细菌性和阿米巴性痢疾：3 天内，同一学校、幼儿园、自然村寨、社区、建筑工地等集体单位发生 10 例及以上细菌性和阿米巴性痢疾病例，或出现 2 例及以上死亡。

麻疹：1 周内，10 例及以上麻疹病例。

风疹：1 周内，同一学校、幼儿园、自然村寨、社区等集体单位发生 10 例及以上风疹病例。

流行性脑脊髓膜炎：3 天内，同一学校、幼儿园、自然村寨、社区、建筑工地等集体单位发生 3 例及以上流脑病例，或者有 2 例及以上死亡。

登革热：1 周内，一个县(市、区)发生 5 例及以上登革热病例；或首次发现病例。

流行性出血热：1 周内，同一自然村寨、社区、建筑工地、学校等集体单位发生 5 例(高发地区 10 例)及以上流行性出血热病例，或者死亡 1 例及以上。

钩端螺旋体病：1 周内，同一自然村寨、建筑工地等集体单位发生 5 例及以上钩端螺旋体病病例，或者死亡 1 例及以上。

流行性乙型脑炎：1 周内，同一乡镇、街道等发生 5 例及以上乙脑病例，或者死亡 1 例及以上。

疟疾：以行政村为单位，1 个月内，发现 5 例(高发地区 10 例)及以上当地感染的病例；或在近 3 年内无当地感染病例报告的乡镇，以行政村为单位，1 个月内发现 5 例及以上当地感染的病例；在恶性疟流行地区，以乡(镇)为单位，1 个月内发现 2 例及以上恶性疟死亡病例；在非恶性疟流行地区，出现输入性恶性疟继发感染病例。

血吸虫病：在未控制地区，以行政村为单位，2 周内发生急性血吸虫病病例 10 例及以上，或在同一感染地点 1 周内连续发生急性血吸虫病病例 5 例及以上；在传播控制地区，以行政村为单位，2 周内发生急性血吸虫病 5 例及以上，或在同一感染地点 1 周内连续发生急性血吸虫病病例 3 例及以上；在传播阻断地区或非流行区，发现当地感染的患者、病牛或感染性钉螺。

流感：1 周内，在同一学校、幼儿园或其他集体单位发生 30 例及以上流感样病例，或 5 例及以上因流感样症状住院病例，或发生 1 例及以上流感样病例死亡。

流行性腮腺炎：1 周内，同一学校、幼儿园等集体单位中发生 10 例及以上流行性腮腺炎病例。

感染性腹泻(除霍乱、痢疾、伤寒和副伤寒以外)：1 周内，同一学校、幼儿园、自然村寨、社区、建筑工地等集体单位中发生 20 例及以上感染性腹泻病例，或死亡 1 例及以上。

猩红热：1 周内，同一学校、幼儿园等集体单位中，发生 10 例及以上猩红热病例。

水痘：1 周内，同一学校、幼儿园等集体单位中，发生 10 例及以上水痘病例。

输血性乙肝、丙肝、HIV：医疗机构、采供血机构发生 3 例及以上输血性乙肝、丙肝病例或疑似病例或 HIV 感染。

新发或再发传染病：发现本县(区)从未发生过的传染病或发生本县近 5 年从未报告的或国家宣布已消灭的传染病。

不明原因肺炎：发现不明原因肺炎病例。

2020 年新增县（区）发现首例新型冠状病毒感染的肺炎确诊病例、聚集性疫情。

四、日常性预防控制措施

《中华人民共和国传染病防治法》第二条明确提出，国家对传染病防治实行预防为主的方针。因此加强日常性预防控制措施是预防传染病的最重要手段。

1. 实行预防接种制度

预防接种是传染病预防控制策略中最经济、最有效、最方便的手段。我国早在 1978 年就在全国将卡介苗、脊髓灰质炎疫苗（糖丸），百白破三联疫苗、麻疹疫苗（四苗防六病）纳入计划免疫。1989 年我国出台的第一版《传染病防治法》第十二条就明确提出了国家实行有计划的预防接种制度，即国家对儿童实行预防接种证制度。2002 年我国又将乙肝疫苗纳入免疫规划（五苗防七病）。2007 年 3 月国家进一步提出扩大国家免疫规划疫苗种类，将甲肝、流脑等疫苗可预防传染病纳入国家扩大免疫规划，至此，我国纳入免疫规划的疫苗可预防传染病已达到 15 种。2019 年 12 月 1 日我国新出台的《疫苗管理法》第六条进一步明确和强化了国家免疫规划制度。分别从公民和政府、权利和义务不同的角度提出：居住在中国境内的居民，依法享有接种免疫规划疫苗的权利，履行接种免疫规划疫苗的义务。政府免费向居民提供免疫规划疫苗。县级以上人民政府及其有关部门应当保障适龄儿童接种免疫规划疫苗。监护人应当依法保证适龄儿童按时接种免疫规划疫苗。

实践证明，我国许多传染病，如麻疹、白喉、百日咳、乙型肝炎等，通过人群大规模免疫接种，其流行强度已经得到有效控制。

2. 加强健康教育

健康教育就是有计划、有组织、有系统地通过大众媒体、专业讲座和各种有针对性的手段，使人们树立健康意识、养成良好的行为习惯和生活方式，自觉地采纳有益于健康的行为和生活方式，从而达到切断传染病传播途径的目的。健康教育的效果取决于宣传方式与受众的匹配性，因此健康教育的形式也要多种多样，以便使不同教育背景的人群能够真正获得有关传染病预防的知识。近年来随着我国健康教育力度的不断加大，在传染病预防中取得的成效也非常显著，特别是在霍乱、甲型肝炎等肠道传染病预防中更是功不可没。

3. 改善卫生条件

爱国卫生运动的初衷就是开展群众的卫生运动，预防和减少疾病，保护人民健康。一直以来，爱国卫生运动不仅改善了环境、加强了生态文明建设，而且着力治理影响群众健康的危害因素，不断改善城乡环境，切实维护人民群众健康权益。"除四害"活动对传染病和流行病的防治，也起到了积极有效的作用。卫生条件的改善使我国传染病在 20 世纪 80 年代末、90 年代初达到了非常低的水平。"国家卫生城市"建设、改水改厕、饮用水安全和食品卫生安全进一步控制了传染病的发生和传播。